SAFE
Sharing All Failed Experiences

Troubleshooting Guide

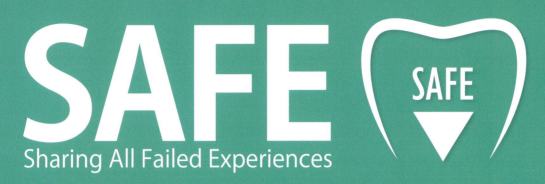

Volume 3

外科的合併症編
CTで検証する
インプラント手術のトラブル

監著

野阪泰弘／米澤大地／十河基文
宗像源博／堀内克啓

クインテッセンス出版株式会社　2018

Berlin, Barcelona, Chicago, Istanbul, London, Milan, Moscow, New Delhi, Paris, Prague, São Paulo, Seoul, Singapore, Tokyo, Warsaw

序文 Preface

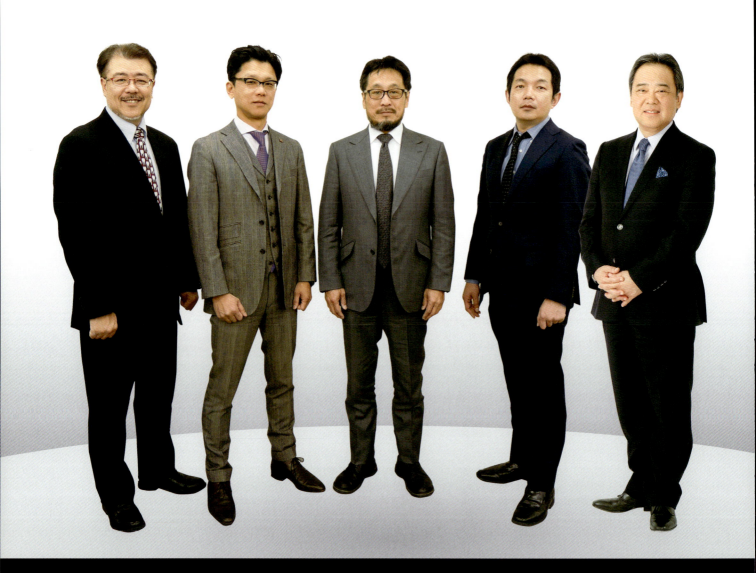

MOTOFUMI SOGO　　DAICHI YONEZAWA　　YASUHIRO NOSAKA　　MOTOHIRO MUNAKATA　　KATSUHIRO HORIUCHI

SAFE(Sharing All Failed Experiences)よりSAFE Troubleshooting Guide Volume 3 発刊にあたり

1．インプラント外科と口腔外科とは違う

インプラント治療では、インプラントの埋入、二次手術あるいは骨造成術など、必ず手術が必要になる。一般的に、口腔内手術の基本は口腔外科で、切開、剥離および縫合などの基本手技を必ず習得しておく必要がある。しかしインプラント外科は、口腔外科とは異なる点が多い。つまり、口腔外科は外傷や顎変形症などを除くと「病巣を摘出する手術」である。その一方、インプラント外科は「異物を生体に埋入する手術」であり、骨造成術では骨補填材料を填入することも多い。したがって、インプラント外科では、三次元的に正確なインプラントの埋入、歯槽部骨造成術あるいはサイナスフロアエレベーションなどの特殊な手術に対する知識と技術が必要となる。

2．インプラント外科の予後には個人差がある

CT画像などでインプラント外科の予後を経時的に評価すると、同じ術者が同じ手術材料を用いて同様の手術を行っても、同じ結果が必ず得られるとは限らない。つまり、骨代謝能にはかなりの個人差があると考えられ、「異物を生体に埋入すること」が個人差を顕著にしているのかも知れない。したがって、インプラント外科に対する生体の反応はさまざまで、想定外のトラブルが生じる可能性があることを知っておくべきである。

3．トラブル症例は真実を語る

ほとんどのインプラント外科に関する論文や手術書は、成功例を基準とした手技や骨補填材料が記載され、必ず成功するかの如く読者は錯覚する。しかしインプラント治療における外科的合併症は確実に存在し、トラブル症例こそが未知の生体反応を数多く教えてくれるとSAFEは考えている。SAFE Troubleshooting Guide Volume 3は、インプラント治療の外科的合併症に焦点を絞り、可能な限り原因とリカバリーについて考察した。本書によって、術者がインプラント外科のさまざまなリスクを認知し、確実性の高い手術を実施していただければ幸いである。

末筆ながら、本書の巻頭特別企画にご執筆いただいた河奈裕正先生、貴重な症例をご提供いただいた執筆者の先生方、巻末特別企画にご協力いただいた企業様に深く感謝いたします。さらに、いつも活発なご意見をいただけるSAFE会員の皆様、出版にご尽力いただいたクインテッセンス出版株式会社および協賛企業の皆様に心より感謝の意を表します。

2018年2月吉日
SAFE書籍Vol.3 編集委員代表
野阪泰弘

まえがき

SAFE Troubleshooting Guide とは？

　インプラント治療は、失われた機能および審美を回復するために有効な欠損補綴の一手法である。しかし、インプラント体の埋入や付加的手術などの外科処置が不可欠という特徴があり、科学的な実証がなされていない部分も多い。また、歯科のインプラントは独特な治療法で、「異物が口腔粘膜という解剖学的バリアーを貫通して存在する」という、他の医療では考えられない過酷な環境下で、異物であるインプラントを生体に調和させ機能し続けさせる必要がある。したがって、インプラント治療には終診はなく、一度この治療法に手を染めれば、患者の命がある限り、術者は患者と一生向き合う宿命を背負う覚悟をもたなければならない。一方、インプラント治療を成功させるためには、補綴、口腔外科および歯周病などの専門的知識と技術が求められるうえに、残存歯も含めた一口腔単位の治療が要求される。また、歯科医師、歯科衛生士および歯科技工士との連携も重要で、「インプラント治療はチーム医療である」ということを認識する必要がある。

　近年、インプラント治療の普及とともに、トラブル症例が増加している。しかし、トラブル症例は表に出ることは少なく、患者の妥協のもと、十分な分析が行われないままに忘れ去られることが多い。現実には、インプラントのトラブルは自然に治癒することはなく、患者はトラブルを背負って生きていくことになるため、原因の解明と対処法を確立することは急務と考えられる。

　2008年の春、「インプラント治療のトラブル症例を検証する勉強会」SAFEが関西で発足した。SAFEとは「Sharing All Failed Experiences」の略で、インプラント治療で経験したトラブル症例をメンバーが共有し、専門的な立場から原因と対処法について自由に議論することを目的としている。自然科学では明確な答えが出ないことも多いが、活発な討論の中に多くのヒントが存在すると思われる。つまり、トラブル症例は、インプラントに対する生体の反応を明瞭化し、多くの真実を教えてくれるとわれわれは考えている。さらに2012年7月、SAFE会員以外の先生方ともトラブル症例を共有する目的で、第1回SAFE学術大会を大阪で開催し、2018年3月に第6回SAFE学術大会を予定している。

　今回、SAFE会員が蓄積してきたインプラントのトラブルに関する考え方や治療の実際を記録に残すとともに、一人でも多くの歯科関係者に情報を共有して頂く目的で、『SAFE Troubleshooting Guide』の第3巻を発刊することになった。SAFE Troubleshooting Guideでは、複雑なインプラントのトラブルをトラブルヘキサゴンとして6つのカテゴリーに分類し、それぞれを一巻の本として出版する予定である。

　本書は、SAFE Troubleshooting Guideの第3巻として、「外科的合併症」をテーマに執筆している。さらに、トラブルによって発生する外科的な侵襲、治療コストおよび治療期間の延長という3要素を考慮し、トラブルシューティングのレベルを6段階に分け、難易度がわかりやすいように整理されている。インプラントのトラブル回避とトラブルシューティングにおいて、本書が皆様の臨床に役立てば幸いである。

　末筆ながら、編集していただいた先生方、症例をご提供していただいた先生方およびSAFE会員に、心から感謝いたします。

2018年2月吉日
SAFE代表　野阪泰弘

Forewords

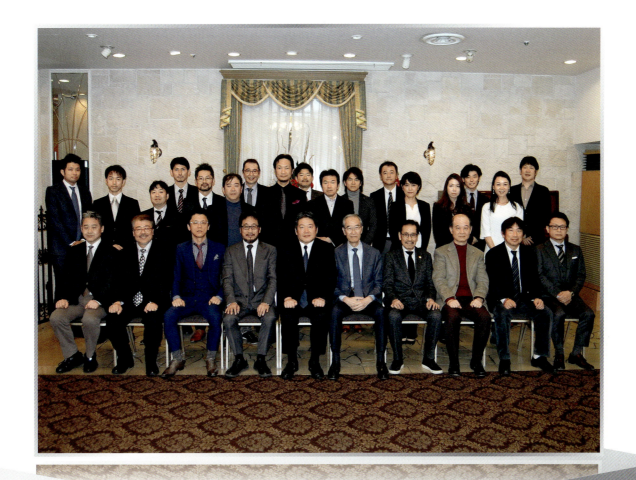

SAFE
Sharing All Failed Experiences

まえがき

トラブルヘキサゴンとは？

われわれSAFEは、生体アパタイトやチタンの結晶構造が六角形であることにちなんで、インプラント治療のトラブルを6つの視点に分け、それぞれの視点からその原因を追求するとともに、インプラント治療をより確実なものにするために書籍にまとめることにした。この6つの視点をトラブルヘキサゴンと呼び、以下の6つの項目に示す。

なお、SAFEのポリシーに則って各巻ともに、SAFE会員が経験したトラブル症例を示すとともに、対応方法や関連項目を詳述するものにした。

Vol.1 機械・構造的合併症

インプラント補綴装置を構成するインプラント体、アバットメント、スクリューそしてクラウンなどの上部構造はすべて人工物である。そこで本巻では、ハードウェアとしての各パーツとそれぞれの構造を見直す、言わばインプラント補綴装置の解剖学である。

さらに、現在、数百ものインプラントシステムが流通しているが、それぞれのパーツの互換性は多くない。そこで、他院で行われたインプラント治療に介入するには、システムを判別することがファーストステップで、もっとも重要なことになる。本巻では、上部構造としての補綴物以外のインプラント補綴装置の解剖学に則し、システムの判別基準を示すとともに、トラブルに対処できる便利ツールについても紹介する。

Vol.2 患者由来性合併症

インプラント治療の対象は中年期以降に多く、わが国が超高齢社会に突入している現状では、今後さらに高齢患者に対するインプラント治療の機会も増加すると思われる。高齢者は糖尿病、高血圧、梗塞性疾患などに罹患していることが多く、医科と連携するとともに術者も基本的な医学知識を持つ必要がある。また、治療期間が長期にわたり、費用も高額になるインプラント治療では、患者の気質さらには経済的な背景などへの配慮も必要になってくる。

そこで本巻では、これら患者に起因して生じるインプラントのトラブルについて詳述していく。

Vol.3 外科的合併症

インプラント治療の成否を決める因子では、外科手術が占めるウエイトが大きい。インプラント治療の外科手技は、解剖学的な制限の中で、事前に計画されたインプラントポジションを正確に反映し、かつ確実な初期固定を得ることから始まる。その際に起こる神経麻痺や異常出血など、通常の埋入で起こるトラブルや、抜歯後即時埋入に関するトラブルにも詳述する。また、硬組織の造成にも、トラブルを起こしにくい正しい手法が求められる。本巻では、日常臨床で遭遇するインプラント外科基本手技から、サイナスリフトやGBRなどの難易度の高い骨造成術などにおいて経験したトラブルを挙げ、外科処置に対する生体反応から原因を考察しそのリカバリーまでを詳述する。

Forewords

Vol.4　補綴・技工的合併症

　インプラント補綴は欠損補綴の1つであるが、インプラントは天然歯と異なり、歯根膜が存在しないという特徴をもっている。ゆえにインプラント上部構造、とくに築盛材料の破損は、日常臨床において極めて発現頻度の高い合併症であるとされている。本巻ではこれを回避するべく、構造力学や咬合力に配慮した補綴設計や埋入ポジションの決定方法を詳述していく。さらに近年では、各種マテリアルやCAD／CAM技術の進歩により、技工方法も多くのバリエーションが開発されている。そこでインプラント上部構造にはどのような技工方法があり、どのように応用できるのか、どこにリスクがあり、またどうすればトラブルを回避できるのかについてもわかりやすく解説していく。

Vol.5　審美的合併症

　審美領域へのインプラント補綴は難易度が高い。機能的な回復に重点を置く臼歯部に比べ、審美領域では審美の回復がアドオンされ、その永続性が求められる。治療結果に対する患者の期待度もきわめて高く、インプラント治療であれば、失われた歯および周囲組織は、自分が本来持つ姿と寸分たがわず回復されるものと患者は思っていることが多い。しかし審美領域では、骨の喪失状態や歯肉の厚みといった患者固有の解剖学的なリスクファクターが、治療の成否に大きな影響を及ぼす。さらに、インプラント埋入時に求められる正しいプラットフォームの位置や硬・軟組織のマネージメントなど、審美領域でのトラブルへの対応は、トラブルヘキサゴンのすべてがかかわってくる。そこで本巻ではすべての視点を超越し、審美領域という部位で起こるトラブルについて述べていく。

Vol.6　生物学的合併症

　生物学的な合併症でもっとも問題になるのはインプラント周囲疾患によるトラブルである。インプラント周囲疾患は未だ不明な点も多く、現在世界中でその治療法が議論されているがコンセンサスが得られるには至っていない。天然歯に備わる結合組織性の付着をもたないインプラントでは、いったんバクテリアによる感染が生じると、その進行を阻止することは困難であるとされている。インプラント周囲疾患は患者の清掃状態、歯周炎の既往、喫煙、全身疾患、メインテナンスなど患者側の要因だけで起こるのではなく、インプラントポジションやアバットメントと上部構造との連結様式や、その形態、材質、またインプラント表面性状など、術者およびインプラントシステム側の要因もかかわってくる。そこで、本巻ではインプラントと骨、インプラントと軟組織のそれぞれの界面では何が起こっているのか、さらに、インプラント周囲炎に対する対処方法や、その問題点についてもトラブル症例を提示して詳述する。

　最後に、インプラント治療におけるトラブルは、必ずしもわれわれが考えたトラブルヘキサゴンのいずれか一つに当てはまるものではない。したがって、このヘキサゴンはあくまで6つの視点という、トラブルの原因を究明するための切り口のひとつである。これから、インプラント治療におけるトラブルを全6巻に分け、それぞれの視点から詳しく述べていくが、すべての視点からインプラント治療を見なおしたときに、読者のインプラント治療の精度が飛躍的に向上していれば幸いである。

2018年2月吉日
SAFE運営委員長　米澤大地

推薦 Recommendation

　私は、これまで、SAFE（Sharing All Failed Experiences）のTroubleshooting Guideを2016年『Volume1　機械・構造的合併症編 他院からのインプラントトラブル患者レスキュー』、2017年『Volume2　患者由来合併症編 全身疾患・薬剤投与に起因するインプラントトラブルのリカバリー』に注目していました。この2冊は、インプラント治療でもっとも起こり得るトラブルについて、最新エビデンスに則ってトラブルシューティングしていたからです。これは、大学のインプラント教育において必要不可欠なものです。個人的には、2021年に出版が予定されている『Volume6　生物学的合併症編 インプラント周囲炎をどうするのか？』に今から大変期待しています。

　今回の2018年『Volume3　外科的合併症編　CTで検証するインプラント手術のトラブル』では、1章.解剖学的、2章.インプラント体埋入、3章.抜歯後即時埋入、4章.歯槽部骨造成術、5章.サイナスリフト、6章.ソケットリフト、それぞれのトラブルと構成されており、特に公益社団法人日本顎顔面インプラント学会の2012～2014年の調査やクラリベイト・アナリティクス社のWeb of Scienceの「インプラント術中併発症」をキーワードとした引用回数がもっとも多かった（巻頭特別企画の河奈裕正先生論文より一部引用）上顎洞（サイナス）のトラブルについては、非常に細部にわたるトラブルシューティングが掲載されています。本書を一読することで、世界的に問題となっているサイナスのトラブルを整理することができると思います。

　さらに、今回のサブタイトルにもなっている"CTでの検証"については、CT解析の第一人者である十河基文先生が、DICOM（Digital Imaging and Communication in Medicine）データなどを基に、一見わかりづらいトラブルの原因を三次元的に究明していると聞いています。症例ごとにある最新の"文献考察"にプラスして、より書籍の信頼度を増しています。

　最後に、学生、研修医をはじめとする若い歯科医師だけではなく、長年にわたってインプラント治療を行っている中で、トラブルを事前に回避することを望んでいる先生方に、ぜひ本書をフル活用していただくことを期待しています。

2018年2月吉日
東京医科歯科大学大学院歯周病学分野　教授
和泉雄一

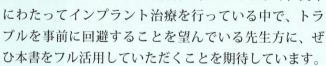

歯科インプラント術は、各臨床分野で新しいテクニックの開発が試みられており、臨床技術は日進月歩の向上をみせています。新しいテクニックを臨床の場で成功させるためには、これまで以上に詳細な解剖学的知識が要求されるのです。すなわち、対象となる部位の骨の構造、付着する筋、周囲に分布する脈管・神経の走行状態などを十分に理解することが偶発症の防止、すなわち安全確実な歯科インプラント治療へつながると考えます。

　治療の各ステップでのトラブルを想定、すなわち問題提起という形でその解説が組まれている本書は、これまでの書籍にない新しい構成です。問題提起は実際の症例の口腔内写真、X線写真が提示されており、読者にとっては身近な問題として入っていける構成となっています。第1章では解剖学的トラブルとして、下顎前歯部舌側領域への穿孔の際に問題となる舌下動脈・オトガイ下動脈について、下顎骨へのインプラント埋入の際に考慮すべき下歯槽神経・動静脈についてなど、損傷を起こした場合の対処法にも言及しています。第2章では、埋入ポジションの問題を取り上げていますが、ここでも顎骨内の構造も含めた正確な解剖学的知識が必須であることを改めて読者は理解するでしょう。第3章では、抜歯窩即時埋入に関するトピックスで、骨の特性だけでなく周囲軟組織への配慮が必要であることが記載されています。そして第4章以降では、GBR、サイナスリフト、ソケットリフトなど、歯科インプラントに関連する実際の治療テクニックに沿って、考えられる問題点が列挙され解説されている。さらに各章にはその予防策として、多くのアドバイスがコンパクトにわかりやすくまとまっています。

　このことから本書は、歯科インプラントを施術する初心者からベテランまで、常に理解しておきたい知識について十分に記載されており、診療室の傍らに置かれ、本書を眺めるだけで『基本に忠実に』『安全確実に』という、常に新鮮で緊張感のある気持ちで治療に望むことができる、先生方の大切な座右の書となるでしょう。

2018年2月吉日
東京歯科大学 解剖学講座　教授
阿部伸一

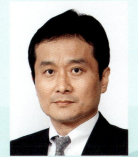

目次 Contents

SAFE Troubleshooting Guide とは？ … 4

トラブルヘキサゴンとは？ … 6

巻頭特別企画
サイナスフロアエレベーションにおける手術併発症の予防と対応 … 17
- 手術に対する基本的な考え方 -

河奈裕正

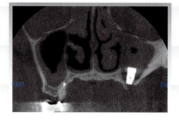 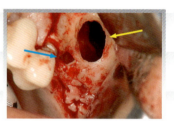

1章 解剖学的なトラブル … 30

1-1 ドリリング時の舌側穿孔
インプラントの下顎骨舌側穿孔 … 32
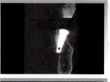

1-2 神経損傷
深いドリリングによる下歯槽神経麻痺 … 36
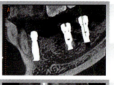

1-3 顎骨内迷入
インプラントの顎骨内迷入 … 40
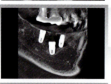

1-4 下歯槽神経麻痺
インプラントによる下歯槽神経動脈束の圧迫
神経麻痺と骨面露出 … 44
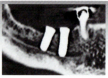

スペシャルサプリメント1
下歯槽神経麻痺
インプラント治療後に痺れたら？
48

スペシャルサプリメント2
異常出血
インプラント埋入時に重篤な出血を生じた症例一覧
52

2章 インプラント埋入のトラブル
54

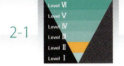
臨床的骨質不良
2-1 インプラント埋入時の顎骨内沈下
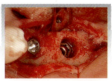
56

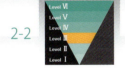
埋入ポジション不良
2-2 インプラントの歯根接触
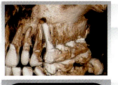
60

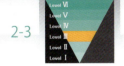
オーバーヒート
2-3 骨質が硬い下顎骨におけるインプラント複数脱落
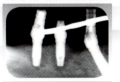
64

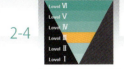
ガイデッドサージェリーのトラブル
2-4 抜歯後即時埋入後のオッセオインテグレーション不獲得
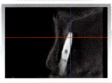
68

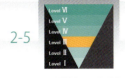
オーバーコンプレッション
2-5 過剰な埋入トルクのためのインプラント破損による、即時荷重中止
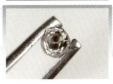
72

目次 Contents

3章 抜歯後即時埋入のトラブル　76

3-1 骨高径不足
**抜歯窩への初期固定獲得不能による
インプラント埋入中止** 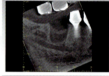 78

3-2 骨形成不良
術後骨吸収によるインプラント周囲粘膜陥没 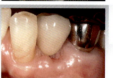 82

3-3  オッセオインテグレーションの不獲得
**抜歯後即時埋入後の
オッセオインテグレーション不獲得** 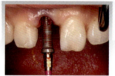 86

3-4 歯根破折片残存部位への即時埋入のトラブル
歯根破折片が原因と考えられる術後感染
抜歯後即時埋入後の排膿 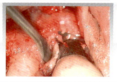 90

4章 歯槽部骨造成術のトラブル

94

4-1	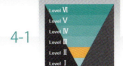	ソケットプリザベーションのトラブル **オープンバリアメンブレンテクニックを用いた際のGBRトラブル**	96
4-2	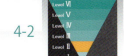	GBRにおける遮断膜の露出 **GBR後の創部の哆開** 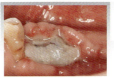	100
4-3	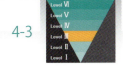	GBRにおける骨形成不良 **吸収性骨補填材料特性の理解不足によるメンブレンの除去時期間違い** 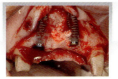	104
4-4	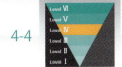	ブロック骨移植のトラブル **自家ブロック骨移植後、創の哆開を伴わない感染による完全壊死** 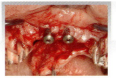	108
4-5	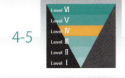	スプリットクレストのトラブル **スプリットクレスト後のインプラント脱離症例** 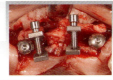	112

目次 Contents

5章 サイナスリフトのトラブル　116

5-1 上顎洞粘膜裂開
広範囲の上顎洞粘膜裂開① 即日対応症例 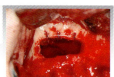 118

5-2 上顎洞粘膜裂開
広範囲の上顎洞粘膜裂開② 手術中断症例 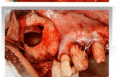 122

5-3 術後感染
サイナスリフト18日後の感染 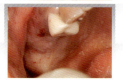 126

5-4 術前の上顎洞病変
上顎洞内粘液貯留嚢胞 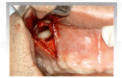 130

5-5 上顎洞粘膜の挙上不足
上顎洞内骨形成不良 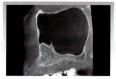 134

5-6  術後感染
感染治癒後再サイナスリフト 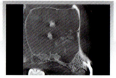 138

5-7 補綴後のインプラント周囲炎
**HA含有骨補填材料による
サイナスリフト10年後の感染** 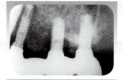 142

5-8 非歯原性の術後感染
**鼻中隔湾曲症と気管支喘息を有する
患者に生じた術後感染** 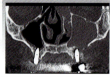 146

スペシャルサプリメント3
吸収性骨補填材料

吸収性骨補填材料の優位性　150

6章 ソケットリフトのトラブル　152

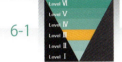
6-1　上顎洞粘膜の穿孔
突発的に生じた上顎洞粘膜の穿孔 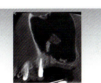　154

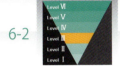
6-2　上顎洞粘膜の穿孔
術中に生じた上顎洞粘膜の穿孔 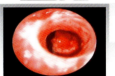　158

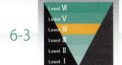
6-3　術後感染
隣在歯の病変が原因と考えられる術後感染 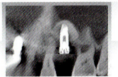　162

6-4　口腔上顎洞瘻
インプラントの脱落による口腔上顎洞瘻 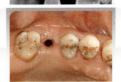　166

巻末特別企画　歯科用CT・シミュレーション／ガイド・インプラント業界地図　170

レボルクス® ／ LAND marker® ／ Landmark Guide™　174
ORTHOPHOS SL ／ ORTHOPHOS XG ／ GALILEOS Comfort Plus　178
CERECガイド2 ／ OPTIガイド／ CLASSICガイド
Veraview X800 ／ Tiハニカムメンブレン／ SPI®システム　182
Straumann® CARES® 3Dガイド　186

監著者および執筆者

監著者
野阪泰弘（兵庫県開業：野阪口腔外科クリニック）
米澤大地（兵庫県開業：米澤歯科醫院）
十河基文（株式会社アイキャット　代表取締役CTO、
　　　　大阪大学大学院歯学研究科　イノベーティブデンティストリー戦略室　教授）
宗像源博（神奈川歯科大学附属病院　口腔インプラントセンター　センター長　准教授）
堀内克啓（奈良県開業：中谷歯科医院）

執筆者
伊藤雄策（大阪府開業：伊藤歯科医院）
大森有樹（大阪府開業：大森歯科医院）
岡崎英起（大阪府開業：岡崎歯科）
奥田裕司（大阪府開業：おくだ歯科医院）
奥田裕太（大阪府勤務：おくだ歯科医院）
奥野幾久（大阪府開業：奥野歯科医院）
河奈裕正（慶應義塾大学医学部　歯科・口腔外科学　准教授）
瀧野裕行（京都府開業：タキノ歯科医院）
中島　康（大阪府開業：なかじま歯科医院）
中田光太郎（京都府開業：中田歯科クリニック）
松田博文（奈良県開業：松田歯科医院）
山羽　徹（大阪府開業：山羽歯科医院）
吉竹賢祐（大阪府開業：吉竹歯科医院）
和田誠大（大阪大学大学院歯学研究科顎口腔機能再建学講座　有床義歯補綴学・高齢者歯科学分野講師）

サイナスフロアエレベーションにおける手術併発症の予防と対応

− 手術に対する基本的な考え方 −

河奈裕正

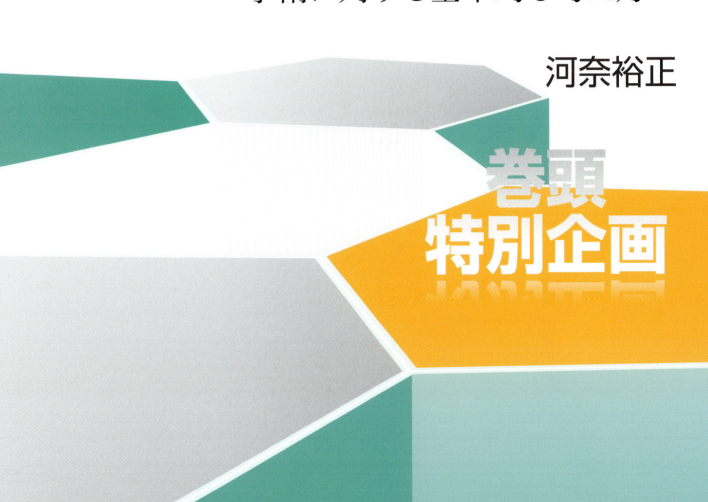

巻頭特別企画

巻頭特別企画

サイナスフロアエレベーションにおける手術併発症の予防と対応
- 手術に対する基本的な考え方 -

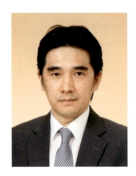

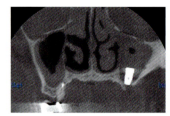 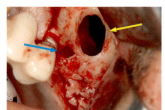

河奈裕正 Kawana Hiromasa

慶應義塾大学医学部　歯科・口腔外科学教室

1　はじめに

　手術に伴う三大併発症には、「出血」、「感染」、「臓器の副損傷」がある。また、これらを防止するには、術前の十分な診断がもっとも重要であり、また、不幸にして併発症が生じた場合でも、術中、術後の迅速かつ適切な診断（判断）が併発症を重症化させないために必要となってくる。したがって当然のことながら、当該手術の併発症に関わる診断と対処法を知る者のみが術者になり得るのであって、未熟なうちは指導医の下で手術を行うか、専門家に依頼するかを選択して、患者により良い手立てを提供しなくてはならない。

　サイナスフロアエレベーションも、手術であるがゆえに上記は然りである。起こりうる手術併発症の知識が十分で、対応能力が備わっていなければ手術を計画してはならない。

　本文では、サイナスフロアエレベーションに関わる手術併発症の予防と対処に少しでも役立つよう、「出血」、「感染」、「臓器（神経、上顎洞粘膜、隣在歯など）の副損傷」を中心に、本術式で特有な併発症である「上顎洞内インプラント迷入」も含めて述べていきたい。

2　上顎洞関連インプラント・トラブルの現状

　公益社団法人日本顎顔面インプラント学会ではインプラント手術に関連したトラブル調査を3年毎に行っているが、2009～2011年の調査において、下歯槽神経損傷、上顎洞内インプラント迷入、上顎洞炎の順に多かったトラブルが、次の2012～2014年の調査では、上顎洞炎、下歯槽神経損傷、上顎洞内インプラント迷入の順となり、上顎洞炎が3位から1位となった。そして上顎洞炎と上顎洞内インプラント迷入とを併せると、上顎洞に関連したトラブルがもっとも多いことが窺える[1、2]（図1、2）。

　また、トムソン・ロイターの流れを組むWeb of Science（クラリベイト・アナリティクス社、米国）の調査において、「インプラント術中併発症」をキーワードとした引用回数上位20位までの論文の内、実

サイナスフロアエレベーションにおける手術併発症の予防と対応
- 手術に対する基本的な考え方 -

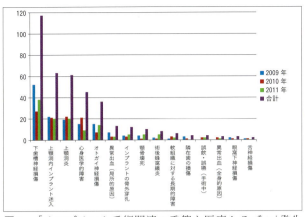

図1 「インプラント手術関連の重篤な医療トラブル」発生件数(2009年1月～2011年12月)。インプラント手術に関連したトラブル調査(公益社団法人日本顎顔面インプラント学会)、2009～2011より改変。上顎洞関連のトラブルが2位、3位である。

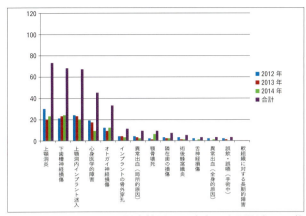

図2 同2012～2014の調査結果より改変。上顎洞炎が1位となった。上顎洞内インプラント迷入も3位である。

に5割に該当する10編が上顎洞に関連した報告であった(2016年8月現在)[3]。

これらのことから、上顎洞関連手術であるサイナスフロアエレベーションは手術併発症という観点から大いに注目すべき術式であり、その予防と対応に対する知識は必要不可欠と言える。

3 手術併発症の予防

3-1 診断の重要性

すべての手術において診断はきわめて重要だが、それは術前だけでなく、術中、術後も続くことを忘れてはならない。このステップ・バイ・ステップでの診断の連携が手術併発症の防止と適切な対応につながってくる。以下に術前、術中、術後における診断ポイントを提示する。

- 術前診断：臨床解剖の理解、病理学的状況の把握、画像分析、模型分析、術式の選択、手術シミュレーション
- 術中診断：あるべき解剖構造の確認、病的状況の確認、術前画像所見との照らし合わせ、併発症発生時の迅速な原因究明
- 術後診断：併発症の有無の確認、術中状況の回顧、術後画像検査所見と手術所見との比較検証

サイナスフロアエレベーションにおいても、以上の術前、術中、術後の診断項目を当て嵌めて考えておくとよい。すなわち、手術対象である「上顎とその周囲」に関わる臨床解剖、病理、画像診断の知識を基本とした診断プロセスを構築しておく必要がある。なお、サイナスフロアエレベーションはクレスタルアプローチとラテラルアプローチとの二法の術式があるが、どちらを選択するかについても、上記の術前診断項目を大いに参考にして決めていくことになる。

3-2 一般的外科基本手技、インプラント埋入手技の重要性

インプラント関連手術の中で、サイナスフロアエレベーションは外科的要求度の高い術式である。術野の展開、メス・剥離子・ピンセット等の手術器具の選択と操作、縫合法といった外科基本手技を巧みに、流れるように組み合わせ、正確で愛護的な手術を行うべきである。

たとえばラテラルアプローチにおいて洞底部造成と同時にインプラントを埋入する場合、母骨の高さ

巻頭特別企画

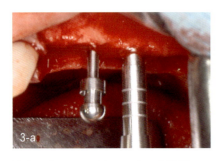 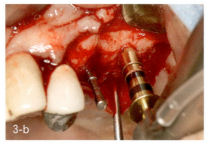

図3-a、b　クレスタルアプローチの2法。オステオトームテクニック（a）とリーマーテクニック（b）。

表1　リーマーテクニックの自験例

症例	性別(M/F)	年齢(歳)	部位(FDI No.)	術前母骨高(mm)	挙上高(mm)	インプラント長径(mm)
1	M	58	26	3.0	6.5	9.5
2	M	56	17	3.0	6.5	9.5
3	F	34	26	3.0	6.5	9.5
4	M	56	16	3.5	4.5	8.0
5	F	47	16	3.7	5.8	9.5
6	M	53	17	3.8	4.2	8.0
7	F	39	16	4.3	5.2	9.5
8	M	66	25	6.0	5.0	11.0
9	M	66	26	6.0	5.0	11.0
10	M	65	26	6.5	3.0	9.5
11	M	53	16	7.9	1.6	9.5
平均	—	52.2	—	4.6 (3.0-7.9)	4.9 (1.6-6.5)	9.5 (8.0-11.0)

5mm程度の母骨高に、5mmまでの挙上を行うことが多いことがわかる。

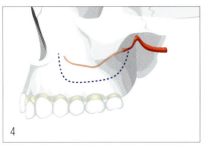 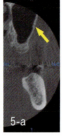 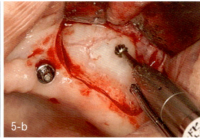

図4　後上歯槽動脈の基本的解剖。第一大臼歯近くでもっとも下方に偏位している。

図5-a、b　後上歯槽動脈のCT画像および臨床所見。本症例では上顎骨側壁内を通過する細い動脈を呈している（黄矢印）。このような微細な血管の場合はバーで切断しても自然止血することが多い。

が十分ない条件下でもインプラント頸部だけで初期固定を獲得できるような、繊細なドリリング手技とインプラント埋入技術が要求されてくる。この頸部のみの初期固定力は、各種インプラントシステムによっても異なるため、使用するインプラント自体の特徴をよく把握しておくことも重要である。

またクレスタルアプローチにおいて、オステオトームテクニックを使うにせよ、リーマーテクニックを使うにせよ、術者の力触覚で、上顎洞粘膜の厚さ、柔軟性、穿孔の有無を感じ取らなくてはならない現実がある（図3）。このような術者の力触覚のみに頼った手術操作は、手術併発症の元凶の一つに違いないが、現状ではラテラルアプローチで直接見て触れている上顎洞粘膜の状態をイメージし、無理をしない洞粘膜の挙上量を意識しながら（表1）、クレスタルアプローチでの上顎洞粘膜のブラインド操作を行うことになる。個人の感覚に頼らないテクノロジーの開発は今後の課題である。

3-3　臨床解剖の把握

臨床解剖を把握し、出血させないような、神経などの周囲臓器を損傷させないような手術計画が必要である。

出血対策：ラテラルアプローチの術野には、後上歯槽動脈が露呈する可能性が十分考えられる。術前CTを用い、その三次元的な走行経路や太さを事

サイナスフロアエレベーションにおける手術併発症の予防と対応
-手術に対する基本的な考え方-

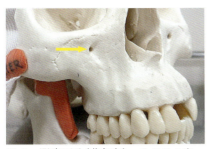

図6　眼窩下孔(黄矢印)。ラテラルウィンドウ法の術野上方にあり、眼窩下神経が通過する。

表2　上顎洞内異物

異物	例
インプラント	4
インプラント関連充填材	3
ガッタパーチャーポイント	5
金属片	4
リーマー	1
歯根	1

5年間の自験例。全例紹介患者であり、インプラント手術に関連した異物が約4割を占めている。

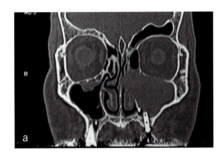
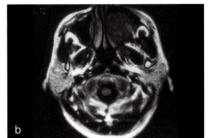

図7-a、b　左側上顎洞形質細胞腫。CT(a)では上顎洞内に突出したインプラント体と不透過像からインプラント手術に伴う上顎洞炎と誤診されやすい。MRI(b)では上顎洞内に高信号域、低信号域が混在した腫瘍性所見を呈する。

前に把握し、血管損傷を回避できるか、あるいは損傷しても問題ないか、適切な止血法はどうすべきか、をシミュレーションしておく必要がある(図4、5)。一般的に後上歯槽動脈は第一大臼歯部で最下方に位置するように走行しており[4]、また萎縮した歯槽堤では、歯槽頂よりも上方15mm以下の部分にラテラルウィンドウを設定することで血管損傷のリスクが低くなると言われている[5]。これらのことを念頭に置きながら、個々の症例で前後的、上下的な動脈の位置関係を事前に把握しておく必要がある。

神経損傷対策：サイナスフロアエレベーション中に損傷リスクを抱える神経は基本的にない。あえて指摘すれば、上方への骨膜剥離範囲が広過ぎると眼窩下神経を損傷する可能性はゼロとは言えない。しかしながら多くが鉤による圧迫、牽引による一時的な痺れ感を来すのみで、時間の経過とともに自然治癒することがほとんどである(図6)。

3-4　病理学的状況の把握

上顎歯槽部の疾患、鼻副鼻腔部の疾患について画像を併用しながら術前診断し、口腔外科学的、耳鼻咽喉科学的に事前に解決してからサイナスフロアエレベーションを計画する。以下に代表的な同部の疾患を挙げる。

上顎歯槽部の疾患：う蝕、辺縁性歯周炎、根尖性歯周炎、異物、骨炎、嚢胞、腫瘍等

鼻副鼻腔部の疾患：上顎洞炎、篩骨洞炎、前頭洞炎、鼻炎、上顎洞内異物(表2)、上顎洞粘液嚢胞、術後性上顎嚢胞、腫瘍[6](図7)等

なおCT所見で見られる上顎洞の粘膜肥厚が病的か否かの診断は極めて困難なため、臨床症状、CT上での上顎洞自然孔部の狭窄/閉塞の程度、鼻内視鏡所見等を総合的に考えて診断することが多い[7]。

3-5　感染対策

上記の病理学的把握に関連して、術前に鼻副鼻腔

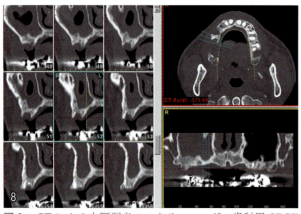

図8　CTによる上顎洞炎のスクリーニング。歯科用CBCTでは上顎洞の下方のみが撮影範囲となることが多い。

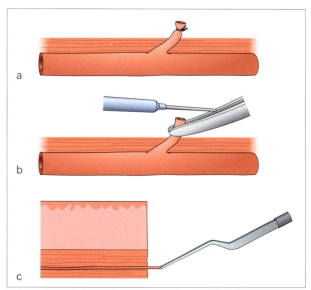

図9-a〜c　基本的な止血法。(a)縫合糸結紮による止血、(b)モノポーラ電気メスによる止血、(c)バイポーラ電気メスによる止血。縫合糸結紮による止血は、緩みのない縫合結節を作ることが、電気メスによる止血は事後に再出血してこないか十分に観察することが重要となる。(参考文献9より改変)

炎のスクリーニングを行う。問診およびCT所見から鼻副鼻腔炎を鑑別し（図8）、疑いも含めて診断がなされれば、耳鼻咽喉科学的加療を優先する。また、季節性鼻炎で上顎洞自然孔周囲粘膜が炎症性浮腫を来している場合もあり、このような場合はサイナスフロアエレベーションを延期する。なお喫煙は末梢の血流を阻害し、上顎洞粘膜も脆弱となるため禁煙が必須である。過去の喫煙についてはエビデンスが得られていないが、経験上、上顎洞粘膜だけでなく口腔粘膜も柔軟性に劣り脆弱なため、現在禁煙していたとしてもリスクファクターとして十分な留意と患者説明が必要である。全身的には他の手術と同様に、コントロールされていない糖尿病は周術期のリスクファクターとなる。

　内科への事前対診は欠かせず、また術前からの抗菌薬投与により感染防止に努めておく[8]。

4　手術併発症発生時の対応

4-1　術中対応

出血：手術中に必ず止血しておかなくてはならないのは動脈性出血である。そして対象は後上歯槽動脈で、損傷しても自然止血してしまうような状況では問題ないが（図5）、湧出性出血の場合はその場での止血が必須となる。裏を返せば、縫合、電気メス等による基本的な止血法をマスターせずにサイナスフロアエレベーションを行ってはならないということになる（図9-a〜c）。後上歯槽動脈の止血では二つの状況が考えられる。一つは動脈が上顎洞側壁内を走行している場合である（図5）。この部位での出血は電気メスで焼灼するか、血液の湧出が続く場合は骨ごと圧挫して止血する。専用の止血鉗子であるスタンツェ型骨止血器が便利である（図10、11）。破骨鉗子を使い、骨を除去しない程度の圧力で周囲骨ごと満遍なく数回挟んで握り圧挫してもよいが（図12）、確実性という意味ではスタンツェ型骨止血器が優れる。もう一つの状況は、後上歯槽動脈が骨内から内側に逸脱して走行し、上顎洞内壁に沿って上顎洞粘膜と接している場合で、そこでの湧出性出血は動脈を縫合結紮するのが基本である。その際、上顎洞粘膜を裂開させながら動脈結紮せざるを得ないが、止血することを優先し、もし止血処置によって当該部位の洞粘膜が大きく欠損した場合は、洞粘膜が瘢痕

サイナスフロアエレベーションにおける手術併発症の予防と対応
-手術に対する基本的な考え方-

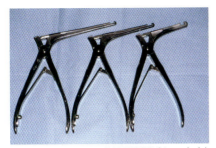

図10 スタンツェ型骨開削器(右、中央)と骨止血器(左)。副鼻腔手術で用いる器材である。

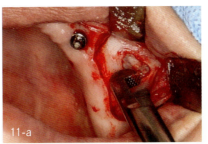

図11-a、b スタンツェ型骨止血器の使用法。上顎骨側壁の骨内からの出血に対して、壁を内外で挟み込んで圧挫して止血する。

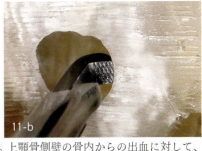

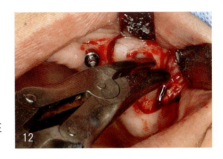

図12 上顎洞側壁内からの出血に対し、破骨鉗子を用い、骨破壊しない程度に圧挫してもよい。

治癒するのを数ヵ月待ってから再手術に臨む。
上顎洞粘膜の穿孔、破断：ピエゾエレクトリックデバイスによる超音波振動により予防的に対処する報告が多い[10、11]。対処法については、後述する。

4-2 病理学的状況

上顎洞粘液嚢胞：上顎洞下方に粘液嚢胞が存在する場合、サイナスフロアエレベーション時に嚢胞が破裂して上顎洞粘膜が裂開することがある。術前CTで画像診断されたときに対処法を考えておく。一法として、粘液嚢胞を事前に吸引しておく方法がある。歯肉骨膜弁を剥離して上顎洞側壁を明示し、同部を小さく骨開窓して上顎洞粘膜を一部穿孔、内方に在る粘液嚢胞を外科用吸引管で吸引しておく。穿孔部の軟組織が瘢痕治癒してから数ヵ月後にサイナスフロアエレベーションをする方法である。また、吸引で一緒に破断した上顎洞粘膜を修復してサイナスフロアエレベーションを続ける方法もある。さらに、嚢胞を残して嚢胞ごとサイナスフロアエレベーションする方法も考えられる。これらの方法の選択に関して一定のコンセンサスは未だ得られていないが、筆者は1回法であれば、嚢胞ごとサイナスフロアエレベーションする方法を基本とし、2回法であれば、一度粘液嚢胞を吸引してから再手術する方法をとっている。

上顎洞炎：歯科用CTの多くは、撮影範囲が小域のため上顎洞全体が撮影できないことが多く、上顎洞炎を十分に診断することができない(図8)。しかしながら、少なくとも見える範囲で上顎洞が不透過像で満たされていれば、前頭洞、篩骨洞、鼻腔を撮影範囲に含む範囲の再検査をすることになる。歯性上顎洞炎の場合は原因歯の治療を優先する。また、上顎洞下方に炎症像がなくとも、アレルギー性鼻炎などで篩骨洞炎と上顎洞自然口部の粘膜肥厚を伴っていることもあり、これもサイナスフロアエレベーションの適応症とならないため、まずは耳鼻咽喉科での精査、加療を優先させる。

術後性上顎嚢胞：上顎洞炎手術の既往歴が診断の決め手となり、術後10年以上の年数を経てから頬部の腫脹や疼痛でスクリーニングされることが多い。CTで単胞性、多胞性の不透過像を呈する。サイナスフロアエレベーションの事前に加療しておく。

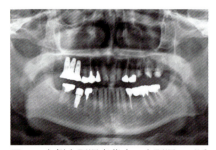
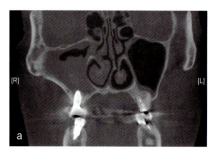
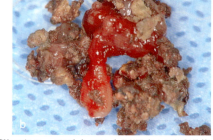

図13 右側上顎洞真菌症。上顎洞は不透過像を呈する。インプラント同士が近接しているが、歯肉の炎症所見はない。

図14-a、b 右側上顎洞真菌症。図13の症例である。CT(a)では上顎洞内に不透過像が見られ、さらにその中央部に綿花状の不透過像を認める。口内法で摘出した後の摘出物(b)は泥状で中にガタパーチャポイントが混在しており、アスペルギルスが検出された。

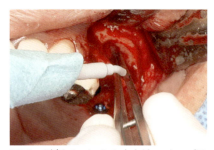
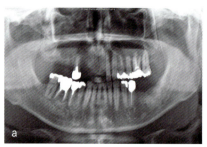
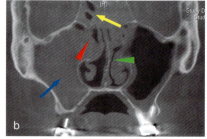

図15 電気メスによる止血法。インプラント、口唇等、止血部位以外に通電しないよう細心の注意を払う。

図16-a、b サイナスエレベーションの局所的禁忌症およびリスクファクター。術前パノラマX線写真(a)ではサイナスエレベーション対象の右側上顎歯槽部、上顎洞部の異常所見は明らかではない。CT画像(b)でさまざまな病理学的異常所見が見出された。青矢印：上顎洞炎。黄矢印：篩骨洞炎(本症例では両側性)。赤矢頭：上顎洞自然口閉鎖。緑矢頭：鼻中隔湾曲

上顎洞真菌症：アスペルギルス、ムコールによる真菌塊が上顎洞内に見られる。CT所見では綿花状の不透過像として描出されることが多い(図13、14)。経口的、経鼻的に摘出する。

4-3 術後対応

創からの出血：急性期の出血は当然のことながら術中に既に止血されているべきであるが、それでも術後出血が見られる場合は止血処置が必要となる。たとえば、圧迫止血しても縫合創から出血が続く場合は、一度抜糸して内方の出血点を確認しなければならない。動脈性出血が確認できれば血管結紮を行い、毛細血管からの出血であれば電気メスによる凝固止血を行う。なお、電気メスのプローブ先端は高熱であり、操作中に誤ってインプラントやカバースクリューに触れて通電しないように留意しておく。オッセオインテグレーション前のインプラントに高熱が伝わると生着不良に繋がる(図15)[12]。

感染：術前に感染の全身的、局所的なリスクファクターを知り(図16)、解決しておいてから、清潔域に配慮した人的、物的な対感染環境を整えることが大前提である。術後感染予防のための抗菌薬投与は、他の一般的な口腔外科手術、口腔創を伴う耳鼻咽喉科手術に準じて行う。経口薬の場合、数日〜1週間の広域抗菌薬(アモキシシリン、クリンダマイシン等)の内服を第一選択とすることが多い。術前1.5〜3時間前から抗菌薬の内服を開始し、顎骨や歯肉内の抗菌薬濃度を高めた状態で手術に臨むとの報告もある[13]。もし、術後感染症に移行した場合は、培養検査で原因菌を同定しながら、より狭域のスペクトルを呈する抗菌薬投与に切り替えるのが基本的な考え方であるが[14]、上顎洞炎を併発した場合は、数日〜1週間、ガレノキサシンを1回400mg、1日1回経口投与することが多く、ほとんどの症例で感染症状は消退する。以上の治療で感染症状が消退しない場合は、上顎洞自然口が物理的に閉塞していることな

サイナスフロアエレベーションにおける手術併発症の予防と対応
-手術に対する基本的な考え方-

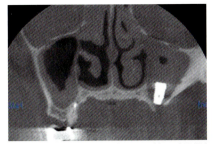
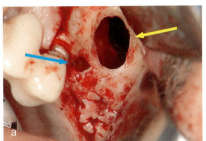
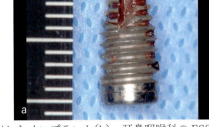

図17　クレスタルアプローチ後の上顎洞内インプラント迷入。耳鼻咽喉科よりの依頼症例。インプラントは上下を逆にして上顎洞内に迷入しており、上顎洞炎、篩骨洞炎を併発している。また、歯槽骨の高さは1～2mm程度しかない。

図18-a、b　図17症例の術中所見(a)と摘出したインプラント(b)。耳鼻咽喉科のESSと合同で手術を実施。a中の青矢印は極めて薄いインプラント形成部の母骨を示し、黄矢印は摘出のための骨窓部を示す。

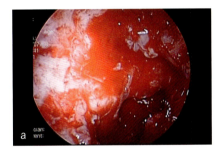
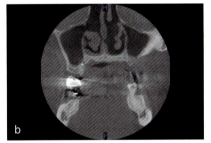

図19-a、b　図13症例の上顎洞内視鏡所見(a、慶應義塾大学医学部耳鼻咽喉科学教室　國弘幸伸先生ご提供)では強い炎症所見を呈していた。術後CT画像(b)では上顎洞自然口が開放され、篩骨洞炎も見られない。経過観察中である。

どを考え、耳鼻咽喉科に依頼して上顎洞自然口部を中心に鼻内視鏡下で炎症、排膿の状況を観察、併行して鼻副鼻腔全体のCTを撮影して、炎症、材料漏洩の診断をしていく。難治性の場合は、移植材料やインプラントの除去も考慮する。マクロライド系抗菌薬の継続投与、内視鏡下鼻副鼻腔手術(ESS：Endoscopic Sinus Surgery)を耳鼻咽喉科と協議して行うこともある。

臓器(神経、上顎洞粘膜、隣在歯など)の副損傷：神経については、術野上方に存在する眼窩下神経の損傷リスクがあるが、多くは圧迫、牽引による痺れ感の残存がほとんどで、自然治癒する(図6)。

　上顎洞粘膜は薄いため挙上中に容易に穿孔、破断しやすい。修復法は、洞粘膜の厚さ、柔軟性等、症例ごとに状況が異なるため一概に言えないが、穿孔が小さい場合はコラーゲン等の人工膜で周囲の洞粘膜ごと被覆して手術を継続することが多く、大きく穿孔、破断した場合は一度手術を中止して洞粘膜の瘢痕治癒を数ヵ月待ってからリエントリーした方が、再度の洞粘膜損傷を防ぐために確実である。

　隣在歯の損傷は、ドリルで傷つけることが考えられる。損傷を受けた歯が有髄歯の場合は、抜髄、根管治療を余儀なくされる場合もあるので、インプラントのドリリング方向は、術前分析、術中操作で十分に留意しておく。

上顎洞内インプラント迷入：主としてクレスタルアプローチ時の併発症である。インプラントの幅径に対してドリリングの形成窩が大きく、骨量が少なく、骨質が脆弱だと生じやすい。形成窩から外科用吸引管で摘出できれば良いが、インプラントが完全に洞内に入り込み、中で回転してしまうと摘出困難なことが多い。形成窩を拡大して摘出を試みることもできるが、窩が大きくなり過ぎると後の骨回復に時間を要し、将来的なインプラント埋入が困難となる。この場合、ラテラルウィンドウを開削してインプラントを摘出することになる(図17～19)。したがって、

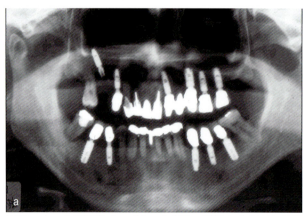 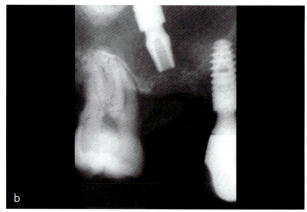

図20-a、b　上顎洞内インプラント迷入。迷入した同日に摘出依頼があった。母骨の高さが2mm程度で、インプラント体には迷入しそうなインプラント体を引き上げようと接続したアバットメントが装着されていた。

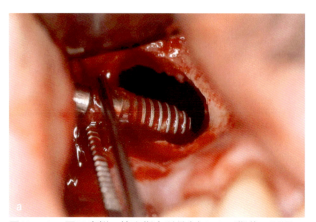 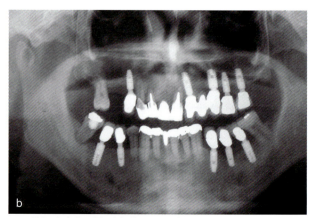

図21-a、b　図20症例の摘出術中所見（a）および術後1週間のパノラマX線写真（b）。局所麻酔下で骨窓を開け、外科用吸引管で吸い上げて摘出した。迷入即日に対応したためか、術後に上顎洞炎を併発しなかった。

ラテラルアプローチを行いうる環境と技術を兼ね備えた上で、クレスタルアプローチは実施されなければならない。クレスタルアプローチはラテラルアプローチができない術者のための方法ではなく、ラテラルアプローチもできる術者のための方法であることを肝に銘じておきたい。

一方、ラテラルアプローチでインプラントが上顎洞内に迷入することは極めてまれである。もし迷入した場合でも、上顎洞粘膜の穿孔部から外科用吸引管を挿入し、くまなく上顎洞を探れば、吸引管の先端にインプラント体が付いてくるため、ほとんどの場合で容易に摘出できる。ただし、本操作には上顎洞の形態解剖の知識と上顎洞手術の経験が欠かせない。

なお、術中に問題がなくとも、術後にインプラントが迷入することもある。多くがオッセオインテグレーション前に起こるものであり、薄い母骨へのクレスタルアプローチ、一回法インプラントの使用がリスクファクターとなる（図20、21）。

まとめ

サイナスフロアエレベーションは、萎縮した臼歯部へのインプラント治療を遂行するのに非常に有用な術式である。しかしながら、利点のみを追求することなく、リスクファクターを把握し、手術併発症の予防の診断や手立てを知り、併発時に対処できる環境下においてのみ行われるべきである。

参考文献

1. 公益社団法人日本顎顔面インプラント学会トラブル調査作業部会, 学術委員会.「インプラント手術関連の重篤な医療トラブルについて」第1回調査報告書. 日本顎顔面インプラント学会誌 2012；11(1)：31-39.
2. 臼田慎, 河奈裕正, 加藤仁夫ら, 公益社団法人日本顎顔面インプラント学会トラブル調査作業部会, 学術委員会.「インプラント手術関連の重篤な医療トラブルについて」第2回調査報告書. 日本顎顔面インプラント学会誌 2017：16(2)：89-100.
3. 河奈裕正(監修). 角田和之, 萌生田整治, 宮下英高(著). 開業医のための口腔外科 重要12キーワードベスト240論文 世界のインパクトファクターを決めるトムソンロイター社が選出. 東京：クインテッセンス出版, 2017；1-160.
4. Mardinger O, Abba M, Hirshberg A, Schwartz-Arad D. Prevalence, diameter and course of the maxillary intraosseous vascular canal with relation to sinus augmentation procedure: a radiographic study. Int J Oral Maxillofac Surg 2007;36(8):735-738.
5. Brånemark PI, Zarb GA, Albrektsson T Tissue-Integrated Prostheses: Osseointegration in Clinical Dentistry. Chicago:Quintessence, 1985;1-352.
6. Kawana H, Asanami S, Kimura A, Kinno R, Morikawa A, Sugiyama K, Ikeda E, Kizaki M, Nakagawa T. Malignant tumor of the maxillary sinus detected following a complication with dental implants. Implantologie 2008;24(1):43-47.
7. Ritter L, Lutz J, Neugebauer J, Scheer M, Dreiseidler T, Zinser MJ, Rothamel D, Mischkowski RA. Prevalence of pathologic findings in the maxillary sinus in cone-beam computerized tomography. Oral Surg Oral Med Oral Pathol Oral Radiol Endod 2011;111(5):634-640.
8. 佐藤豊彦, 河奈裕正. 特集 糖尿病と歯科疾患 口腔インプラントとは？糖尿病患者でもできるのか？. PRACTICE 2009;26(2):171-176.
9. 河奈裕正, 朝波惣一郎, 行木英生(著). 改訂新版 インプラント治療に役立つ外科基本手技 —切開と縫合テクニックのすべて—. 東京：クインテッセンス出版, 2015.
10. Vercellotti T, De Paoli S, Nevins M. The piezoelectric bony window osteotomy and sinus membrane elevation: introduction of a new technique for simplification of the sinus augmentation procedure. Int J Periodontics Restorative Dent 2001;21(6):561-567.
11. Wallace SS, Mazor Z, Froum SJ, Cho SC, Tarnow DP. Schneiderian membrane perforation rate during sinus elevation using piezosurgery: clinical results of 100 consecutive cases. Int J Periodontics Restorative Dent 2007;27(5):413-419.
12. Eriksson RA, Albrektsson T. The effect of heat on bone regeneration: an experimental study in the rabbit using the bone growth chamber. J Oral Maxillofac Surg 1984;42(11):705-711.
13. Asoda S, Iwasaki R, Morita M, Horie N, Onizawa K, Uchiyama K, Kawana H, Nakagawa T. Oral and maxillaofacial tissue penetrateon of sitafloxacin following oral administration of a single 100-mg dose. Oral Science International 2017:14(2);40-42.
14. 金子明寛, 青木貴隆幸, 池田文昭, 川辺良一, 佐藤田鶴子, 津村直幹, 一般社団法人日本感染症学会, 公益社団法人日本化学療法学会 JAID/JSC 感染症治療ガイド・ガイドライン作成委員会, 歯性感染症ワーキンググループ. JAID/JSC 感染症治療ガイドライン 2016 —歯性感染症—. 日本化学療法学会雑誌 2016:64(4);641-646.

本書の読み方

　Volume 3 となる本書では、外科術式に関連したトラブルを、解剖学的トラブル、インプラント体埋入のトラブル、抜歯後即時埋入のトラブル、歯槽部骨造成術のトラブル、サイナスリフトのトラブル、そしてソケットリフトのトラブルの6つのカテゴリーに分類している。

　症例の難易度を表現するための要素として、①外科的な侵襲、②高度な知識・技術、③長期的な治療期間、④高額な治療費を加味したトラブルシューティングレベルをⅠ～Ⅵの6段階で分類している。

　各症例報告では、実際に生じたトラブルの状況を示し、その問題を提起し、具体的な対処および解決方法、その後の対処結果を解説する。各トラブルに関連する文献考察を参考に、最終的にSAFEとしての見解および予防策を提案する。補足では対処に必要な情報や機材についても記載している。

1　トラブルおよび問題提起（マテリアル）

実際に発生したトラブル内容を具体的に提示し、どこに問題があるかを検討する。

2　対処および解決方法（メソッド・シューティング）

担当医が各症例に発生したトラブルを、実際どのように対処・解決したかを具体的に解説する。

3　対処結果（リザルト）

トラブルシューティングの結果、どのような予後となったかを解説する。

4 文献考察（ディスカッション・レビュー）

各症例に生じたトラブル内容や対処方法に関連する参考文献を挙げ、それぞれについて私的コメントを加える。

1．システマティックレビュー／RCTのメタアナリシス（SR/MA）

客観的立場から試験方法や解析方法などが一定基準を満たした論文を集め、厳しく吟味し、評価・要約してまとめたものをシステマティックレビューという。さらに統計学的解析を加えたものをメタアナリシスという。中でももっとも有名かつ質の高いものが、コクラン共同計画である。

2．ランダム化比較試験（RCT）

対象患者を治療群と非治療群など2グループ以上に分類する際、乱数表などを用いて作為性が入り込まないようにする試験。客観的評価ができ、もっとも信頼度の高い試験方法である。患者のみならず担当医、評価者もその試験内容が不明な状態で行う、二重盲検法を併用したRCT(DB-RCT)はさらに信頼度が高く、大規模な治験で採用されることが多い。

3．非ランダム化比較試験（nRCT）

2を無作為化の手法を用いずに振り分け、比較を行う試験。グループ間で患者に偏りが生じる可能性があるため、RCTに比べて結果の信頼性が劣る。RCT、nRCTはともに介入研究に分類される。

4．分析疫学的研究

積極的な介入を行わない研究で観察研究と同義。コホートという集団を前向き、あるいは後ろ向きに長期間観察し、疾患の発症率や進行の程度などを調べるコホート研究や、患者集団にある治療を行い、その前後の変化を比較する前後比較試験あるいはある疾患に罹患・発症した患者と発症していない患者を選定し、カルテなどの医療記録などからその病因を探る症例対照研究などが含まれる。

5．記述研究

ある疾患への罹患患者について、1から数症例の治療経過や結果をまとめて報告したもの。症例報告やケースシリーズが含まれる。

6．私的な意見

患者データに基づかない専門委員会および専門家個人の意見。

5 SAFEの見解および予防策（コンクルージョン）

SAFE会員が経験した実際のトラブル事例の原因やその対処方法について、筆者らが解説を加える。また、同様のトラブルを未然に防止するために有効であると思われる知識や技術的なアドバイスを追記している。

6 補足（サプリメント）

各症例に応じた、知っておくべき予備知識や関連器具などを紹介する。

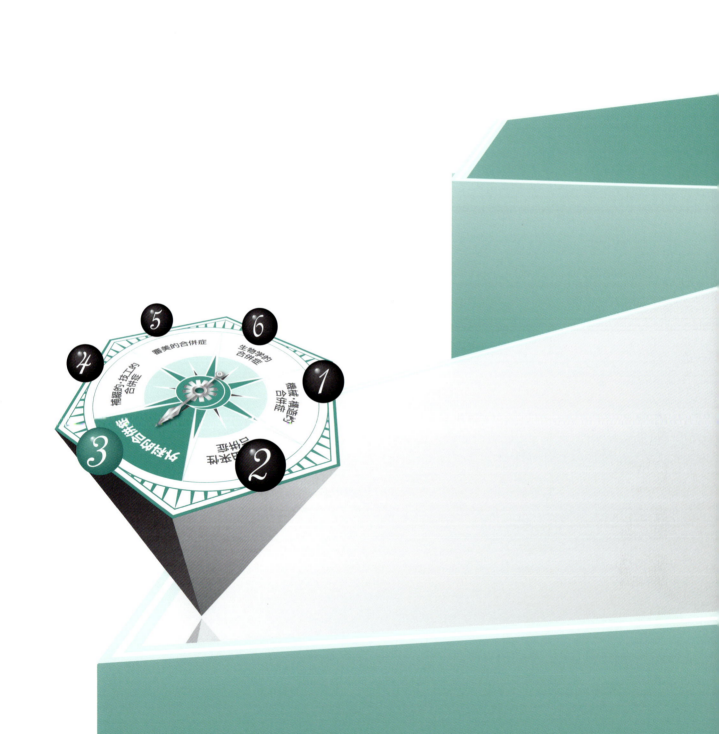

解剖学的なトラブル

1章

1-1	Level 1 2 3 4 5 6	ドリリング時の舌側穿孔 **インプラントの下顎舌側骨穿孔**	32
1-2	Level 1 2 3 4 5 6	神経損傷 **深いドリリングによる下歯槽神経麻痺**	36
1-3	Level 1 2 3 4 5 6	顎骨内迷入 **インプラントの顎骨内迷入**	40
1-4	Level 1 2 3 4 5 6	下歯槽神経麻痺 **インプラントによる下歯槽神経動脈束の圧迫**　神経麻痺と骨面露出	44

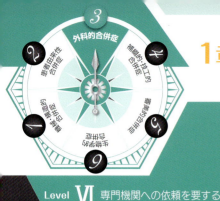

1章　解剖学的なトラブル

1-1　ドリリング時の舌側穿孔

インプラントの下顎骨舌側穿孔

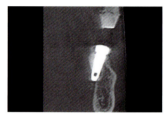

Level Ⅵ　専門機関への依頼を要する
Level Ⅴ　①〜④の4つを要する
Level Ⅳ　①〜④の3つを要する
Level Ⅲ　①〜④の2つを要する
Level Ⅱ　①〜④の1つを要する
Level Ⅰ　①〜④を特に要さない

Factor（①外科的な侵襲、②高度な知識・技術、③長期的な治療期間、④高額な治療費）

1　トラブルおよび問題提起（マテリアル）

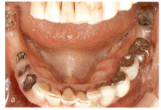 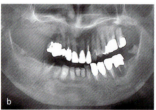

図1-a、b　（a）初診時口腔内写真。（b）同パノラマX線写真。治療対象部位は左右臼歯部。右側は残根状態で対合歯の大臼歯部は欠損。左側の│4│5│6の歯は動揺が著しく、パノラマでは骨吸収も著しい。今回問題となったのは│6部のインプラントである。

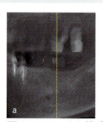 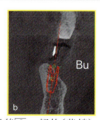 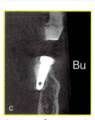

図2-a〜c　（a）抜歯後│6の部位（黄線）。（b）インプラントをシミュレーションした頬舌側CT断面。（c）シミュレーション通りに埋入できれば問題はないが、舌側に穿孔してしまった。

トラブル

　患者は56歳、女性。右側上下顎臼歯は欠損、また左側下顎臼歯は歯の動揺を認め咀嚼障害で来院（図1-a、b）。治療計画として、残根や動揺歯を抜歯して│6│5│4││4│5│6部に合計6本のインプラントの埋入を立案した。今回問題は│6である。

　インプラントの埋入方向は対合歯の機能咬頭に向かうのが原則であり、本症例の│6では図2-bのようになる。CTの画像診断からすべての部位で舌側への穿孔を懸念したため、ドリルの交換ごとにデプスゲージで形成窩の長さを確認した。しかし│6では一瞬抵抗感を失った。暫く形成窩を観察したが出血はなかったため、計画通りにインプラントを埋入した。術後CT撮影により│6ではインプラントが舌側に穿孔していた（図2-c）。

　問題提起の前に埋入方向について述べる。前述のようにインプラントの埋入方向は対合歯の機能咬頭に向かうのが理想である（図3-a）。しかし下顎骨舌側が陥凹していたり、また本症例のように上下顎の歯列弓に不調和があると、インプラントが舌側に穿孔することがある（図3-b）。その場合インプラントを短くすることも一案であるが、単独埋入では長さに限界もある（図3-c）。また、インプラントの長さをそのままとして傾斜埋入を行い、舌側への穿孔を回避する方法も一案である。しかし、その場合は対合歯の機能咬頭から埋入方向がはずれ、頬側歯頚部に清掃不良を惹起するアンダーカットを作ったり（図3-d、黄矢印）、ネジ止め（スクリューリテイン）に

1-1　インプラントの下顎骨舌側穿孔

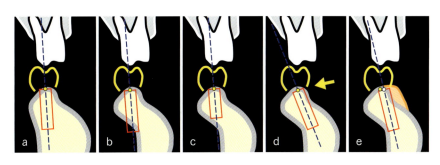

図3 -a〜e　(a) 理想的なインプラントの埋入方向は対合歯の機能咬頭に向かう。(b) 顎骨形態や対合歯との位置によって理想的にすると舌側に穿孔してしまう。(c) その場合に短いインプラントの選択する案。(d) インプラントを傾斜させる案。(e) 起始点を頬側に移動する案。その際、骨造成が必要なことが多い。

よる補綴装置が作れなかったりする。さらに、インプラントの長軸方向に咬合力が一致しないため、応力集中がネック部で起こり、アバットメントやインプラントの破折やインプラント辺縁の骨吸収が懸念されるので傾斜埋入にも限界がある（図3 -d）。そこで埋入起始点を少し頬側に移動するとインプラントの埋入方向が機能咬頭へと向かうが、頬側に骨造成が必要なことが多かったり（図3 -e、オレンジ色部分）、また最終補綴装置の歯頚部のエマージェンスプロファイルが頬側でレスカウントゥア、舌側ではオーバーカウントゥアとなったりするのでここにも限界がある（図3 -e）。そんな限られた環境の中で、どこを落としどころに見出すかは歯科医師の裁量となる。

問題提起

下顎骨の舌側にインプラントが穿孔することよりも、その前のドリルによる「血管損傷」に注意をしなくてはいけない。そのため問題提起として以下のことが考えられる。

①ドリル後舌側に穿孔していることがわかった場合、どのような対処をすべきか？
②手術時には舌側への穿孔の認識はなくインプラント埋入後に穿孔がわかった場合、どのように対処すべきか？
③舌側に穿孔をすればすべてのケースで救急車を呼ばないといけないのか？
④救急車を呼んだ場合、救急車が来るまでに何をすべきか？

2　対処および解決方法（メソッド・シューティング）

トラブルの対処および解決方法

CTにてインプラントの舌側への穿孔を確認した後、ただちに撤去した。撤去後埋入窩を見ると、底部の向こう側に軟組織様のものが見えた。同部には骨補填材料などを入れずにそのままとし、起始点と角度を変えてインプラントを再埋入した（図4 -b）。

手術終了後、患者に舌側へ穿孔の事実を説明した上で、チェア上の患者から目を離すことなく1時間様子を見た。1時間経過しても舌下部と口底の腫脹や内出血が認められなかったため、「動脈性の出血の可能性は低い」と判断した。ただし、静脈性の出血の危険性を踏まえて「（既に1時間経っていることから）今から3時間は来院できるところにいるように」とお願いし、「何か異常があればすぐに連絡

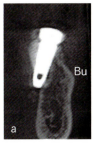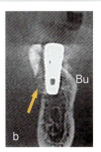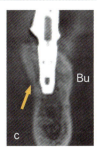

図4 -a〜c　(a) 舌側穿孔確認時のCT画像（図2 -c再掲）、(b) 再埋入した後のCT画像。今度は適正な埋入ポジションとなった。(c) 6ヵ月後の最終補綴物装着時のCT画像。穿孔部のX線不透過性が亢進し、骨が形成されていると考えられる。

をするように」と指示をして帰宅させた。また翌朝、医院側から連絡を取る旨も伝えた。

1章　解剖学的なトラブル

3　対処結果（リザルト）

対処結果

　術後、オトガイ部に内出血を認めたが、舌下部には特に問題は見られなかった。その後経過は良好で、術後6ヵ月経ってオッセオインテグレーション獲得後、暫間補綴装置を装着した。舌側の穿孔部分は骨補填材料など使用していないにもかかわらず、X線不透過性が増し、骨が形成されていた。

4　文献考察（ディスカッション・レビュー）

テーマ	著者、雑誌、発行年およびエビデンスレベル	論文タイトル	アブストラクト	SAFEのコメント
インプラント埋入後に気道閉塞を生じた症例報告	Niamtu J 3rd. Oral Surg Oral Med Oral Pathol Oral Radiol Endod 2001;92 (6):597-600. 5. 記述研究	Near-fatal airway obstruction after routine implant placement. インプラント埋入手術後の致命的な気道閉塞	64歳女性、下顎犬歯部に2本インプラント埋入手術を行っていた際に舌下部からの出血が血腫になり致命的な気道閉塞を引き起こしたため気管切開を行った。	まず大切なのは重篤な合併症を引き起こさないよう治療計画を立案することである。解剖学的に制限を受ける難症例ではガイドを用いたり、穿孔が生じていないか確認できるように十分にフラップを剥離する必要がある。また無理をして長いインプラントを埋入するのではなく短いインプラントに変更するなど危険を回避することも重要である。

5　SAFEの見解および予防策（コンクルージョン）

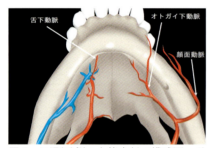

図7　下顎舌側の血管走行の模式図。舌側へのドリル穿孔は外頸動脈から分岐した「舌下動脈」や「オトガイ下動脈」を損傷する。（参考文献1より引用）

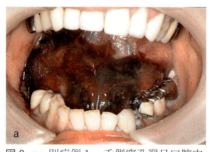

図8-a　別症例1。舌側穿孔翌日口腔内写真。1日経っているので舌下は暗赤色を示し、まだ少し腫脹がみられる。

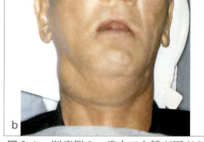

図8-b　別症例2。重力で血腫が下がり頸部は腫脹している。（図8-a、b ともに参考文献2より引用・改変、福岡歯科大学　松浦正朗名誉教授のご厚意による）

SAFEの見解

　下顎骨の舌側穿孔は死亡事故につながることがあるため、もっとも避けるべき偶発症である。

①ドリリング時に穿孔発覚：ドリリング時、舌側に穿孔したことがわかれば形成窩にゾンデやデプスプローブなどを挿入し、舌側の粘膜や下顎下縁の皮膚に指をあてて穿孔の有無や穿孔の大きさを確認する。さらに血圧、脈拍、SpO_2（経皮的動脈血酸素飽和度、以降SpO_2とする）をモニタリングしながら口底の腫脹や色の変化を少なくとも30分は注意深く観察して、問題がなければインプラントを埋入してもよいだろう。しかしその後30分（最初からでは1時間）は診療室で経過を追ってから帰宅を促す。もしその際、術者に不安があれば口腔外科医が待機する入院設備のある病院へ連れていくことも躊躇せず行い、病院に連れていかずとも事前に連絡をしておくべきであろう。その後、静脈性の出血あるいは浮腫による腫脹の可能性もあるので翌日の再診までの間油断せず、患者からまた主治医の両方で連絡の取れる状況にしておかないといけない。

②埋入後発覚：手術中に穿孔した意識がまったくなくインプラント埋入後に穿孔がわかった場合にもま

1-1　インプラントの下顎骨舌側穿孔

ず CT 撮影にて穿孔状態を確認し、①と同じ考え方に従う。

③**重篤な穿孔時**：ドリルが深く穿孔をするか、穿孔時に長時間ドリルの回転が続けば動脈を損傷断裂している可能性が高いため、すぐに救急車を呼んだほうがよい。

④**救急車連絡時**：救急車が来るまでは、血圧、脈拍、SpO_2 をモニタリングしながら図9のように圧迫止血をして待つ。さらに、呼吸困難によって SpO_2 が92％以下になるようであれば、「エアウェイ」を挿入し、酸素を投与すべきである。

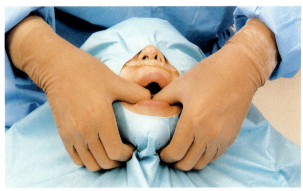

図9　下顎舌側穿孔時の圧迫止血。口腔底を上と下から圧迫する。(古賀剛人先生のご厚意による。古賀剛人．科学的根拠から学ぶインプラント外科学　偶発症編．東京：クインテッセンス出版，2007；49．より引用・改変．)

予防策

予防策は何よりも術前に CT 撮影をして顎骨の形態を熟知することと、たとえバイコルチカルな支持を皮質骨に求める場合(図3 c〜e のようにインプラントの歯頸部と尖端部の皮質骨に支持を求める)でも、決して舌側に穿孔しないことを厳守する。また CT 読影時の注意点として、空間の基準平面が変わると CT 断面の方向が変わり顎骨の形状や解剖学的なメルクマールの位置関係がまったく異なってしま

うため、咬合平面の水平化を怠ってはいけない。そして、最終補綴物の歯冠形態を考慮したドリル方向を診断するために、CT 撮影時には最終補綴物の歯軸を造影した「CT 撮影用テンプレート」を装着したり、CT 撮影後診断用ワックスアップが行われた研究用模型を CT データに合成することなどをお勧めする。さらに診断だけにとどまらず、ドリル方向を明確に反映した CAD/CAM による「サージカルガイド」を手術時に用いることも有用である。

6　補足(サプリメント)

インプラントの手術では血圧・脈拍および酸素飽和度(SpO_2)を測定できるモニターを装着すべきである。できれば血圧は計測したいときに測るだけなく、一定の時間ごとに計測する自動計測機能も備えているとよい。

血圧、脈拍および SpO_2 は、診断時に把握しておき、血圧は手術当日の待合室、手術場所への入室直後、麻酔時および術中にも記録しておく。

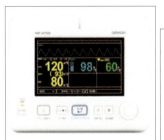 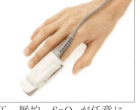

図11　心電図はないものの、血圧、脈拍、SpO_2 が任意に、また一定時間ごとに計測できるもっともリーズナブルな装置の1つ(HBP-2070、フクダコーリン社)。右は SpO_2 の計測時の状態を示す。

参考文献

1. 河奈裕正(監修)．角田和之，莇生田整治，宮下英高(著)．開業医のための口腔外科　重要12キーワードベスト240論文　世界のインパクトファクターを決めるトムソンロイター社が選出．東京：クインテッセンス出版，2017；156．

2. 松浦正朗，児玉淳．死亡事故につながる口底出血を予防する　-インプラント埋入部位の解剖学的理解から-．Quintessence DENTAL Implantology 2013；20(5)：17-34．

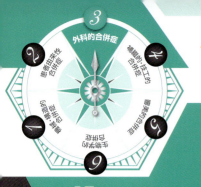

1章　解剖学的なトラブル

1-2　神経損傷

深いドリリングによる下歯槽神経麻痺

Level Ⅵ　専門機関への依頼を要する
Level Ⅴ　①〜④の4つを要する
Level Ⅳ　①〜④の3つを要する
Level Ⅲ　①〜④の2つを要する
Level Ⅱ　①〜④の1つを要する
Level Ⅰ　①〜④を特に要さない

Factor（①外科的な侵襲、②高度な知識・技術、③長期的な治療期間、④高額な治療費）

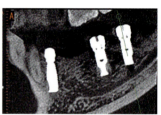

1　トラブルおよび問題提起（マテリアル）

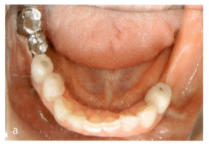
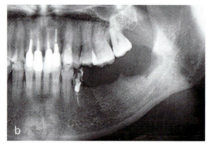
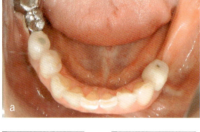
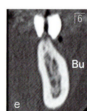
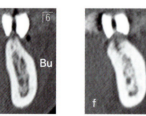

図1〜4：東京医科歯科大学歯学部附属病院インプラント外来より提供

図1-a　初診時口腔内写真。5̲6̲付近の顎堤はやや細い。

図1-b　同パノラマX線写真。5̲〜7̲の欠損で下顎管まで距離は十分ある。

図1-c〜f　同CT画像。7̲以外の骨幅は若干狭い。7̲は幅が広く、骨については頬舌側の皮質骨が厚く全体に硬化像を示す。

トラブル

　患者は54歳女性。5̲6̲7̲ブリッジの咬合痛を主訴に当院へ来院。口腔外科にて7̲を原因とする骨髄炎と診断し、5̲も動揺が著しかったため5̲7̲を抜歯した。抜歯後、疼痛は3ヵ月ほど消失しなかったが、その後ようやく消失し、インプラント治療希望で当科受診となった。

　口腔内診査、パノラマX線およびCT撮影を行ったところ、骨髄炎だった7̲部の骨の硬化像と4̲部歯根破折が認められた（図1）。

　治療計画として、歯根破折の4̲は抜歯後即時埋入を行い、6̲7̲は通法のインプラントの埋入によって、4̲5̲6̲7̲のインプラントブリッジを立案した。インプラントの埋入時、7̲部の骨は想像以上に硬くドリルの回転数を上げて形成したところ10mm予定の形成窩を13mmまでドリルしてしまった（図2-a）。しかし形成窩からの出血はなく、患者は一瞬少しの痛みを訴えただけだったため予定どおり10mmのインプラントを埋入した。念のためにパノラマX線写真を撮影するとインプラントは下顎管より上に位置

1-2　深いドリリングによる下歯槽神経麻痺

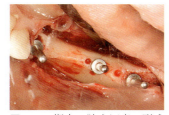

図2-a　術中口腔内写真。形成化に方向指示棒を挿入。7̄はドリリングを深く行ってしまった。

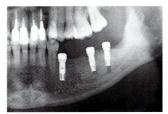

図2-b　術後パノラマX線写真。7̄のインプラントは短いが、下顎管にドリルの形成窩陰影が写っている。

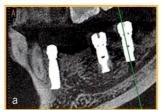

図3-a、b　手術翌日のCT画像。7̄のインプラントは下顎管から大きく離れているが、ドリル形成窩が下顎管と交通し、舌側の皮質骨もドリルで削れて薄くなっている。

していたが、インプラント直下にはドリルによる骨欠損が認められた（図2-b）。

翌日患者から連絡があり、左下口唇からオトガイ部にかけて広範囲に麻痺が出現したとのことであった。来院してもらいCT撮影をすると下顎管につながるドリル形成窩が認められた（図3-a、b）。

問題提起

①ドリル時：ドリルが下顎管を穿孔した際、その後インプラントを埋入してはいけないのか？　また埋入するならば当初の診断どおりの長さのインプラントでも良いのか、もしくは少し短いインプラントにサイズの変更をすべきか？

②麻痺時：さらに翌日麻痺発症時、下顎管にインプラントが接触していないのであれば、そのまま経過観察してよいのか、それともすぐにインプラントを撤去すべきなのか？

2　対処および解決方法（メソッド・シューティング）

トラブルの対処および解決方法

当時はインプラントと下顎管に十分距離があったためすぐに撤去をせず経過観察とし、ステロイドならびにNSAIDs（非ステロイド性抗炎症薬）を処方した。その後1週間経過しても麻痺は改善しなかったため、インプラントを撤去した。さらに撤去後、当院麻酔科ペインクリニックにて神経障害性疼痛治療薬プレガバリン（リリカ®）投薬および鍼通電療法を施行した。

3　対処結果（リザルト）

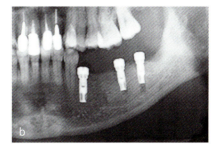

図4-a、b　(a)5̄6̄7̄最終補綴装置装着時のパノラマX線写真。撤去した7̄相当部（赤丸）には形成窩を示す透過像は見当たらない。（図4-bは比較のため図2-bを再掲）

対処結果

術後40日目に麻痺の範囲が縮小。その後6ヵ月目にプロビジョナルレストレーションを装着。1ヵ月後に最終補綴装置を装着した。しかし、現在も麻痺の症状は緩解していない。

1章　解剖学的なトラブル

4　文献考察（ディスカッション・レビュー）

テーマ	著者、雑誌、発行年およびエビデンスレベル	論文タイトル	アブストラクト	SAFEのコメント
神経麻痺を生じた際にインプラントを取るべきかどうか	Khawaja N, Renton T. Br Dent J 2009;206(7): 365-370. 5. 記述研究	Case studies on implant removal influencing the resolution of inferior alveolar nerve injury. 下歯槽神経損傷後のインプラント除去の影響について：ケーススタディ	インプラント埋入後に下歯槽神経麻痺を生じ、早期にインプラントを除去した4症例のケースレポート。36時間以内に除去を行った2症例は完全治癒。2日後、4日後に除去したものは症状が残ってしまったことから、可能な限り速やかに抜去し、ステロイドとNSAIDsの投与が有効である。	ドリルにて損傷した場合であっても術後の血種や切削片にて麻痺が生じる場合があることから神経症状が出た場合には速やかに撤去すべきである。

5　SAFEの見解および予防策（コンクルージョン）

SAFEの見解

①ドリル時：下顎管穿孔を正確に確認するためには、CT撮影が不可欠であるため、手術中に確認することは現実的に難しい。しかし術中、ドリルが一瞬深くなることがある。もし電気ショック的疼痛、いわゆる電撃痛があれば下歯槽神経を損傷した可能性が高いのでインプラントを埋入してはいけない。しかし、軽度の痛みや少量の出血であれば下歯槽神経を損傷していないこともあるため、浮腫による内圧亢進で神経を圧迫しないように予定していたインプラントの長さよりも短いインプラントを埋入してもよいだろう。

②麻痺時：翌日麻痺を発症すれば、たとえ下顎管からインプラントが十分離れていてもすぐに撤去することが推奨されている。以前ならビタミン剤などを数ヵ月間投薬して経過観察することもあっただろう。しかし近年では、すぐにインプラントを撤去し、急性期（術後7日以内）の浮腫発症を想定し、神経浮腫、内圧の軽減および血流改善を目的として経口ステロイド薬（プレドニン®）やNSAIDsを投与する。一方、エビデンスはないものの損傷神経の回復補助としてビタミンB_{12}のメチルコバラミン（メチコバール®）の投与も従来どおり行われている。

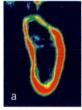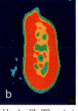
図5-a、b　臨床的な骨質。(a)すう粗な骨。(b)緻密な骨。CT値に色付けすると違いが明確にわかる。

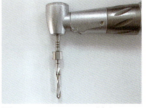
図6　ストッパー付きドリル。

本症例の**トラブルシューテイングレベルはIII**である。

予防策

術前および術中：下顎管を損傷しないようCTデータを活用する。下顎管までの距離計測はもちろんのこと、海綿骨が硬い場合、また柔らかい場合いずれも手が滑ってドリルしすぎることがあるため、事前に臨床的な骨質(骨密度)を白黒の画像から判断したり、また医科用CTではCT値を見るなどして骨の硬さを判断する（図5-a、b）。今回は骨が硬く、力を入れ過ぎてしまい深くドリルをしてしまった。硬い骨への対策として、よく切れる新しいドリルを使うことはもちろん、別メーカーのドリルを使ってでも徐々に直径のサイズアップを行うことで無理な

1-2　深いドリリングによる下歯槽神経麻痺

いドリリングをしたい。また、ストッパー付きのドリルを使うことも過度のドリリングを避ける一案となる(図6)。

術直後から翌日：患者も麻痺のイメージがわからないことも多いため、本当に麻痺がないか、また麻痺があるならその程度を正確に診るために翌日の受診を原則的には促す。麻痺の危険性がまったくない場合でも、小宮山彌太郎先生(東京都開業)の言葉を借りるならば、手術の翌日に患者に1本電話をかけることをお勧めする。電話口で術後の出血や疼痛、ま

た薬の内服状況を聞いた後に、「昨日麻酔が切れてから、今までにシビレ感などはなかったですか？」と聞いておくとよい。たとえ下顎管を傷つけていなくても、術後2、3日目の顎骨内浮腫が下顎管を圧迫することでシビレ感を発症する場合がある。その際、翌日に麻痺がなかったことを確認していることが下顎管を損傷していない一番の担保となる。また翌日の電話口では2、3日後の浮腫によるシビレ感の可能性を事前に説明しておくとよい。

6　補足(サプリメント)

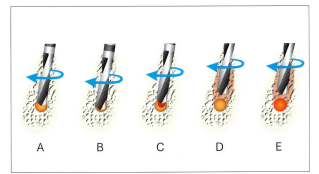

図7-a　埋入窩形成時の下歯槽神経損傷[1]
A＝下顎管への部分的な穿孔により機械的に下歯槽神経が損傷される。侵襲や断裂および一次的な虚血
B＝下顎管の穿通により下歯槽神経を切断し一次的な虚血が生じる
C＝ドリルが下顎管に部分的に穿孔し、血腫や二次的な虚血により間接的損傷が生じる
D＝熱傷によりインプラント周囲骨の壊死や術後に下歯槽神経の二次的な虚血が生じる
E＝熱傷による一次的な下歯槽神経の損傷
(図7-a、bともに参考文献1より引用・改変)

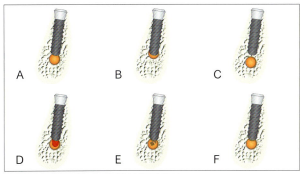

図7-b　埋入時の下歯槽神経損傷[1]
A＝下顎管への部分的な穿孔により機械的に下歯槽神経が損傷される(侵襲や断裂および一次的な虚血)
B＝下顎管の穿通による下歯槽神経の切断および／または圧迫と一次的な虚血
C＝インプラントが下顎管に極度に近接することで、下歯槽神経を圧迫する
D＝下顎管への部分的に穿孔することで、血腫や二次的な虚血により間接的損傷をもたらす
E＝下顎管への部分的に穿孔することで、骨片や二次的な虚血が生じ間接的損傷をもたらす
F＝近接した埋入窩形成で下顎槽菅上壁に亀裂がはいり、圧迫や一次的な虚血が生じる

ドリリング時またはインプラント埋入時に下顎管を損傷したら？

　ドリリング時の下歯槽神経損傷は直接的な機械的損傷であることが多く、埋入窩形成時に疼痛や出血、抜け感を伴う。一方インプラント埋入時の下歯槽神経損傷は、ドリリング時と異なり、下顎管内への出血により原発または二次的に下歯槽神経が虚血状態になることで生じることが多い。インプラント

埋入窩を下顎管の近くまで形成すると、下顎管の上壁に亀裂が生じ、下顎管内へ出血や破片の迷入がおき、神経の圧迫や虚血をまねく。インプラントの埋入深度を浅くしたり、短いインプラントに変更しても、インプラントを除去しないかぎり神経の圧迫は解消されない。このことが埋伏智歯抜歯時の対応とまったく異なる点である。

参考文献
1．Juodzbalys G, Wang HL, Sabalys G. Injury of the Inferior Alveolar Nerve during Implant Placement: a Literature Review. J Oral Maxillofac Res 2011;2(1):e1.

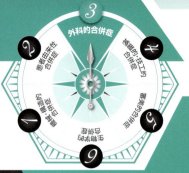

1章 解剖学的なトラブル

1-3 顎骨内迷入

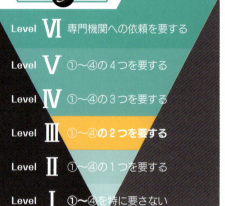

Factor（①外科的な侵襲、②高度な知識・技術、③長期的な治療期間、④高額な治療費）

インプラントの顎骨内迷入

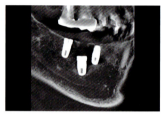

1 トラブルおよび問題提起（マテリアル）

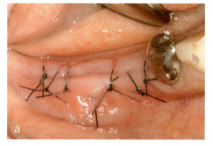
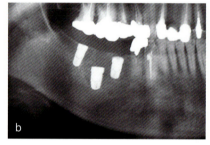
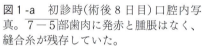

図1-a 初診時（術後8日目）口腔内写真。7―5部歯肉に発赤と腫脹はなく、縫合糸が残存していた。

図1-b 初診時パノラマX線写真。6部インプラントの顎骨内迷入が認められた。下顎管は見えにくい。

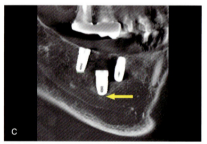
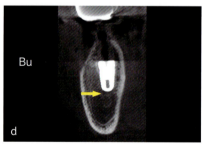

図1 c、d 同CT画像。近遠心方向ならびに頬舌側方向のCT断面ともインプラントは下顎管に近接している（黄矢印）。近遠心断面から皮質骨が全体的に薄いことがわかる。

トラブル

患者は60歳、女性。既往歴に特記事項なし。8日前、他院で右下臼歯部のインプラントの埋入手術を受け、カバースクリュー装着時に6部のインプラントが顎骨内に迷入した。下顎管に近接しているとのことで当院を紹介され来院した。

初診時右下の患部における疼痛、発赤、腫脹とも認めず、未抜糸状態であった（図1-a）。パノラマX線写真では7 5部のインプラントはほぼ良好な位置に埋入されていたが、6部のインプラントは低位に位置しており、下顎管は少しわかりにくい（図1-b）。そこで、インプラントの三次元的な埋入位置ならびに下顎管の走行を確認するためCT撮影を行った。直行する近遠心ならびに頬舌側CT画像ではインプラントは下顎管の直上に位置していた（図1-c、d、黄矢印）。欠損部歯槽頂の皮質骨は全体的に薄く、

1-3 インプラントの顎骨内迷入

また海綿質の骨梁も疎であった（図1-c）。

問題提起

骨は皮質骨と海綿骨とに分かれるが、皮質骨が薄い場合や海綿骨が疎である場合、いわゆる臨床的骨質が悪い場合には、今回のようにインプラントが顎骨内に迷入したり、また迷入に至らずとも初期固定が悪くなることが多い（2-1、P.56参照）。

本症例では、皮質骨が薄いのみならず海綿骨も疎であったため、紹介医は木ネジのように骨に食い込みやすいテーパー型のインプラントを選択していた。しかし、通常では問題とならないカバースクリューを締め込む力によって、インプラントネック部を薄い皮質骨では支えきれず、インプラントが顎骨内に迷入したものと考えられる。

このように深く顎骨内に迷入してしまったインプラントを撤去する場合、どのようなアプローチをすべきであろうか？

2 対処および解決方法（メソッド・シューティング）

図2-a ̄6 ̄部インプラントは、形成窩から確認できなかった。一方 ̄5 ̄のインプラントも、歯槽頂よりやや深部に位置していた。

図2-b 破骨鉗子で頬側の骨頂皮質骨を除去し、インプラントをバキュームで吸引。その後2本のルートチップピックスでインプラントを引き上げた。

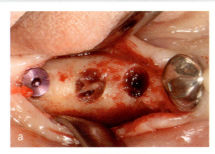
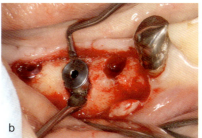
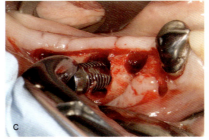
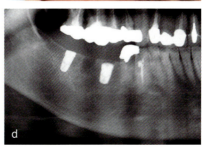

図2-c インプラントを鉗子で把持して摘出し、埋入窩には何も填入せずに創を閉鎖した。

図2-d 術後パノラマX線写真。撤去部にX線透過像を認めた。

トラブルの対処

インプラントが顎骨内に迷入した場合、オッセオインテグレーションしてしまうと撤去が困難になる。さらにインプラントが下顎管に近いと困難を極めるため、できるだけ早期にインプラントを摘出することが望ましい。また今の時代、CT画像で三次元的に迷入位置を確認し、最小のダメージによるアプローチ法を検討しなければいけない。

トラブルの解決方法

術後8日目であったため、粘膜は完全には治癒しておらず、メスを用いることなくフラップを剥離できた（図2-a）。まず ̄6 ̄部の頬側皮質骨を破骨鉗子で除去し、カバースクリューを露出させた。骨質が悪く初期固定していないため、続いてバキュームの吸引でインプラントを少し挙上させた。そののち2本のルートチップピックスを用いて引き上げ（図2-b）、最後に鉗子でインプラントを把持して摘出した（図2-c）。止血確認後、 ̄6 ̄部埋入窩には何も入れず創を閉鎖した（図2-d）。

1章　解剖学的なトラブル

3　対処結果（リザルト）

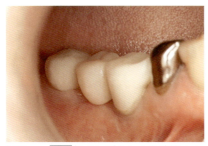 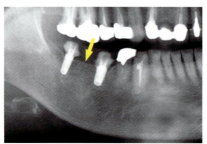 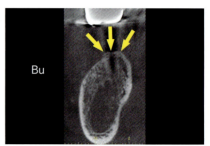

図3-a　7̄5̄部インプラントを支台としたテンポラリーブリッジが装着された。

図3-b　インプラント摘出後2年のパノラマX線写真。6̄歯槽頂に皮質骨様のX線不透過性のラインが認められた（黄矢印）。

図3-c　6̄頬舌側断面CT画像。骨頂部には皮質骨様のX線不透過像が認められた（黄矢印）。

対処結果

インプラント摘出後、抜糸以降の処置は紹介医に戻っていただいた。その後紹介医に聞くと、患者の希望により、6̄の追加埋入は行わずに7̄5̄のインプラントを支台としたテンポラリーブリッジが装着された状態で止まっているとのことであった（図3-a）。

術後2年のパノラマX線写真とCT画像では、6̄部に皮質骨様のX線不透過像が認められ（図3-b、c、黄矢印）、6̄部の骨再生は良好と考えられた。

4　文献考察（ディスカッション・レビュー）

テーマ	著者、雑誌、発行年およびエビデンスレベル	論文タイトル	アブストラクト	SAFEのコメント
インプラント手術中の稀有な合併症とは	Doh RM, Pang NS, Kim KD, Park W. Implant Dent 2011;20(5):345-348. 5. 記述研究	Implant displacement into the mandible: an unusual complication during implant surgery. インプラント手術中の異常な合併症：下顎骨内へのインプラント迷入	54歳女性。全身疾患なし右側大臼歯部数年以上前に抜歯。CT上、骨密度は低かった。右側第一大臼歯部へトルクレンチにて埋入時に突然沈下（7mm）。埋入窩洞より撤去し、骨移植。6ヵ月後に再埋入を行った。皮質骨の骨密度と海綿骨の骨密度の相違が大きいため生じたと考察している。	下顎骨内部にインプラントが迷入する原因として、皮質骨と海綿骨の骨密度のギャップが大きい症例で深めに埋入することが考えられる。

5　SAFEの見解および予防策（コンクルージョン）

SAFEの見解

インプラントの顎骨内迷入は、経験豊富な歯科医師でも遭遇する合併症と考えられる。インプラントの迷入は一瞬で起こるため、事前診断は元より術中にもドリリング時やインプラント埋入時の骨からの抵抗感を察知して、迷入を回避する必要がある。本偶発症の原因は「骨質が悪い」ことにあり、通常では問題のないカバースクリューを締める力だけで骨内に迷入してしまった。

さて、対処の最初は迷入したインプラントの三次元的な位置を正確に把握することで、その迷入位置から最小限の侵襲による除去法を考える。迷入したインプラントの除去はオッセオインテグレーションしたものとは異なりそれ以上押し込むことの無いように注意しながら行うが、もしカバースクリューの装着前であればインプラントの中をダイヤモンドピンセットなどで摘まみ上げることも容易である。しかし本症例ではカバースクリューが装着されていた

1-3 インプラントの顎骨内迷入

ため、まずは最小限の骨を除去し、インプラントをバキュームで吸引、インプラントを少し挙上した。まさに疎な骨への迷入なのでできることである。その後、先端が細く湾曲しているルートチップピックを2本用いて引き上げた。最後に確実に把持できる破骨鉗子によりインプラントを除去した。

通常、インプラントの再埋入を考慮すると、骨欠損部に骨補填材料を入れたくなる。しかし本症例のように海綿骨が疎である場合、異物である骨補填材料を填入しても骨が形成される保証はない。つまり同部での骨形成能は低いと考えられ、骨補填材料の周囲に軟組織が形成されるリスクがあると思われるため、骨補填材料は使わなかった。

予防策

予防策の1つ目はCT画像の読影によるものである。この場合、埋入方向に一致したCT画像で、皮質骨の厚みと海綿質の骨梁を観察する。歯槽頂部皮質骨の厚みが1.5mm以下で海綿骨が疎である場合は、インプラントが顎骨内に迷入するリスクが高いと認識すべきである。

2つ目はそのメーカーに種類があれば、インプラントやドリルの選択を考慮する。食い込みのよい木ネジ状のテーパー型インプラントを選択し、メーカーが推奨する最終ドリルよりもワンサイズ細いドリルで終わる方が無難である。もしインプラントが埋入しにくい場合には改めて最終ドリルを用いるが、インプラントが落ち込まないようになるべく浅めにドリリングする。また初期固定が得られない場合を想定して、レスキューとして太いインプラントを準備しておくのも安全策の1つである。本症例の**トラブルシューティングレベルはIII**である。

6 補足（サプリメント）

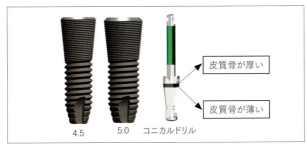

図4　アストラテックインプラント。コニカルを形成する際、皮質骨が薄い場合は黒ラインの下方で、皮質骨が厚い場合は黒ラインの上方で形成を行う。

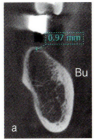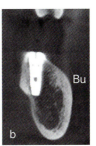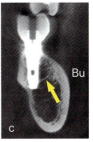

図5 a〜c　頰舌断CT画像。(a) 術前。(b) 術後。(c) 術後2年経過時。

浅く埋入：アストラテックインプラントのオッセオスピードTXでは、テーパータイプのインプラントとして、4.5mmと5.0mmの2種類がある。4.5mmを第1選択とし、初期固定が得られない場合は5.0mmを追加のドリリングをせずに埋入する方が安全と思われる。そしてテーパー部分は座面形成のためにコニカルドリル（いわゆるカウンターシンクドリル）を用いて形成するが、皮質骨が薄い場合は黒ラインの下方以下で浅いドリリングとする。ちなみに、海綿質の骨梁が疎である場合は、同部のコンパクションを行っても骨がないため初期固定にはあまり寄与しないと思われる。

荷重で骨ができる：別症例の71歳の男性で、 ⌐7部のインプラント埋入。術前の頰舌断CT画像では、皮質骨が約1mmで海綿質の骨梁は疎であった（図5-a）。コニカルドリルは黒線の下よりもやや浅めで終了し、4.5mmを埋入した（図5-b）。初期固定が得られたためカバースクリューを装着し、3ヵ月後に二次手術を行った。紹介医で上部構造を製作したが、埋入後2年経過時のCT画像では、力に応じる形で海綿質部に新たな骨梁が形成されていた（図5-c、黄矢印）。

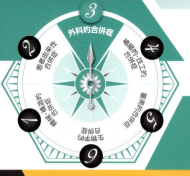

1章 解剖学的なトラブル

1-4 下歯槽神経麻痺

インプラントによる下歯槽神経動脈束の圧迫
神経麻痺と骨面露出

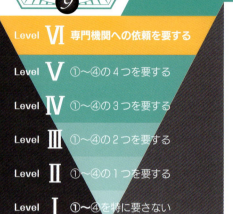

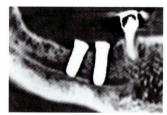

Level Ⅵ 専門機関への依頼を要する
Level Ⅴ ①〜④の 4 つを要する
Level Ⅳ ①〜④の 3 つを要する
Level Ⅲ ①〜④の 2 つを要する
Level Ⅱ ①〜④の 1 つを要する
Level Ⅰ ①〜④を特に要さない

Factor（①外科的な侵襲、②高度な知識・技術、③長期的な治療期間、④高額な治療費）

1 トラブルおよび問題提起（マテリアル）

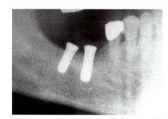
図1-a 術直後パノラマX線写真。下顎管は読影できないものの、直感的にこの埋入位置が悪いとは思えない。

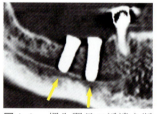
図1-b 埋入翌日の近遠心断CT画像。7̄6̄部インプラントは下顎管の下壁にまで到達している（黄矢印）。

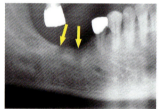
図1-c 当院初診時（抜去後3週）パノラマX線写真。7̄6̄部に埋入窩と思われるX線透過像が認められる（黄矢印）。

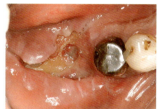
図1-d 当院初診時口腔内写真。7̄6̄部の歯槽骨は露出し、埋入窩と思われる円形の骨欠損が認められた。

トラブル

初診は2002年。まだCT診断が一般的ではない時期の症例。患者は62歳、男性。既往歴に特記事項なし。約3週間前、某院で7̄6̄部にインプラントを埋入（図1-a）。術中ではデンタルX線写真でドリリングの方向と深度を確認し、2本のインプラントを埋入した。なおドリリング時には疼痛はなく、また形成窩には異常な出血は見られなかった。しかし、7̄埋入時に少し痛みがあったとのことであった。翌日同部の洗浄時、右側下唇とオトガイ部の知覚が完全に消失していたため、同日他施設でCTを撮影した（図1-b）。近遠心的断面ではインプラントが下顎管の下壁にまで到達していたため（図1-b、黄矢印）、即座にインプラントを抜去し縫合した。7̄6̄歯槽頂部の粘膜は治癒せずに3週間骨面が露出し、粘膜弁での被覆を2回試みたとのことだが閉鎖せず、手術後約3週間経過して当院を紹介された。

初診時のパノラマX線写真では7̄6̄部に埋入窩と思われるX線透過像が認められ（図1-c、黄矢印）、口腔内では7̄6̄部で歯槽骨が露出し埋入窩と思われる円形の骨欠損が認められた（図1-d）。

問題提起

①術中にデンタルX線写真を撮影しドリリングの方向と深度を確認したにもかかわらず、なぜ下顎管を貫通してインプラントが埋入されてしまった

1-4 インプラントによる下歯槽神経動脈束の圧迫

のであろうか？
② ドリリング時の異常出血は認めず、インプラントの埋入時に1回だけ痛みを訴えたことは何を意味するのか？
③ 今回のような大きな損傷を下顎管に及ぼしておらずインプラントが下顎管から離れている状況であれば、麻痺を起こしていても撤去せず投薬をしながら経過観察してよいものだろうか？
④ 術後翌日にインプラントを摘出しているのに、なぜ $\overline{7\ 6}$ 部の骨面が3週間も露出して粘膜が治らないのであろうか？

2 対処および解決方法（メソッド・シューティング）

トラブルの対処および解決方法

当時下歯槽神経麻痺に対しては、末梢神経障害治療薬としてビタミンB_{12}（メチコバール®）を3ヵ月間投与した。そして、専門医に星状神経節ブロックを依頼したが、患者は恐怖心から1回しか受診しなかった。

また粘膜が閉鎖せず骨面が露出していることに対しては、感染を起こしているので抗菌剤を投与した。耐性菌を作らないようにセフェム系、ニューキノロン系、マクロライド系などを1週間ごとに種類を変更した。もちろん来院時には洗浄を行い、日々自宅では含嗽を指示した。

3 対処結果（リザルト）

図2-a 受診1週間後。歯肉が盛り上がり出すが、粗造な骨面が露出している。

図2-b 受診1ヵ月後。歯肉増殖で粘膜の閉鎖は進んだが、骨面の露出がまだ見られる。

図2-c 受診2ヵ月後。骨は完全に歯肉で覆われ骨の露出は認められない。

図2-d 受診1年後のCT画像。撤去部の皮質骨は透過像が残るものの、骨ができはじめている。また図1-bのCT画像と比較すると（同一断面ではないのでおよそではあるが）、破線と歯槽骨の間の骨が吸収しており腐骨となって排出されたと考えられる。

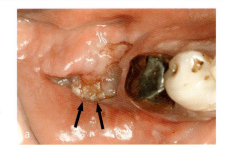
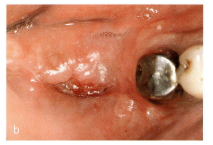
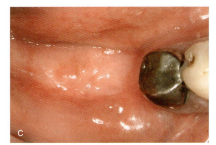
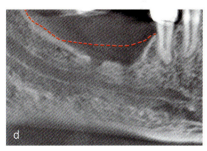

対処結果

当院の初診（図1-d）から、1週間目（図2-a）、1ヵ月目（図2-b）、2ヵ月目（図2-c）と徐々に歯肉は治癒して骨面は閉鎖していった。そして初診後4ヵ月目には右下口唇ならびにオトガイ部の知覚が少し戻り、触診に対して電気が流れる感じであると訴えはじめた。

約1年経過後のCT画像では、まだ歯槽頂部はX線透過像を示したが、直下の骨ならびに下顎管上壁は不透過性が上がり骨ができ始めていた。また完全に同じ断面ではないものの、初診時のCT画像（図1-b）と比較すると骨頂部の骨がなくなっている（図2-dの赤破線より下部）。恐らく腐骨として徐々になくなっていったものと考えている。知覚異常は残存していたが、オトガイ部下方の知覚の左右差はなくなり、症状はほぼ固定したと思えた。

1章 解剖学的なトラブル

4 文献考察(ディスカッション・レビュー)

テーマ	著者、雑誌、発行年およびエビデンスレベル	論文タイトル	アブストラクト	SAFEのコメント
2mmの安全領域は果たして安全か	Vazquez L, Saulacic N, Belser U, Bernard JP. Clin Oral Implants Res 2008;19(1):81-85. 4. 分析疫学的研究	Efficacy of panoramic radiographs in the preoperative planning of posterior mandibular implants: a prospective clinical study of 1527 consecutively treated patients. パノラマX線による術前診断の有効性：1,527症例の後ろ向き研究	パノラマX線にて2mmの安全域を設定した臼歯部のインプラント治療の神経麻痺の発症率について。1,527症例中2症例0.13%に神経症状が出現したが3週～6週で自然治癒した。	2mmの安全領域を設定しても神経症状が出現する場合があることから、下顎管に近接した領域に埋入する場合には十分なインフォームドコンセントと術直後の評価が極めて重要である。
神経修復術は有効な手段なのか	Bagheri SC, Meyer RA, Cho SH, Thoppay J, Khan HA, Steed MB. J Oral Maxillofac Surg 2012;70(8):1978-1990. 4. 分析疫学的研究	Microsurgical repair of the inferior alveolar nerve: success rate and factors that adversely affect outcome. 下歯槽神経に対する神経修復術の成功率と要因について	186症例の下歯槽神経損傷に対する神経修復術の検討。手術までの平均期間10.7ヵ月、平均年齢38.7歳のうち改善した症例が81.7%であったが、受傷後12ヵ月以上と年齢が51歳以上では成功率が有意に下がる結果となった。	年齢を考慮した場合、インプラント適応患者においては速やかな専門医療機関の受診を勧めることも良い決断であると考える。

5 SAFEの見解および予防策(コンクルージョン)

SAFEの見解

①基準点の移動：ドリルを挿入しデンタルX線写真で形成窩の長さを確認したにもかかわらず、インプラントを深く埋入してしまった。その理由の1つに、術中における骨の基準点の移動が考えられる。図3に示すように、特に尖った骨ではドリル前の骨頂位置、ドリル後、インプラント埋入時で骨の高さが変わる。本症例では時代的に事前のCT撮影は行われず、骨形態や下顎管までの距離も把握できていなかったため、骨高さの変化は下顎管を穿孔する大きな危険因子といえる。また形成窩周囲の近遠心/頬舌側の骨高さも平坦ではなく斜めのことが多いので、どこを基準にするのかも注意が必要である。またインプラント側の基準点も本症例では埋入深度がわかりやすいバットジョイントのインプラントではなく、若干把握しにくいラッパ形状だったことも深く埋入してしまった原因の1つかもしれない。

パノラマではまったく見えず(図1-a)、CT画像ではじめてわかることだが(図1-b)、下顎管上壁は不明瞭である。基準点の変化を考慮せずイン

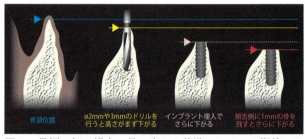

図3 骨幅の細い場合、骨の高さを基準にしている術前、ドリル後、埋入時などでどんどん下がってしまう。

プラントを埋入していくと薄い下顎管上壁の骨を突き破り、これ以上進めない下顎管底部の硬い骨でインプラントが止まったのかもしれないと考察する。

②埋入時1回だけの疼痛：ドリル時には疼痛や出血がなく、7̄部へのインプラント埋入時にだけ疼痛があったことから、中枢側の7̄で先に下歯槽神経を圧迫し、6̄埋入時には痛みを発症しなかったのではないだろうか。

③撤去せず経過観察をすべきか：せっかく埋入したインプラント。たとえ麻痺があっても下顎管から離れているなら、昔であればビタミン剤などを投薬してしばらく経過観察をしていた。しかし現在

1-4　インプラントによる下歯槽神経動脈束の圧迫

では麻痺が確認された場合、即座にインプラントを撤去することが推奨されている（1-2、P.38参照）。

④骨面の露出：下顎管には神経だけでなく動静脈も存在する。下歯槽動脈がインプラントによって丸1日圧迫されたことで、歯槽骨の表面が血流障害によって壊死したと考えている。さらに、壊死骨はタンパクが変成するため、粘膜で閉鎖されず骨面が露出した。生体が壊死骨を分離・排泄することによって、最終的には新鮮な骨面に代わり粘膜で被覆されたと想像している（図2-d）。

本症例の**トラブルシューティングレベルはⅥ**である。

予防策

①麻酔と痛み：術中に患者とコミュニケーションをとれる状態で埋入術を行い、また伝達麻酔を避けて浸潤麻酔のみでドリリングを行えば、ドリルが下歯槽神経に近接したときに、患者は痛みを訴える。さらに各ドリリングのステップで、痛みがないかを患者に確認する。

②CTの断面：ドリリングの方向に一致したCT画像で下顎管までの距離を測定し、三次元的に正確なドリリングを行う。

③ドリルの尖端：通常、ドリルの尖端はインプラントよりも長いため、深くドリリングされる。したがって、使用するインプラントシステムのドリルの形状を十分に把握しておく必要がある。

④下顎管までの距離：インプラントの尖端から下顎管までの距離は、少なくとも2mm以上確保するべきである。万一、手術経験が浅い場合は、3mm以上の距離を想定してインプラントの長さを決定する。

6　補足（サプリメント）

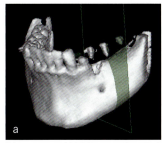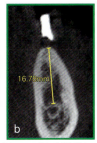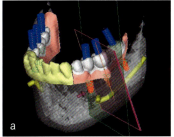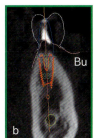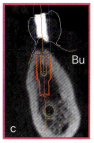

図4-a、b　無垢なCTデータを用いて頰舌側的に垂直な断面（b）で診断していた時代には最終補綴物のイメージはわからず、また下顎管までの距離計測ではインプラント埋入後に残る骨が想像しにくい。

図5-a～c　顎骨データに口腔内の模型データを合成し、最終補綴の歯冠をさらに表現をすることでトップダウントリートメントの診断ができる。頰舌側的に垂直な断面（b：緑）だけでなく、インプラント体に沿った断面（c：ピンク）でリアルなインプラント形状が診断能力を向上させる。

CTデータ利用の変遷

無垢なCTデータをフィルムで診断していた時代は頰舌側的に垂直な断面で下顎管までの距離を計測していた（図4-a、b）。しかし、CTデータをパソコンで診る時代となって、無垢なCTデータではなく事前に診断用ワックスアップをした模型データもしくはCADソフトを使ってコンピュータ上で歯冠のワックスアップをしたデータを合成することによってトップダウントリートメントができる時代である（図5-a）。そしてリアルなインプラント形状でシミュレーションができるため、インプラント埋入後の骨の残存量や削除量もわかり、さらに従来の頰舌的に垂直な断面（図5-b）だけでなく傾斜したインプラントに沿った断面（図5-c）も見ることで診断能力が向上する。

スペシャルサプリメント1-下歯槽神経麻痺

インプラント治療後に痺れたら？

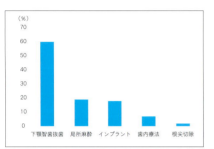

図1 下歯槽神経損傷の治療手技別頻度[1]。

表1 外傷性神経障害の原因

①直接機械的外傷(裂傷、切断、圧壊、伸展など)
②外傷によって遊離された細胞内物質による神経の化学的損傷やヘモグロビンによる神経組織の刺激
③骨内の内腔での持続的出血や瘢痕形成による虚血性外傷

表2 インプラント手術における下歯槽神経損傷の原因と機序[1]

術中要因	機序（間接または直接）
ドリリング時の神経損傷	
下顎管への部分的な穿刺	間接：血腫および二次的な虚血
下顎管の貫通	直接：機械的損傷ー侵害・切断・断裂　および／または　下歯槽神経の圧迫や一次的な虚血
イリゲーションによる化学的(細胞毒性)損傷	直接：下歯槽神経の変性
熱傷	直接：下歯槽神経の変性
埋入時の神経損傷	
下顎管への部分的な穿孔	間接：血腫　および／または　破片の貯留、圧迫および二次的な虚血
下顎菅の貫通	直接：機械的損傷ー下歯槽神経の侵襲・損傷・断裂　および／または　圧迫および一時的な虚血
不適切な外科術式による神経損傷	
切開・減張切開	直接：オトガイ神経の損傷または切断
剥離	直接：粘膜の反転および復位、圧迫によるオトガイ神経の損傷
縫合	直接：縫合時のオトガイ神経の圧迫

下歯槽神経麻痺に対する対応

インプラントによる下歯槽神経損傷は外傷性の神経障害(表1)であり、埋伏智歯抜歯に次ぐ発症頻度(図1)となっている。特にインプラントによる下歯槽神経損傷の発症率は増加傾向を示しているだけでなく、埋伏歯抜歯と異なりインプラントが残留していることや骨結合してしまうこと、神経損傷後3ヵ月を経過すると神経系に永久的な変化が生じ、回復する報告はほとんどないことから可及的速やかな対応が必要であるといえる。

インプラント手術における神経損傷の原因

インプラント手術における神経損傷の原因と機序については表2に挙げるように、

①不適切な外科術式(切開・剥離・縫合)によるオトガイ神経損傷
②ドリリングによる下歯槽神経損傷
③インプラント埋入時の下歯槽神経損傷
の3つが挙げられる。

とくに②③はインプラント特有の神経損傷であり、術中および術後の早急な決断と対応が求められる。

また神経損傷は、図2に示すようにⅠ～Ⅴに分類されておりⅠ、Ⅱは神経の圧迫や伸展、血腫や浮腫等によって二次的に生じることから回復の可能性が高いが、Ⅲ～Ⅴになるとドリルやインプラントによる部分～完全な挫滅もしくは熱傷によって生じることから治癒することは極めて困難となる。

下歯槽神経麻痺

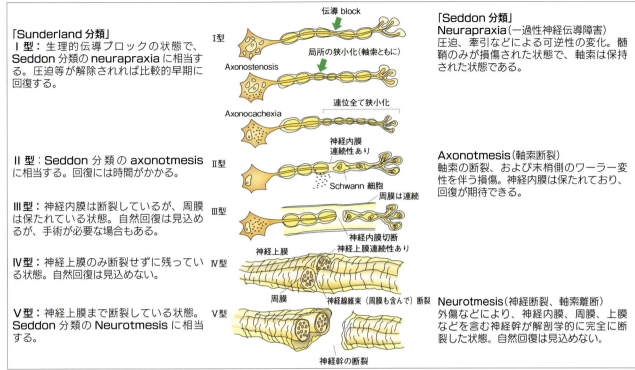

図2 Sunderland、Seddon の神経損傷の分類(参考文献3より引用・改変)。

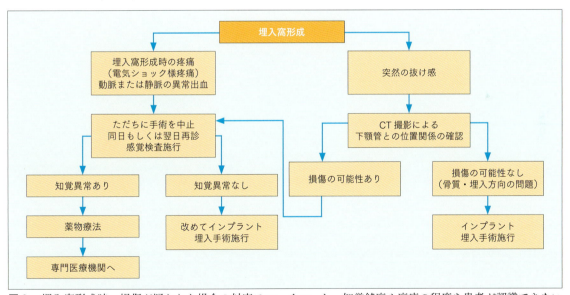

図3 埋入窩形成時、損傷が疑われた場合の対応フローチャート。知覚鈍麻や麻痺の程度を患者が認識できないことも多いことから、術前に感覚検査を行うことも重要である。

ドリリング時の下顎管の損傷

埋入窩形成中(図3)に起きる事象として、①疼痛 ②異常出血 ③突然の抜け感の3点が挙げられる。

電撃的疼痛と持続的な出血がある場合は下顎管を損傷している可能性が高いため、手術を中止する。当日もしくは翌日再診時に、知覚異常があれば後述する薬物治療を行い、知覚異常がなければ後日改めて埋入手術を施行する。

突然のドリルの抜け感があった場合には、骨質の問題や埋入方向の不良による頬側(舌側)の穿孔の可能性があることから、CT撮影を行い、下顎管と埋入窩洞の位置関係を確認。損傷の可能性が疑われれば手術を中止する。

スペシャルサプリメント1- 下歯槽神経麻痺

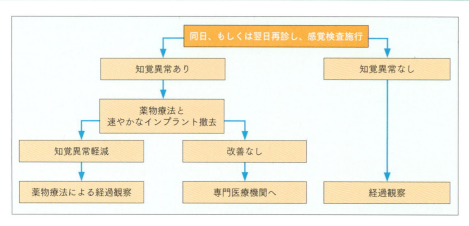

図4 術後X線にてインプラントが下顎管に接していることを確認した場合の対応フローチャート。下顎臼歯部にインプラント治療を行う際にはどのようなケースであっても、術直後にX線撮影を行うことが、事後のトラブルを回避する上でも重要なポイントであるといえる。

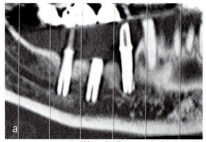
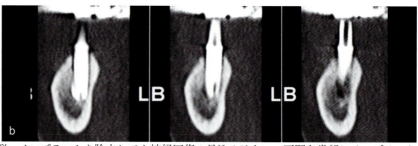

図5-a、b 下顎管を損傷し1年経過した症例。インプラントを除去しても神経回復の見込みはない、下顎臼歯部にインプラント治療を行う際には術直後にX線撮影を行うことが事後のトラブルを回避する上でも重要なポイントであるといえる。

ドリリング時の下顎管の損傷

下顎管に近接した部位にインプラントを埋入した場合、できる限り同日に再診、もしくは電話等でコンタクトを取り、知覚異常の有無を確認することが重要である。

知覚異常がなければ問題はないが、知覚異常があった場合は後述する薬物療法を行うとともにインプラントを抜去する。抜去のタイミング等のガイドラインはないが、2日以上経過した症例で知覚異常が改善しなかった報告があること、また下顎管にインプラントが接している場合、ドリリング時にすでに損傷が生じている場合がほとんどであることから、根拠のない経過観察は行わず可及的速やかに抜去することが望ましい。

その際、患者との信頼関係を失わないためにも、術前に十分にインフォームドコンセントを行うことが肝要である。抜去後に知覚異常の症状や範囲が軽減するようであれば経過観察とし、改善しないようであれば専門医療機関に紹介する。

インプラントによる神経障害は埋伏歯抜歯と異なりインプラントが残留していることから可及的速やかな抜去が神経回復の重要なポイントとなる。

感覚検査の必要性

感覚検査の目的は、神経障害による以下の3点の有無を定性・定量的に評価することである。
①刺激に対して感覚が鈍くなる知覚鈍麻
②刺激に対して異常に強く感じる知覚過敏
③刺激がないのに痛みやしびれを感じる感覚異常

評価の時期は神経損傷直後、術後1〜2週後、そしてそれ以後、適時感覚評価を行う。

参考症例

埋入直後からの右側下唇〜オトガイの痺れにて術後2ヵ月に来院。メチコバール®のみ処方。インプラント撤去前および撤去後1ヵ月後にSW知覚テスト(定量)を施行したところ、大幅な改善が認められた。

下歯槽神経麻痺

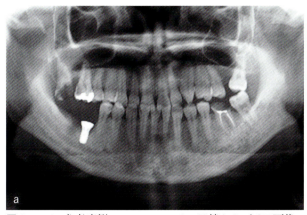
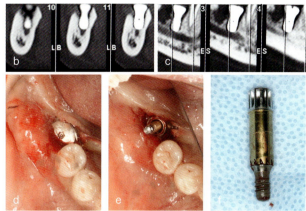

図6-a〜f　参考症例。a〜c：パノラマX線およびCT画像。インプラント先端が下顎管に接していることがわかる。d〜f：オッセオインテグレーションを獲得しているため、除去キットにてインプラント撤去。

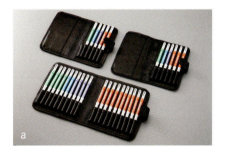
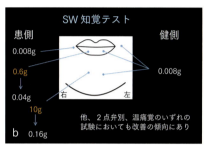

図7-a、b　セメスワインスタインモノフィラメント（酒井医療株式会社）(a)を用いて知覚検査を施行(b)。

図8　急性期と慢性期における薬物対応の変化。

下歯槽神経損傷に対する薬物療法

ドリルもしくはインプラントで下顎管を損傷した場合、急性期（術後7日以内）の薬物対応としては抗炎症と神経浮腫、内圧の軽減および血流改善を目的として経口ステロイド薬（プレドニン®）やNSAIDs（ロキソニン®等）。エビデンスはないものの、損傷神経の回復補助としてメチルコバラミン（メチコバール®）の投与が推奨される。

また、慢性期においては3環系抗うつ薬のアミノトリプチン（トリプタノール®）、プレガバリン（リリカ®）の適用が末梢神経障害性疼痛に対する保険適応である。

参考文献

1. 日本口腔顔面痛学会(編)．口腔顔面痛の診断と治療ガイドブック　第2版．東京：医歯薬出版，2016.
2. 和嶋浩一．末梢神経損傷によるニューロパシー性疼痛．In：日本口腔外科学会(編)，福田仁一、瀬戸晥一、栗田賢一、木村博人、野間弘康、朝波惣一郎(編集委員)．一般臨床家、口腔外科医のための口腔外科ハンドマニュアル'10．東京：クインテッセンス出版，2010；158.
3. 河奈裕正(監修)．角田和之，莇生田整治，宮下英高(著)．開業医のための口腔外科 重要12キーワード ベスト240論文．東京：クインテッセンス出版，2017；135.
4. Renton T, Janjua H, Gallagher JE, Dalgleish M, Yilmaz Z. UK dentists' experience of iatrogenic trigeminal nerve injuries in relation to routine dental procedures: why, when and how often? Br Dent J. 2013 Jun;214(12):633-42.
5. Renton T. Prevention of iatrogenic inferior alveolar nerve injuries in relation to dental procedures. SADJ. 2010 Sep;65(8):342-4, 346-8, 350-1.
6. Alhassani AA1, AlGhamdi AS. Inferior alveolar nerve injury in implant dentistry: diagnosis, causes, prevention, and management. J Oral Implantol 2010;36(5):401-407.

スペシャルサプリメント2- 異常出血

インプラント埋入時に重篤な出血を生じた症例一覧

表1 インプラント埋入時に重篤な出血を生じた症例一覧[1]

Author	Year	Age	動脈の関与	埋入部位	発現までの時間	治療方法
Krenkel et, al.	1986	—		犬歯	4時間	気管挿管
Mason et, al.	1990	—	—	オトガイ孔間	4〜5時間	気管挿管+動脈結紮
Ten Bruggenkate et al.	1993	58	舌下動脈	犬歯	6時間	気管挿管+外科手技+投薬
		42	舌下動脈	小臼歯	数分	ガーゼによる圧迫+投薬
Mordenfeld et al.	1997	69	—	犬歯	即時	気管挿管+外科手技+投薬
Darriba et al.	1997	72	舌下血腫	切歯	即時	気管切開+外科手技+投薬
Panula et al.	1999	42	舌下血腫	犬歯	30分	気管挿管+ガーゼによる圧迫+動脈結紮
Givol et al.	2000	63	舌下動脈	犬歯	即時	気管切開+外科手技
Niamtu et al.	2001	64	オトガイ血腫	犬歯	即時	気管切開
Boyes-Varley et al.	2002	50		オトガイ孔間	30分	気管切開+外科手技
Isaacson et al.	2004	56		オトガイ孔間	即時	気管挿管+ガーゼによる圧迫
Budihardja et al.	2006	—		オトガイ孔間	即時	気管切開
Woo et al.	2006	47	舌下動脈	切歯	即時	気管切開+外科手技
Pigadas et al.	2009	71		オトガイ孔間	即時	気管挿管
Dubois et al.	2010	76	—	オトガイ孔間	即時	気管切開+ガーゼによる圧迫
		62	—	オトガイ孔間	7時間	気管切開+外科手技
Hong et al.	2011	54	後上歯槽動脈	臼歯	即時	ガーゼによる圧迫+外科手技+血管焼灼

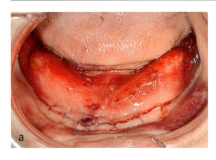
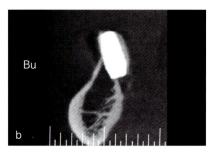

図1-a、b インプラント埋入手術1時間後に口底部の腫脹が生じ、紹介来院した女性。CT画像より、インプラントの舌側への穿孔による舌下動脈の損傷が疑われた。経過観察としたが腫脹が増大しないため、静脈性の出血と判断し再縫合を行った。

　1990年〜2000年前半まではX線CTが普及しておらず、断層撮影やパノラマX線が画像診断の基準であったことや、いわゆる機械仕上げのインプラントによるバイコーチカルな埋入による長いインプラントの適用によって舌側皮質骨の穿孔による重篤な出血の報告は多かったが、CTの普及および表面性状の改良によるモノコーチカル埋入によって減少している。しかし、2007年の日本における死亡事故の報告（表2）や2010年以降のAll-on-4や抜歯後即時埋入、即時荷重の普及により長径の長いインプラントの適用が増加していることなど、安全なインプラント治療を提供するためにはCTを駆使した綿密な診査診断と精度の高いインプラント外科手術が求められていることを肝に命じておかなければならない。

異常出血

表2　2007年に発生したインプラント治療による業務上過失致死被告事件における地方裁判所および判決（第1審）の概要[2]

事件の経緯	・被告人は2007年5月22日午後1時54分頃から午後2時47分頃までに、A診療所においてB子（当時70歳）に対してインプラント治療を実施した。 ・被告人はB子の左下顎第二小臼歯相当部の歯槽頂からドリルを挿入してインプラント埋入窩を形成するにあたり、海綿骨部分では初期固定が得られなかったため、その先にある舌側皮質骨を意図的にわずかに穿孔し、インプラント体を埋入した。 ・被告人はアバットメントを取り付け始めたがその途中でB子に異常な反応が見られた。口腔底が盛り上がっていたことから出血があったと考えインプラント体を除去したところ、ドリリングした穴から出血があった。 ・被告人は当該部分からガーゼを用いて両手の指で圧迫止血をすると、10分ほどで穴から出血が止まったことから、再びインプラント体を埋入したところ、まもなく、B子がうなり声を上げて体をばたつかせ、やがて腕の力が抜けて垂れ下がった。B子の血中酸素飽和度は81％にまで低下していた。 ・被告人は自ら救命措置を講じるとともに、歯科医師の息子に連絡して応援を求め、AEDを用いたり、心臓マッサージ、人工呼吸をしたりしたが効果がなかったことから、救急車を呼んだ。救急隊は午後3時20分過ぎ頃に診療所に到着したが、B子はすでに心肺停止状態となっていた。 ・B子は午後4時頃、C病院に搬送され、さらなる救命措置が施されたが、5月23日午後9時18分頃、窒息に起因する低酸素脳症および多臓器不全により、C病院において死亡した。
おもな争点	①被告人のドリル挿入が、舌側皮質骨を穿孔させたのか否か ②当該穿孔により血管損傷が生じることが、当時の医療水準の下で予見できたか否か
裁判所の判断	・争点①について：本件当時、インプラント治療に関する確立したガイドライン等は存在していなかったものの、下顎骨舌側皮質骨を意図的に穿孔し、その穿孔部を利用してインプラント体を固定する術式は一般的に用いられていないものであって、被告人自身もそのことを認識したうえで、独自に採用していたといえる。 ・争点②について：海外では1990年頃〜2000年頃にかけて、オトガイ孔間における舌側皮質骨の穿孔による大事故がかなり報告されるようになり、1998年頃からそれらの知見が日本でも紹介されるようになった。その後はインプラント手術に携わる臨床歯科医師向けに、具体的な実例や血管の走行状態や下顎骨の形態等の根拠を示しつつ、オトガイ孔間や小臼歯部の舌側皮質骨を穿孔すると、大出血等の事故につながる危険性があることを明らかにする文献の発刊や講演会の開催等が、かなりなされるようになっていたのであり、下顎臼歯部付近の舌側皮質骨の穿孔の危険性は、インプラント治療を行う臨床歯科医師にとって、かなり知られていたことであると推測でき、少なくとも容易に知りうる状況にあったと認められる。
判決内容	禁錮1年6ヵ月（執行猶予3年） ・被告人は、手術にあたりオトガイ下動脈等の血管を損傷する危険性を認識したうえで、これらの血管を損傷することのないよう、ドリルを挿入する角度・深度を適切に調整して埋入窩を形成すべき業務上の注意義務があるのにこれを怠った。そして右下顎骨の舌側近心方向にドリルを挿入し、右下顎第一小臼歯根尖下方の舌側皮質骨を穿孔してドリルを口腔底の軟組織に突出させた過失がある。 ・被告人は、かなりの症例数を誇るインプラント治療の専門家でありながら、当時、安全性や有用性に問題があるとされていた方法を、有効な治療法であると軽信して採用していた。インプラント手術という歯科医療の中でも侵襲性の高い治療を行っているにもかかわらず、臨床歯科医師に期待される医療の一般水準に対応する努力を怠っていたというほかない。そのために、インプラント手術でこのような結果が生じるとは思っていなかったであろう被害者の生命を奪っている。被告人の刑事責任を軽く見ることはできない。 ・一方、被害者遺族との間で和解が成立し、和解金として5,935万5,137円を支払ったこと、前科がなくこれまで歯科医師として長年診療を続けてきたことなど、被告人のために酌むべき事情も認められる。

図2　表2 業務上過失致死被告事件について記した新聞記事（産経新聞2007年7月14日東京朝刊社会面より引用）

インプラント手術中に出血止まらず女性死亡　都内の歯科病院

東京都中央区八重洲の歯科医院で今年5月、人工歯根に人工の歯をつける「インプラント手術」を受けた、都内に住む会社役員の女性（70）が、手術中に出血し死亡していたことが13日、分かった。警視庁中央署は業務上過失致死の疑いもあるとみて、遺体を司法解剖するなど捜査を始めた。

調べでは、インプラント手術は歯茎部分を切開するなどして人工歯根を差し込んだ上に、義歯を装着する外科手術。女性は5月22日、60代の男性院長から手術を受けている最中に出血が止まらなくなり様態が急変。すぐに別の病院に運ばれたが翌23日に死亡した。

警視庁は出血と死亡との因果関係を調べるとともに、手術に問題がなかったか、院長らから事情を聴いている。

参考文献
1. Balaguer-Martí JC, Peñarrocha-Oltra D, Balaguer-Martínez J, Peñarrocha-Diago M. Immediate bleeding complications in dental implants: a systematic review. Med Oral Patol Oral Cir Bucal 2015;20(2):e231-e238.
2. 植木 哲，永原國央．裁判例から学ぶインプラント医事紛争の傾向と対策　第6回　インプラント手術による死亡事故と刑事処罰の結末．Quintessence DENTAL Implantology 2015;22(4):141-147.

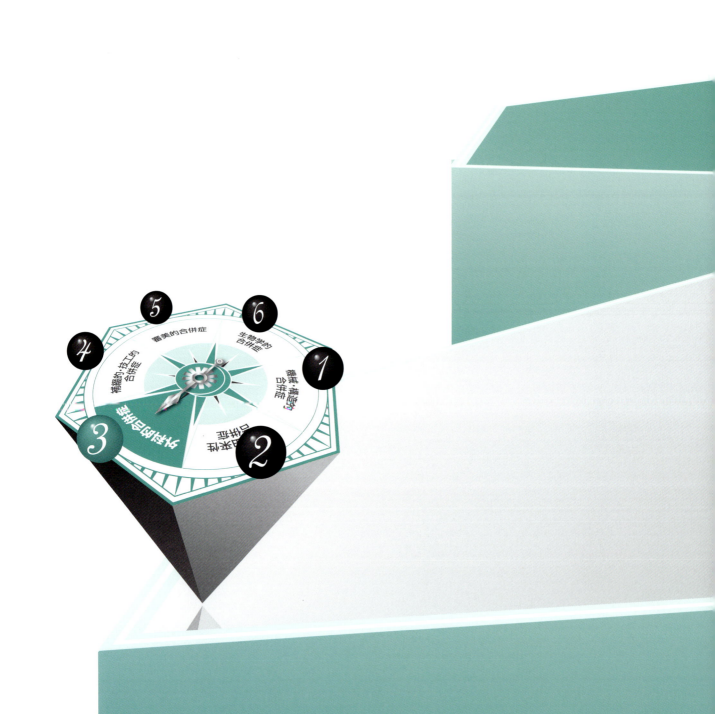

インプラント埋入の
トラブル

2章

2-1	Level 1 2 3 4 5 6	臨床的骨質不良 **インプラント埋入時の顎骨内沈下**	56
2-2	Level 1 2 3 4 5 6	埋入ポジション不良 **インプラントの歯根接触**	60
2-3	Level 1 2 3 4 5 6	オーバーヒート **骨質が硬い下顎骨におけるインプラント複数脱落**	64
2-4	Level 1 2 3 4 5 6	ガイデッドサージェリーのトラブル **抜歯後即時埋入後のオッセオインテグレーション不獲得**	68
2-5	Level 1 2 3 4 5 6	オーバーコンプレッション **過剰な埋入トルクのためのインプラント破損による即時荷重中止**	72

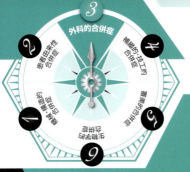

2章 インプラント埋入のトラブル

2-1 臨床的骨質不良

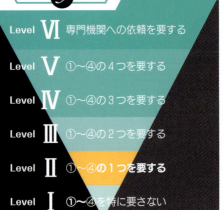

Level VI 専門機関への依頼を要する
Level V ①〜④の4つを要する
Level IV ①〜④の3つを要する
Level III ①〜④の2つを要する
Level II ①〜④の1つを要する
Level I ①〜④を特に要さない

インプラント埋入時の顎骨内沈下

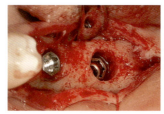

Factor（①外科的な侵襲、②高度な知識・技術、③長期的な治療期間、④高額な治療費）

1 トラブルおよび問題提起（マテリアル）

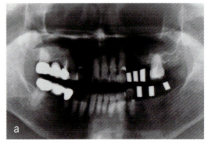
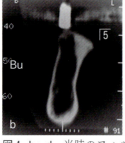
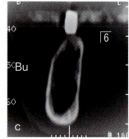
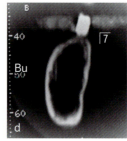

図1-a　術前のパノラマX線写真。下顎左側臼歯欠損部にはインプラント埋入に十分な骨量があることが予想される。

図1-b〜d　当時のフィルムによる診断。遠心から見た頬舌側CT断面を示す。骨幅は、|5は広くはないがある程度認められ、6|7|は十分な骨幅。下顎管までの距離もすべての部位で十分ある。

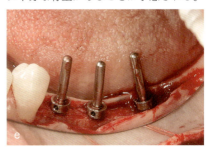
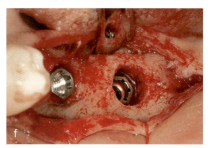

図1-e　通常プロトコルに従いインプラント窩を形成し、方向指示棒で方向を確認した。

図1-f　近心よりインプラントを埋入し、|7部インプラントを埋入すると、形成窩骨縁から約6mm下まで落ち込んでしまった。

トラブル

　患者は70歳女性で、|5〜7欠損部に対しインプラントによる補綴治療を希望した。全身状態に大きな問題はない。術前のパノラマならびにCT診査において欠損部顎堤には十分な骨量が存在するため、患者と相談の上、3本のインプラント埋入を行う計画とした（図1-a〜d）。

　欠損部顎堤には角化粘膜も豊富に残存していたため、歯槽頂切開を加え粘膜弁を剥離し骨面を露出させたのち、通常の埋入プロトコルに従って処置を進めた（図1-e）。埋入窩の形成が終了したのち、インプラントを近心から順に埋入していったが、|7埋入時にインプラントが落ち込んでしまった。具体的には、6|7|はワイド径のインプラントを埋入し、|7で

2-1　インプラント埋入時の顎骨内沈下

は埋入予定位置より少し手前でスタックをしたため逆回転に続いて少しトルクを上げて正回転とし、この逆回転/正回転の操作を繰り返すと最後はスタックがなくなり、ほぼ所定位置まで埋入できた。しかし予定深度に達するか達しないかで突然ハンドピースから指に伝わる力が抜けて術者の視界からインプラントは消え、形成窩から血液が噴出した（図1-f）。

問題提起
インプラントが顎骨に落ち込んだ際、どのように引き上げるべきか？

2　対処および解決方法（メソッド・シューティング）

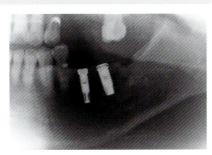

図2　一次手術直後のパノラマX線写真。撤去された|7部の皮質骨に欠損を生じていることが確認できるが、形成された埋入窩を確認することはできない。また、|6部のカバースクリューが浮いている様子から、術者がトラブルで動揺していた様子が想像できる。

トラブルの対処および解決方法
埋入窩から溢れ出す血液を吸引して同部を観察すると、インプラントが骨縁から約6mm骨内に落ち込んだ状態であった。インプラントドライバーを差し込み、リバースをかけて落ち込んだインプラントを引き上げようと思ったが、さらにインプラントが深く沈んでいくような感触を得たので即座に中止した。

結局、埋入窩に落ち込んだインプラントを取り出すために、破骨鉗子で頬側骨壁を慎重に取り除き、インプラントをダイヤモンドピンセットで掴んで抜き上げるように取り出した。圧迫止血後は同部へのインプラント埋入をせず、粘膜弁を縫合して一次手術を終えた。なお同部へ骨補填材料等の填入は行わなかった（図2）。

3　対処結果（リザルト）

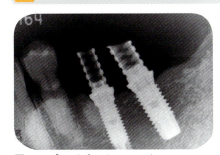
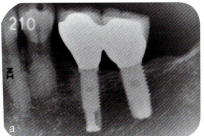

図3　プロビジョナルレストレーション装着時のデンタルX線写真。日常生活に支障が出ないか経過観察期間を設けた。

図4-a、b　(a)経過観察6ヵ月後のデンタルX線写真。埋入できなかった|7部の骨は正常な像を示す。(b)最終補綴が装着された口腔内写真。プロビジョナルレストレーションと同形状の歯冠を付与した。

対処結果
幸い下顎神経麻痺等の合併症は発現しなかったので、|56のインプラントについては約3ヵ月後に二次手術を行い、その後スクリュー固定式のプロビジョナルレストレーションを製作した（図3）。当初の治療計画と異なるインプラント本数および上部構

2章 インプラント埋入のトラブル

造の形態であったため、食事の不便さや舌感の問題等が生じないかを患者自身に確認してもらうため、約6ヵ月間この状態で経過観察を行った。その結果、食事や舌感に問題はなかったので7部へのインプラント埋入は行わず、プロビジョナルレストレーションと同様の形態で最終補綴装置を製作した(図4-a、b)。現在、最終補綴から約10年が経過し、良好な予後を迎えている。なお患者は下顎隆起があり、部分床義歯から解放されたことが何より嬉しいという感想であった。

4 文献考察(ディスカッション・レビュー)

テーマ	著者、雑誌、発行年およびエビデンスレベル	論文タイトル	アブストラクト	SAFEのコメント
初期固定とオッセオインテグレーション獲得の関係性	Nedir R, Bischof M, Szmukler-Moncler S, Bernard JP, Samson J. Clin Oral Implants Res 2004;15(5):520-528. 5. 記述研究	Predicting osseointegration by means of implant primary stability. インプラントの初期固定とオッセオインテグレーションの予知性	18人の患者で合計63本の即時荷重のグループ、18人の患者で合計43本の遅延荷重のグループの2グループに分け、埋入後のISQ値を定期的に計測した。失敗したインプラントは2本で、それぞれ43と46だった。47以上のISQ値で埋入したインプラントはすべてオッセオインテグレーションを獲得した。	本論では著しく低い初期固定しか得られなかったインプラントで喪失が認められたとしているが、近年のインプラントの表面性状の向上と十分な免荷期間を設けることにより、オッセオインテグレーションが得られることも可能である場合が多いと考えられる。

5 SAFEの見解および予防策(コンクルージョン)

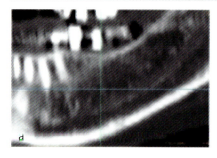 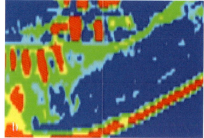

図4 (a)グレースケールで表現されたCT画像。(b)CT値にMischの分類で色付けをした臨床的骨質の表現。なお、7はCT値150HU以下の青色を示し骨が存在せず脂肪髄の可能性が高い。

SAFEの見解

インプラントの顎骨迷入時の撤去については1-3(P.40)でも記載しているので参照されたい。

骨質が悪くインプラントが顎骨に落ち込んだ場合には、バキュームによる吸引、またダイヤモンドピンセットや細い鉗子などでインプラントを摘まみ上げることができれば侵襲が少ないので試してみればよい。しかし「無理だ」と判断した場合には深入りせず、頬側骨頂部の骨を除去して前述の吸引を含めて引っ張り上げるか、また頬側骨をさらに除去してインプラントを頬側に横倒しにするのも一案である。

インプラントの横倒しの考え方は、故Brånemark教授が小宮山彌太郎先生(東京都開業)に「数ヵ月続いた下歯槽神経麻痺のインプラントの撤去では、インプラントを引っ張り上げると神経を引きずり上げるため横倒しにするとよい」とおっしゃった方法の応用である。本症例のトラブルシューティングレベルはIIである。

予防策

1-3(P.43)で記載されていない予防策の2つ、「CT値」と「バイコルチカルな支持」について述べる。

2-1 インプラント埋入時の顎骨内沈下

医科用CTのCT画像を構成する小さな1つ1つの画素が白黒で示す画像濃淡値のことを医科用CTでは「CT値」「ハンスフィールド値(HU)」という。その値によって「骨密度」いわゆる「臨床的骨質」が事前にCT画像から把握できる。画像をフィルムに焼くのではなく、CT装置から出力されたDICOMデータをパソコンに取り込みモニター上で臨床的骨質診断を行う。なお、一般的に「歯科用CTはCT値が出力できない（インプラントの画像診断ガイドライン、日本歯科放射線学会：2008年）」とされているが、装置（正確には再構成）によっては医科用CTのCT値と同等の近似的な値を示すものもある。

また骨がすう粗な場合はインプラントのプラットホームと尖端の2ヵ所に皮質骨の支持を求める「バイコルチカルな支持」も有効な治療計画である。なお、尖端部分は皮質骨の内面に接すだけでよい。

６ 補足（サプリメント）

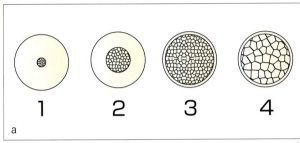
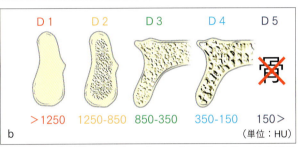

図5-a、b 臨床的な骨質分類。(a)Lekholm & Zarbの分類[1]および(b)Mischの分類[2]。わかりやすいように仮に本誌では色表示を行った。D1、D2は下顎に多く、D3、D4は上顎に多いので、(a)Lekholm & Zarbの分類を進展させた分類といえる。CT値の単位はハンスフィールドユニット(HU)で示す。(a、bともに参考文献3より引用・改変)

図6-a～c 医科用CTの3つのCT画像。(a)グレースケールによる表示。(b)Misch分類[2]による骨質表示。(c)Sogoの分類[4]による骨質表示。

図6-d Misch分類[2]とSogoの分類[4]を比較。粗な骨質のD3、D4を各々2分化してより細かく臨床的骨質診断を行う。

骨質の分類では古くから「Lekholm & Zarbの分類[1]」が有名だが、術者の主観で決定されることが多い（図5-a）。そのため客観的な分類の1つとしてCT値を利用した「Mischの分類[2]」がある（図5-b）。さらに発展した形で文献のある「Sogoの分類[4]」なら、インプラントの埋入位置において少しでも硬い骨（D3a）を利用し、また少しでも軟らかい骨を避けることができる（図6）。

参考文献
1. Brånemark PI, Zarb GA, Albrektsson T. Tissue-integrated prostheses. Chicago:Quintessence, 1985.
2. Misch CE. Density of bone: effect on treatment plans, surgical approach, healing, and progressive boen loading. Int J Oral Implantol 1990;6(2):23-31.
3. 一般社団法人日本インプラント臨床研究会（編）．インプラントのための重要12キーワード・ベスト240論文．東京：クインテッセンス出版，2014．
4. Sogo M, Ikebe K, Yang TC, Wada M, Maeda Y. Assessment of bone density in the posterior maxilla based on Hounsfield units to enhance the initial stability of implants. Clin Implant Dent Relat Res 2012;14 Suppl 1:e183-187.

2章　インプラント埋入のトラブル

2-2　埋入ポジション不良

インプラントの歯根接触

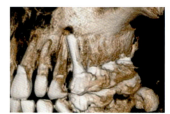

Level Ⅵ　専門機関への依頼を要する
Level Ⅴ　①〜④の4つを要する
Level Ⅳ　①〜④の3つを要する
Level Ⅲ　①〜④の2つを要する
Level Ⅱ　①〜④の1つを要する
Level Ⅰ　①〜④を特に要さない

Factor（①外科的な侵襲、②高度な知識・技術、③長期的な治療期間、④高額な治療費）

1　トラブルおよび問題提起（マテリアル）

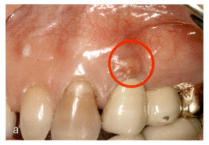
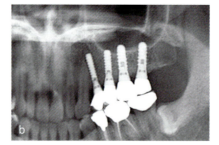
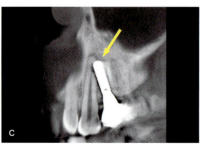
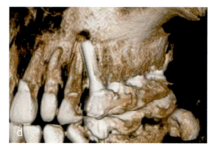

図1-a　初診時口腔内写真。|4部歯肉に腫脹を認めた（赤丸）。|3の歯冠は褐色に変色しEPT（−）であった。

図1-b　同パノラマX線写真。|4部インプラントは遠心に傾斜し、|3の歯尖に接触しているように見えた。

図1-c　近遠心的なCT画像。|3の根尖に完全にインプラントが食い込んでいた（黄矢印）。

図1-d　CTのボリュームレンダリング像。閾値で見え方が異なるものの、|3の根尖にインプラントが接触して骨が吸収していた。

トラブル

患者は45歳、女性。既往歴に特記事項なし。|4部の歯肉腫脹を主訴に来院。約5年前に他院Aにて左上顎臼歯部にインプラント治療を受けた。数ヵ月前より|4部歯肉の腫脹が生じたため、他院Bを受診。インプラント部の腫脹ということで、さらに当院を紹介され来院した。

初診時口腔内所見では、|4〜7部にワンピースのインプラント上部構造が装着され、動揺は認められなかった。|4部歯肉に腫脹がみられ、同部を圧迫すると排膿が認められた（図1-a、赤丸部）。さらに、|3に動揺はみられなかったが、歯冠は褐色に変色し電気歯髄診断は陰性で失活していた。パノラマX線写真では|4〜7部には4本のインプラントが埋入されていたが、|4部インプラントは遠心に傾斜し|3の根尖に接触しているように見えた（図1-b）。

2-2 インプラントの歯根接触

3 4 部の歯列に沿った近遠心方向のCT断面では、4 部のインプラントが3 の根尖部に食い込んでいるのが確認された（図1-c、黄矢印）。また閾値が異なると画像の形が変わる三次元のボリュームレンダリング像でも接触状態は明らかで、根尖部に骨吸収が認められた（図1-d）。

問題提起

パノラマX線写真では三次元的な位置関係をまったく診断できないが、CT画像であれば明らかに4 部インプラントが3 の歯根に接触していることがわかる。また3 の歯冠色が変色していることから歯髄壊死が生じていると考えられ、さらに今回の場合、腫脹し排膿していることから感染を起こし歯髄壊疽に移り変わり同部が感染源となって4 部に膿瘍が形成された思われる。

天然歯根にインプラントが接触した場合、一瞬の接触なのか長期の接触なのか、また天然歯が有髄歯なのか無髄歯なのかで天然歯ならびにインプラントにどのような変化が想定されるのだろうか？

2 対処および解決方法（メソッド・シューティング）

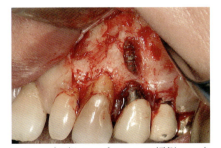
図2-a　4 部インプラントの頬側には広範囲の骨欠損が認められた。

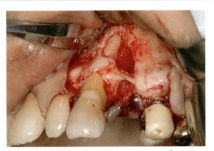
図2-b　連結を切断するとインプラントは動揺しており、撤去した。

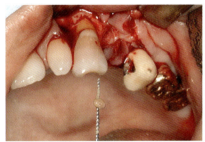
図2-c　3 の歯髄は壊疽し、腐敗臭が認められた。

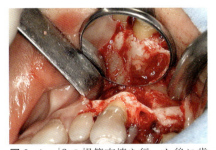
図2-d　3 の根管充填を行った後に歯根端切除術を施行した。

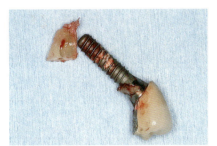
図2-e　切除した3 根尖部と摘出したインプラント。インプラントが食い込んでいた3 根尖は陥凹し吸収していた。

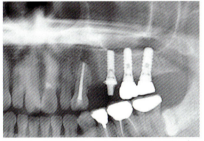
図2-f　術直後のパノラマX線写真。3 に歯根端切除術が行われ、4 部インプラントは撤去されX線透過像を示す。

トラブルの対処および解決方法

4 部の腫脹と排膿があったため、3 根尖部の確認と4 部インプラントの掻爬のために、粘膜を剥離した。すると、インプラントの頬側には広範囲な骨吸収が認められた（図2-a）。さらに念のため4 5 間で上部構造を切断するとインプラントに動揺がみられたので、インプラントを摘出し、掻爬を行った。すると3 の根尖部が露出した（図2-b）。一方、3 の天蓋除去をすると歯髄は壊疽して腐敗臭があり、感染根管処置を行った後に歯根端切除術を施行した（図2-d）。切除した3 根尖のインプラントの接触部は陥凹していた（図2-e）。

2章　インプラント埋入のトラブル

3 対処結果（リザルト）

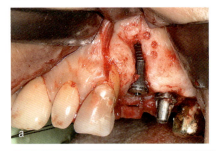
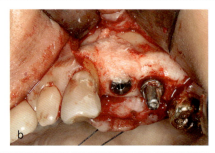
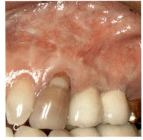
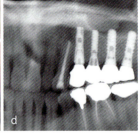
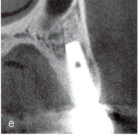

図3-a　インプラント撤去後10ヵ月でインプラントの再埋入。

図3-b　インプラントの埋入同時にGBRを行った。

図3-c　インプラント再埋入後1年7ヵ月。インプラント周囲粘膜に炎症は認められなかった。

図3-d、e　同パノラマX線写真と頰舌側的CT断面。インプラントの頰側にX線不透過像が認められた。

対処結果

　術後の経過は良好で、インプラント摘出後10ヵ月で、患者は4部のインプラント治療を希望した。4部頰側の骨量が少なかったため、自家骨を用いたGBRを併用してインプラントを埋入した（図3-a、b）。埋入後6ヵ月に二次手術を施行し、オッセオインテグレーションが獲得されていたため、紹介医で上部構造を製作した。埋入後1年7ヵ月の口腔内写真では4部上部構造周囲の粘膜は正常で（図3-c）、パノラマX線写真でも骨吸収は認めなかった（図3-d）。また、頰舌断のCT画像では、4部インプラントの周囲にX線不透過像がみられ、表面は皮質骨様の内部は海綿骨様のX線不透過像を呈していた（図3-e）。

4 文献考察（ディスカッション・レビュー）

テーマ	著者、雑誌、発行年およびエビデンスレベル	論文タイトル	アブストラクト	SAFEのコメント
インプラントの位置異常に関連する合併症	Clark D, Barbu H, Lorean A, Mijiritsky E, Levin L. Clin Implant Dent Relat Res 2017;19(5):776-782. 3. 非ランダム化比較試験（nRCT）	Incidental findings of implant complications on postimplantation CBCTs: A cross-sectional study. インプラント埋入後のCBCTにて観察された合併症：横断研究	過去に埋入したインプラントをCBCT撮影した2,323症例（上顎1,208症例、下顎1,115症例）を検討したところ、埋入ポジションに関連した合併症は160症例（6.89%）であった（上顎94症例、下顎66症例、インプラント本数454本）。隣接した解剖学的部位への穿孔62症例（上顎洞21症例、鼻腔19症例）、下歯槽管への貫通9症例、舌側骨への穿孔13症例、隣接歯の歯根損傷15症例を認めた。	インプラントの位置異常は、場合によっては隣在歯を失活させたり、大出血などの生命を脅かしかねない事態を引き起こす。術前のシミュレーションは言うまでもないが、普段ガイドを使用しない歯科医師は取り入れるのも一考である。逆に、普段ガイドオンリーで手術をしている歯科医師は、ガイドを頼りすぎないことも忘れてはならない。

5 SAFEの見解および予防策（コンクルージョン）

SAFEの見解

　ドリルやインプラントの歯根接触では、瞬間的な接触であれば通常は問題ないと考えられる。しかし、インプラントが長期に歯根接触が持続すると有髄の場合は歯髄壊死、さらには感染を起こして歯髄壊疽に至ることがある。また長期的な力が歯根の外部吸

2-2 インプラントの歯根接触

収を誘発することもある。一方、無髄歯への歯根接触では天然歯に根尖病変があればいうまでもなく、根尖病変がなくとも細菌が存在している可能性は高いためインプラントの接触が一瞬であれば有髄と同じく問題はないだろうが、長期の接触となるとインプラントが感染を受けてディスインテグレーションを起こすこともある。

　本症例では、インプラントが隣在歯の歯根を傷つけ長期間接触したことによって、隣在歯が歯髄壊死、さらには感染を起こして歯髄壊疽を生じたと考えられる。また、上部構造の製作時は骨結合が獲得されていたが隣在歯の歯髄壊疽という感染源がインプラントに沿って拡大し、オッセオインテグレーションが破壊されたと思われる。またドリルで歯根を傷つけられ、インプラントが長期に歯根を押すことで歯根の一部が外部吸収を起こした可能性もある。その結果、インプラント撤去に至ったが、根管充填と歯根端切除術により隣在歯を保存できたことは幸運と考えられる。隣在歯とインプラントの両方が失われた場合は天然歯やインプラントの喪失だけでなく、人間関係の崩壊にも発展する可能性がある。したがって、インプラントが隣在歯に接触することは絶対に避けるべき合併症と思われる。本症例の**トラブルシューティングレベルはⅢ**である。

予防策

　今やインプラントの治療において、術前のCT診断は必須である。治療計画の立案の際、極端に傾斜している隣在歯がある場合無理をせず延長ブリッジによる補綴も考慮すべきである。また、歯冠補綴で歯軸（歯冠の軸方向）が変わっていることもあるのでCT画像をしっかり確認し、補綴物の歯冠に惑わされてはいけない。また、もしピンスポットの場所へ埋入するならば、昨今ではガイドサージェリーも考慮したい。

6 補足（サプリメント）

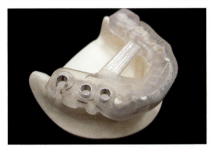

図5-a　CTデータから製作した粘膜・歯牙支持のサージカルガイド。

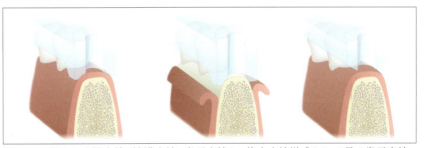

図5-b　ガイドは骨支持、粘膜支持、歯牙支持と、複合支持様式として骨/歯牙支持、粘膜/歯牙支持に分類される。通常、全部欠損や中間欠損よりも、遊離端の部分欠損が圧倒的に症例が多いので複合支持様式が多い。

　2017年歯科医師国家試験にも出題され、また学生実習でも近年取り入れ始められたガイドサージェリーも今後、手術時の必須アイテムの1つになるかもしれない（図5-a）。そんなガイドサージェリーはメーカーによってラインナップが異なるが、基本的には部分床義歯のように「骨支持ガイド」「粘膜支持ガイド」「歯牙支持ガイド」とその複合型支持に分類される（図5-b）。ただし、骨/粘膜支持はデータ合成時の誤差が大きいので通常はない。CTの顎骨データと模型のデータの合成については1-4（P.47）を参考にされたい。そんなガイドにおける注意点の中で「粘膜支持ガイド」の場合は、粘膜の被圧変位量のみならずガイドが粘膜上で所定位置にあると思い間違える場合も多く、注意深く粘膜への適合をチェックする必要がある。また、もっとも安定・適合のよい中間欠損の「歯牙支持ガイド」でもCTデータと模型データとの合成誤差やまたドリル外径とガイドのチューブ内径との間に「遊び」があるので、形成時ドリルの尖端部分でのブレを認識しておくべきである。

2章 インプラント埋入のトラブル

2-3 オーバーヒート

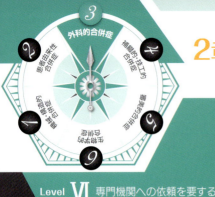

Level VI 専門機関への依頼を要する
Level V ①〜④の4つを要する
Level IV ①〜④の3つを要する
Level III ①〜④の2つを要する
Level II ①〜④の1つを要する
Level I ①〜④を特に要さない

骨質が硬い下顎骨におけるインプラント複数脱落

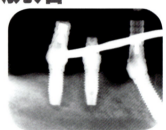

Factor（①外科的な侵襲、②高度な知識・技術、③長期的な治療期間、④高額な治療費）

1 トラブルおよび問題提起（マテリアル）

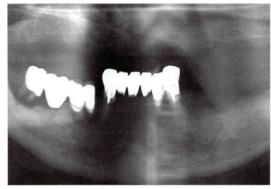

図1　初診時のパノラマX線写真。右下臼歯部のブリッジの支台歯は著しく骨吸収している。

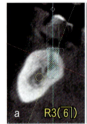 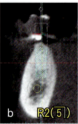 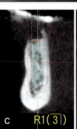 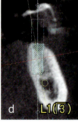 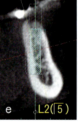 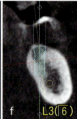
a R3(6)　b R2(5)　c R1(3)　d L1(3)　e L2(5)　f L3(6)

図2-a〜f　埋入シミュレーション画像。全体的に皮質骨が厚い。この当時、顎骨の外にインプラントを出すことはないが、皮質骨を少し削る長さの治療計画とした。

トラブル

　患者は下顎右側臼歯部ブリッジの動揺を主訴として来院（図1）。動揺が著しく他の残存歯も保存不可と判断。後日抜歯と同時に下顎に6本のインプラントを埋入、即時荷重によるインプラント治療計画を立案して手術を行った（図2-a〜f）。

　手術後の腫脹は1週間で軽減したものの、R3、R2部の自発痛が術後1ヵ月間継続した。この間鎮痛剤を内服するも、痛みが著しいときは鎮痛剤が効かないこともあった。術後1ヵ月目にデンタルX線写真を撮影したところ、R3、R2、L2、L3のインプラントを囲む形でX線透過像を認めた（図3-a、b）。R1、L1はデンタルX線写真には尖端が写っていなかったものの、すぐに撤去をするつも

2-3 骨質が硬い下顎骨におけるインプラント複数脱落

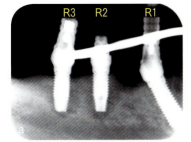
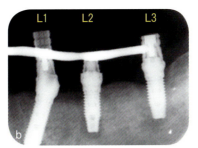
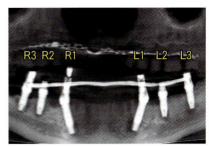

図3-a,b 術後1ヵ月目のデンタルX線写真。R3、R2、L2、L3にはインプラント尖端を取り囲むX線透過像が認められる。

図4 術後2ヵ月目のパノラマX線写真。すべてのインプラント尖端や周囲にX線透過像が求められる。また暫間補綴装置を外すとR3、R2は著しい動揺を示した。

りはなかったのでそのまま経過を見た。術後2ヵ月目で暫間補綴装置を外したところ、R3、R2は動揺していた。またR1ならびにL1、L2、L3には動揺はなく自覚症状はないものの、パノラマX線写真ではインプラント尖端部に透過像が認められた（図4）。動揺しているR3、R2は1ヵ月前とほぼ変わらずインプラントを取り囲む形でX線透過像が認められた。

問題提起

① インプラントを囲むX線透過像や天然歯の根尖病変のように示すX線透過像は、何と診断されるだろうか？またその鑑別は？
② インプラント埋入時の骨の火傷の治療法は？

2 対処および解決方法（メソッド・シューティング）

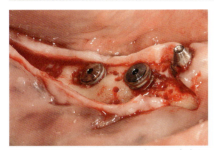
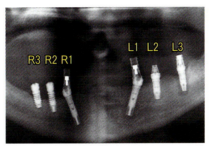
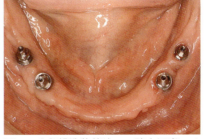

図5 R3、R2の再埋入時の口腔内写真。撤去された形成窩に同サイズのインプラントを再埋入。なお、R2の歯頸部の露出部分だけにGBRを行った。

図6 2年後再来院時のパノラマX線写真。R3、L3は顕著な動揺のため撤去となった。L2尖端のX線透過像は消失。

図7 上部構造装着時の口腔内写真。インプラント周囲の粘膜には炎症など認められない。

トラブルの対処および解決方法

R3、R2は動揺が著しかったため撤去した。治癒を待ち5ヵ月後、同部にインプラントを再埋入したが初期固定は十分得られた（図5-a）。またL1、L2、L3は先端部にX線透過像があるものの動揺はなく、オッセオインテグレーションが得られており諸症状がないことから、R3、R2撤去後も暫間補綴装置（R1、L1、L2、L3）を装着して経過観察とした。R3、R2の再埋入3ヵ月後、R3、R2に二次手術を行い、ヒーリングアバットメントを装着したところで患者は前立腺がんを発症し来院が途絶えた。

2年後に患者は治療の再開を希望して来院した。パノラマX線写真を見ると（図6）、R3、R2の歯頸部周囲骨は大きく吸収し、L3ではインプラント全体を囲む形で骨吸収している。また、R1、L1、L2のインプラントの尖端の透過像は消失していた。そして暫間補綴装置を外して動揺を見ると、ヒーリ

2章　インプラント埋入のトラブル

ングアバットメントのR3および暫間補綴装置の支台であるL3インプラントが動揺しており、保存不可能であった。R3とL3を撤去後、右側は歯頸部の骨吸収は著しいが、動揺のないR2、そして長いインプラントのR1、左側は同じく長いインプラントのL1とオッセオインテグレーションが得られているL2の4本のインプラントを支台装置とする上部構造を製作した（図7）。

3 対処結果（リザルト）

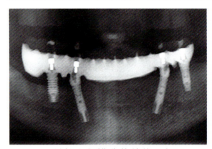
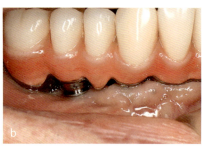
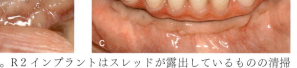

図7-a　最終上部構造装着後3年目。インプラントすべての尖端部ならびにネック部の透過像は消失している。

図7-b、c　同口腔内写真。R2インプラントはスレッドが露出しているものの清掃状態はよく、周囲組織は安定している。

対処結果

　対合歯が総義歯であること、L1、R1に長いインプラントを埋入していることから、4本のインプラントによるボーンアンカードブリッジでも長期の安定が得られた。上部構造装着後3年のパノラマでは、根尖病変様の骨透過像は消失し（図7-a）、またR2はパノラマX線写真でも骨支持は少なく、また口腔内を見るとスレッドが露出しているものの（図7-b）、全体的に予後は良好である。

4 文献考察（ディスカッション・レビュー）

テーマ	著者、雑誌、発行年およびエビデンスレベル	論文タイトル	アブストラクト	SAFEのコメント
ガイドサージェリーと通常埋入でドリルの発熱に違いがあるのか	dos Santos PL, Queiroz TP, Margonar R, de Souza Carvalho AC, Betoni W Jr, Rezende RR, dos Santos PH, Garcia IR Jr. Int J Oral Maxillofac Implants 2014;29(1):51-58. 4. 分析疫学的研究	Evaluation of bone heating, drill deformation, and drill roughness after implant osteotomy: guided surgery and classic drilling procedure. インプラント埋入窩洞形成時の骨の発熱とドリルの変形と表面粗さ：ガイデッドサージェリーと通常埋入の相違	20匹のウサギによる実験。ガイデッドサージェリーを行った方が有意に骨の温度が高くなり、ドリルの使用頻度が多いほど温度が高くなる傾向を示した。また40回以上の使用でガイデッドサージェリーのドリルでは50%近く変形していた。	単純に注水の問題だけでなく、複数回使用によるドリルの変形や表面粗さの違いも骨へのダメージとして考慮しなければならない。
インプラントの早期脱落の原因	Santos MC, Campos MI, Line SR. Braz J Oral Sci. 2002;1(3):103-111. 4. 分析疫学的研究	Early dental implant failure: A review of the literature インプラントの早期喪失に関するレビュー	インプラントの早期脱落には、オーバーヒートによる骨壊死と細菌感染が一因であることが示唆された。	インプラントの早期喪失は全身疾患や骨量のみならず、外科術式やスキルも大きく関与していることが考えられる。

5 SAFEの見解および予防策（コンクルージョン）

SAFEの見解
①インプラントの尖端部に生じる根尖病変様の透過像は、まず埋入時の「骨の火傷」を疑う。文献を紐解くと、根尖病変様のX線透過像の原因として感染、低い骨密度、微小骨折、異物の存在、骨の穿孔などが挙げられている[1]。火傷を含めて、手

2-3　骨質が硬い下顎骨におけるインプラント複数脱落

術前/手術時の条件などから鑑別していくことになる。今回は皮質骨が厚かったこと、ドリリング時に骨が硬く感じたこと、注水が形成窩に当たりにくいガイドサージェリーで手術を行ったことなどから骨の火傷と判断した。

②現在、インプラント尖端の骨の火傷に対する治療法は確立されておらず経過観察となるが、本症例のように経過がよければ保存できるが、残念ながら骨壊死によってオッセオインテグテーションを阻害され脱落をまねくことも多々ある。

本症例はインプラントの撤去し、再埋入を行った。治療が長期間にわたり、治療計画とは異なる結果となったことを考えると**トラブルシューティングレベルはⅢ**である。

予防策

骨は47℃以上が1分以上続くと熱損傷し、発熱によってインプラント尖端で無菌性の骨壊死を起こ

表1　予防策

1. 術前のCTから「骨診断」
1）皮質骨の厚みを読影
2）海綿骨の骨密度を読影
2. 手術時
1）新しいドリルを使う
2）ドリルの回転数は早い？遅い？
3）ポンピングを行う
4）細いドリルから形成する
5）ドリルのサイズアップをこまめに行う
6）外部注水を行う
7）内部注水があれば利用する
8）ドリル時、骨の硬さを手指感覚から判断する
9）形成窩の冷却洗浄（冷えた生食ではなく、常温の生食）

す[2]。そのため今回、図2のように皮質骨まで積極的に削るべきではない。また、表1に示すように術前の診断と、診断に応じた手術時の対策を施してはどうだろうか。ただし骨を冷やすからといって、冷蔵庫などで冷却した生理食塩液では組織刺激性の問題が生じるため、常温の生理食塩液を使うべきである。

⑥ 補足（サプリメント）

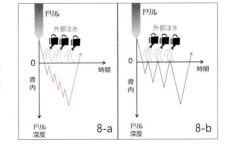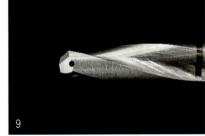

図8-a、b　ポンピングの模式図。(a)骨面まで尖端が上がってこないため注水効果が低い。(b)骨面まで尖端が上がっているのでドリルの尖端が冷却できる[3]。
図9　内部注水型のドリルの先端。

ドリルの発熱対策では「ポンピング動作」が重要である。発熱は刃のあるドリルの尖端で起こる。そのため図8-aのようにドリルを引き上げる際、形成窩の途中で再び戻るポンピングでは外部注水が尖端にかからないので注水効果があまり出ない。図8-bのようにドリルの尖端を骨の外に出して注水するこ

とではじめて冷却できる。しかしガイドサージェリーの場合では、ガイドの上にドリルの尖端を出すことになりハンドピースが対合歯にあたり現実的には難しい。そこでドリル尖端を効果的に冷却する「内部注水ドリル（図9）」はガイドサージェリーに効果的ではないだろうか。

参考文献

1. Qu C, Meng H, Han J. Implant periapical lesion--a review and a case report with histological evaluation. Clin Oral Implants Res 2014;25(9):1099-1104.
2. Abouzgia MB, James DF. Temperature rise during drilling through bone. Int J Oral Maxillofac Implants 1997;12(3):342-353.
3. Yamaba T, Suganami T, Ikebe K, Sogo M, Maeda Y, Wada M. The Evaluation of the Heat Generated by the Implant Osteotomy Preparation Using a Modified Method of the Measuring Temperature. Int J Oral Maxillofac Implants 2015;30(4):820-826.

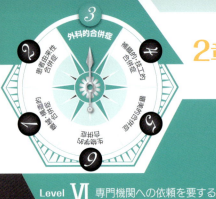

2章　インプラント埋入のトラブル

2-4　ガイデッドサージェリーのトラブル

抜歯後即時埋入後のオッセオインテグレーション不獲得

Factor（①外科的な侵襲、②高度な知識・技術、③長期的な治療期間、④高額な治療費）

1　トラブルおよび問題提起（マテリアル）

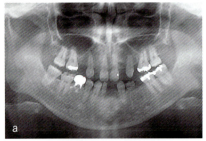
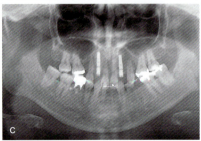
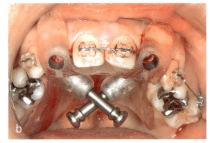
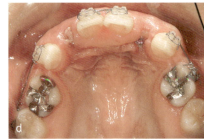

図1-a　初診時パノラマX線写真。2|2以外にも先天性欠損や乳歯の晩期残存があり、歯のコンタクトは甘く歯列不正を示す。

図1-b　ガイドサージェリー術中写真。切開線を加え剥離しないフラップレスとし、歯への支持を求めない粘膜支持ガイドとした。

図1-c　埋入直後のパノラマX線像。特に問題はない。

図1-d　埋入1週間後の口腔内写真。特に問題はない。

図1、2：東京医科歯科大学歯学部附属病院インプラント外来より提供

トラブル

患者は24歳、女性。上顎前歯部の先天性欠損による審美障害を主訴に来院（図1-a）。歯列不正とインプラント埋入のスペースがないため、矯正治療を含めたインプラントの治療計画を立案した。1|1をコンタクトさせて2|2のスペースを確保したうえでCT撮影を行い、審美領域のため切開線を入れずピンスポット的な埋入を狙ってフラップレスによるサージカルガイドを製作してインプラントを埋入した（図1-b）。なお、矯正中のため印象してからインプラント手術まで歯が移動することを考えて、歯には支持を求めず粘膜支持のガイドとした。ガイドサージェリーによる手術直後の口腔内ならびにパノラマX線写真では問題はなかった（図1-c、d）。しかし、術後1ヵ月目に2|インプラントが自然脱落し、|2インプラントには動揺が認められたため早速CT撮影を行うと、|2インプラントは顎骨内になく骨外の口蓋側に位置していた（図1-e、f）。

2-4 抜歯即時埋入後のオッセオインテグレーション不獲得

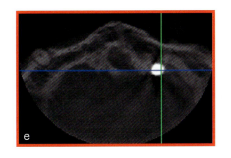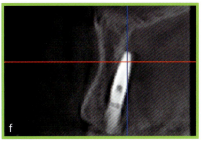

図1-e,f　埋入後1ヵ月目のCT画像。2のインプラントが自然脱落したため、CT撮影をすると、|2は、顎骨外にインプラントが埋入されていた。

問題提起

ガイドサージェリーをしているのも関わらず、なぜインプラントは顎骨の外に埋入されてしまったのか？

2　対処および解決方法（メソッド・シューティング）

トラブルの対処および解決方法

|2のインプラントは骨支持がないため早速インプラントを除去して粘膜が治癒するのを待ち、左右ともインプラントの再埋入を行った。今度は粘膜を剥離して骨を直視して埋入した。2番の補綴装置は小さくなることがわかっていたため1回目と同じく径の細いインプラントを選択するとともに、今度は長いサイズを選んだ。2はφ3.3×15mmのインプラント、|2は唇側の陥凹大きいためテーパー型のインプラントでφ3.5×13mmを埋入した。また同部は同時に自家骨ならびに骨補填材料（カルシタイト®）を吸収性メンブレンで覆ってGBRを行った。

3　対処結果（リザルト）

対処結果

埋入後経過は良好で、左下小臼歯部にもインプラントを埋入。矯正も完了し、現在口腔内全体で経過良好である。

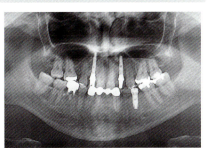

図2　最終補綴装置装着後パノラマX線写真。

4　文献考察（ディスカッション・レビュー）

テーマ	著者、雑誌、発行年およびエビデンスレベル	論文タイトル	アブストラクト	SAFEのコメント
ガイデットサージェリーの外科的問題点	Yong LT, Moy PK. Clin Implant Dent Relat Res 2008;10(3):123-127. 5. 記述研究	Complications of computer-aided-design/computer-aided-machining-guided (NobelGuide) surgical implant placement: an evaluation of early clinical results. コンピュータガイドによるインプラント外科手術の合併症：短期間での臨床評価	ガイデッドサージェリーを行った14症例の外科的合併症。即時の外科的合併症が3症例あり、骨によるガイドの位置づけ不良が2症例、インプラントの動揺が1症例。早期の外科的合併症が9症例、インプラントの脱落が7症例（うち5症例が上顎）、永続的な疼痛が1症例、軟組織欠損が1症例であった。	ガイデットサージェリーを行う場合には、ガイドの厳密な固定のみならず角化粘膜の有無や欠損形態に即したガイド選択も必要である。

2章　インプラント埋入のトラブル

5　SAFEの見解および予防策（コンクルージョン）

SAFEの見解

矯正中は禁忌であるか：本症例の埋入部位の骨量は、骨移植をせずとも埋入可能な頰舌径を有していたため、サージカルガイドを用いたフラップレスサージェリーを適用した。そして切開線を加えず粘膜の剝離もしない低侵襲とガイドを用いることによる正確なポジションへのインプラントの埋入を期待した。しかし本症例の場合、矯正のブラケットがすでに装着されているため印象採得の際ワイヤーを外すのは当然であるが、たとえブラケットをブロックアウトしても複数のブラケットによって印象に歪みを生じやすい。また今回のように矯正治療中にガイドサージェリーを行うことは印象してからガイド製作までの間に歯が移動してしまうため、歯牙支持のガイドを作ることはできず粘膜支持のガイドとなる。しかし粘膜支持のガイドも粘膜の被圧変位量によって所定の位置からずれやすい。以上のことから、矯正治療中のガイドサージェリーはあまりお勧めできない。また今回は口蓋側にピンでガイドを固定したため、咬んだ状態でガイドを固定をした訳ではないことも、ガイドが本来の所定位置にならなかった理由の1つかもしれない。

矯正前に埋入をしてもよいか：矯正治療とインプラント治療を両立させる場合、ブラケット装着前に印象採得を行い、その模型でガイドを作り、矯正終了後に適正なポジションになるような部位にインプラントが事前に埋入されていれば問題はあまりないと考えられる。しかしその手順は若干複雑となる。具体的にはまず矯正終了後の歯の位置を示すセットアップモデルを作り、同模型の欠損部に最終補綴の歯冠のワックスアップを行う。その模型を技工用スキャナなどでデジタルデータ化し、患者の現在のCTデータに合成する。その合成されたデータ上でインプラントの埋入シミュレーションを行えば、矯正終了後には理想的な埋入ポジションとなる。そしてシミュレーション通りの適正なポジションにインプラントを埋入するためには、ガイドサージェリーを行うことが必須となる。なおガイド製作には、先のセットアップモデルに診断用ワックスアップがされた模型のデータを矯正前である現在の口腔内の模型データに置き換えて、手術時の口腔内に適合する歯牙支持ガイドを製作する。またインプラントが矯正前に埋入されると、インプラントをアンカーとして歯を移動することもできる。

もし必要がある場合：しかしもし今回のように矯正治療中にインプラント埋入をする必要があれば、ガイドに依存することなくフリーハンドで適正なポジションにインプラントを埋入できる手技を身につけておく必要もある。

本症例の**トラブルシューティングレベルはⅢ**である。

予防策

ガイドサージェリーを行う場合は、ガイドサージェリー特有の注意事項を守らないといけない。

- フラップレス手術の場合、どうしても盲目的になるためCTデータによる骨幅読影には十分配慮する。
- フラップレス手術の場合にはガイドは粘膜支持になるため、粘膜の被圧変位量を原因とするガイドのずれに注意を払う必要がある。
- ガイドの適合では、歯牙支持ガイドの場合は歯との適合を見る穴（インスペクション・ウインドウ）で確認する。粘膜支持のガイドであれば、ガイドを揺さぶったりしてガイドの安定性をチェックする。
- また固定ピンを用いる場合には、ピン固定された後ではガイドが安定しているように見えるので注意が必要である。
- 矯正を伴う場合、ブラケットによる印象の歪や印象から手術までの間の歯の移動を考えると、できればガイドサージェリーは避けるべきである。

2-4 抜歯即時埋入後のオッセオインテグレーション不獲得

- ただし、矯正治療終了後に理想的な埋入ポジションになるよう事前にシミュレーションを行い、適正な位置に埋入されれば問題はない。
- 少数歯残存(多数歯欠損)でガイドを利用する際、骨と歯牙の複合支持ガイドが作製できそうだが、指標が少なく顎骨のデータと模型のデータの合成精度が悪いため、ガイドの支持に歯を参加させるべきではない。
- 骨支持ガイドや骨/歯牙支持のガイドの場合、残存歯のクラウンなどの金属アーティファクトの影響を受けている症例では骨面をリリーフしてもガイドの安定が悪いことがある。そのような場合には骨支持とせず粘膜支持/歯牙支持のガイドを製作し、ファーストドリルをまず行い(後程方向修正ができるように4〜5 mmのドリル深度で終わってもよい)、その後通法に従って粘膜を剥離/反転、骨を直視して拡大形成するのも一案である。
- 臼歯部のガイドでは開口量に注意する。

6 補足(サプリメント)

本当にコンピュータガイドは必要か?

ガイドの必要性:熟練した外科医はガイドの必要はないと考える。しかし論文では熟練した外科医であってもガイドと比較した場合、埋入のずれは大きくその大きさは埋入本数によって大きくなる。

フルガイドかハーフガイドか:ドリルのみを支援する「ハーフガイド」(図4-a)とインプラントの埋入まで支援する「フルガイド」(図4-b)ではすべてフルガイドの方がより誤差が少ない。即時荷重時のプロビジョナルレストレーションの製作や解剖学的制約を避けるようなピンポイント的な埋入では有利である。

表1 熟練した外科医によるフリーハンドとガイドの誤差の比較およびフルガイドとハーフガイドの誤差の比較[1,2]

変位	ガイド	フリーハンド	フルガイド	ハーフガイド
歯冠側の変位量(A)	0.42mm	1.27mm	1.00mm	1.44mm
根尖側の変位量(B)	0.52mm	1.28mm	1.23mm	1.93mm
埋入角度(C)	2.19°	7.63°	3.13°	4.30°
埋入深度(D)	0.54mm	0.78mm	0.62mm	0.78mm

すべての項目でガイドの方が有意に正確である

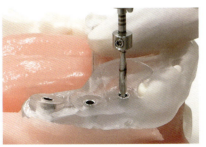

図4-a ドリルだけ支援するハーフガイド。

図4-b 埋入まで支援するフルガイド。

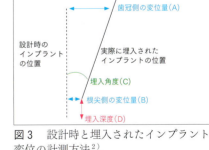

図3 設計時と埋入されたインプラント変位の計測方法[2]。

参考文献

1. Vermeulen J. The Accuracy of Implant Placement by Experienced Surgeons: Guided vs Freehand Approach in a Simulated Plastic Model. Int J Oral Maxillofac Implants 2017;32(3):617–624.
2. Bover-Ramos F, Viña-Almunia J, Cervera-Ballester J, Peñarrocha-Diago M, García-Mira B. Accuracy of Implant Placement with Computer-Guided Surgery: A Systematic Review and Meta-Analysis Comparing Cadaver, Clinical, and In Vitro Studies. Int J Oral Maxillofac Implants 2018;33(1):101–115.
3. Papaspyridakos P, Chen CJ, Gallucci GO, Doukoudakis A, Weber HP, Chronopoulos V. Accuracy of implant impressions for partially and completely edentulous patients: a systematic review. Int J Oral Maxillofac Implants 2014;29(4):836-45.

2章　インプラント埋入のトラブル

2-5　オーバーコンプレッション

過剰な埋入トルクのためのインプラント破損による即時荷重中止

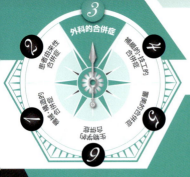

Level Ⅵ	専門機関への依頼を要する
Level Ⅴ	①〜④の4つを要する
Level Ⅳ	①〜④の3つを要する
Level Ⅲ	**①〜④の2つを要する**
Level Ⅱ	①〜④の1つを要する
Level Ⅰ	①〜④を特に要さない

Factor（①外科的な侵襲、②高度な知識・技術、③長期的な治療期間、④高額な治療費）

1　トラブルおよび問題提起（マテリアル）

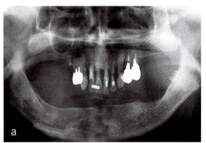
図1-a　初診時パノラマX線写真。臼歯部の骨量は不足し、下顎管も近接しているため臼歯部部のインプラント埋入は困難である。

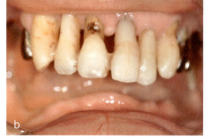
図1-b　術前口腔内写真正面観。

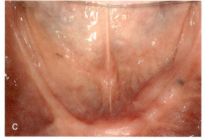
図1-c　術前口腔内写真下顎咬合面観。下顎臼歯部の顎堤吸収が著しい。

トラブル

　患者は67歳、男性。下顎総義歯の不安定による咀嚼障害を主訴として来院。既往歴として糖尿病（HbA1c6.5〜7.6）、虚血性心疾患（ステント留置）があり、抗凝固薬を服用。治療計画として上顎の義歯も嘔吐反射のため使用していないことから、上下All-on-4によるショートアーチの補綴治療を立案した。さらに手術計画として全身疾患の問題も考慮し、サージカルガイドを用いたフラップレス手術とAll-on-4による骨移植の回避、さらにCT画像より骨質が良好であることから即時荷重を計画した。
《手術内容》
　通法どおりサージカルガイドをアンカーピンにて口腔内に固定し、|2部から埋入窩を形成、φ4.0×18mmを埋入予定で、同部の埋入窩拡大はφ3.2のドリルまで行った。同部へインプラントの埋入をエンジンにて行うも35Ncmで回転が止まったため、手用トルクレンチを用いて埋入。その結果、予定埋入深度より3mm骨縁上でインプラントのプラットフォーム部が破損した。運よくインプラントを把持できたため、破骨鉗子にて破損したインプラントを除去した。その後、同埋入窩をφ3.4mmのドリルでさらに拡大し、インプラントの長さを短くし、再度φ4.0×15mmの埋入を試みた。エンジンにて埋入を進めるも、再び2mm縁上で回転が止まったため手用レンチで埋入、1mm縁上で再度インプラン

2-5 過剰な埋入トルクのためのインプラント破損による即時荷重中止

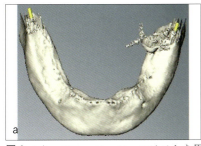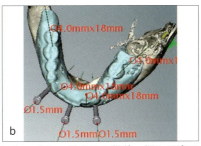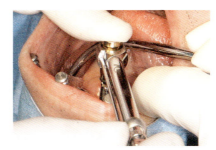

図2-a、b シミュレーションソフトを用いたサージカルガイドの設計。埋入予定のフィクスチャー：ブローネマルクスピーディグルービー ⑤｜：φ4.0×18.0mm 傾斜埋入、｜②：φ4.0×18.0mm、｜②：φ4.0×18.0mm、｜⑤：φ4.0×18.0mm 傾斜埋入

図3 手用トルクレンチを用いたインプラント埋入。

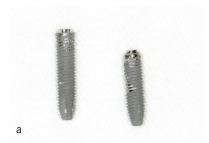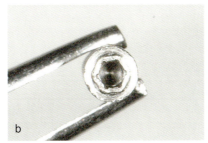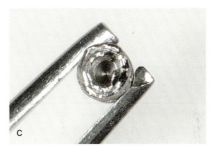

図4-a〜c 術中に破損したインプラント。(a左) ブローネマルクスピーディグルービーφ4.0×18mm 1回目、(a右) ブローネマルクスピーディグルービーφ4.0×15mm。(b) 破折したインプラントのプラットフォーム部1回目。(c) 破折したインプラントのプラットフォーム部2回目。

トのプラットフォーム部が破損した。

問題提起

埋入時にインプラントのプラットフォーム部の破折が生じた。粘膜下ならびに骨縁頂部で破折した場合、鉗子による把持は困難で、いわゆる除去キットも使用できない。どのように対処すればよいのか？

また埋入トルクをどのようにコントロールすべきだったのか。即時荷重を考えると判断が難しいケースである。

2 対処および解決方法（メソッド・シューティング）

トラブルの対処

｜②のインプラントはすでに歯肉縁よりも深い位置まで埋入され、鉗子で把持できない。そのため同部の歯肉を切開剥離したうえで、辺縁周囲骨をトレフィンバーで削除し、インプラントを除去した。最終的にブローネマルクインプラントφ4.0×15mm MkⅣを初期固定不良で埋入した。トレフィンバーで周囲骨を切削したため、骨移植を併用し2回法にて埋入した。また｜②へのインプラント埋入時のトル

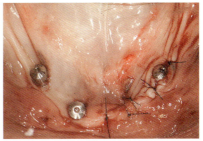

図5 埋入手術直後の口腔内写真。｜②部はサブマージドとなり、即時荷重は断念する結果。

2章 インプラント埋入のトラブル

ク値を考慮し、残りの3部位へのインプラントはトルクが上がらないテーパー型からストレートのものに変更し、長さも予定より短いインプラントに変更した。その結果、リスクを冒しての即時荷重は行わなかった。

3 対処結果（リザルト）

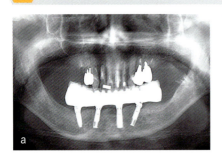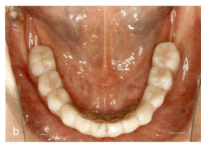

図1～6：東京医科歯科大学歯学部附属病院インプラント外来より提供

図6-a　上部構造装着後5年のパノラマX線写真。

図6-b　同口腔内写真下顎咬合面観。インプラント周囲組織に問題はない。

対処結果

　即時荷重を行うことはできなかったが、5 2|5は予定のテーパードのインプラントをストレートのものに変更し、直径および長さも小さいものに変更することで適切なトルクで埋入をすることができた。また、このような変更をしても初期固定は十分に得ることができた。

　|2はトレフィンバーにて骨を除去して破損したインプラントを撤去したため骨量が不足し、最終的に埋入したインプラントの粗面が露出するに至った。しかし骨移植を行うことで対応し、その後経過は良好であった。

　他の部位に関しても当初の予定より直径および長さともに小さいインプラントを埋入したため、即時荷重は行わなかったが上部構造装着後5年経過した現在も問題なく経過している。

4 文献考察（ディスカッション・レビュー）

テーマ	著者、雑誌、発行年およびエビデンスレベル	論文タイトル	アブストラクト	SAFEのコメント
All-On-4治療コンセプト	Patzelt SB, Bahat O, Reynolds MA, Strub JR. Clin Implant Dent Relat Res. 2014 Dec;16(6):836-855. 3. 非ランダム化比較試験（nRCT）	The all-on-four treatment concept: a systematic review. All-on-4治療コンセプトシステマティックレビュー	All-on-4にて埋入した4804本のインプラントのうち74本が喪失した。喪失したインプラントの74%が埋入後1年以内であった。	即時荷重は抜歯即時同様にさまざまなリスクを負うことから、症例選択には充分に留意しなければならない。

5 SAFEの見解および予防策（コンクルージョン）

SAFEの見解

　本症例では左下インプラントに破損が生じてしまったが、その原因についてCT画像にて再度見てみると図6-aに示すようにいわゆる白黒の画像では、一見問題がないような骨質に見受けられるが、骨質をカラー表示すると、やはり硬い骨質のようにも感じる。したがってこのような硬い骨にいわゆるアダプテーションテクニックにてインプラントを埋

2-5　過剰な埋入トルクのためのインプラント破損による即時荷重中止

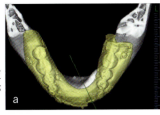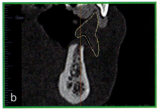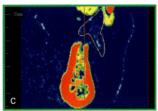

図7-a～c　インプラントが破損した部位のCT画像。骨質が非常に硬いことがわかる。

入しようとした際には骨への圧迫が非常に強く、インプラントが破損したことも無理はない症例であることがわかる。本症例のように骨縁上の高いところでスタックした場合は鉗子等で撤去することは可能であるが、骨縁もしくは骨縁下で破損した場合は除去キットを用いることもできず、トレフィンバーやピエゾ等で骨開削を行わなければならず、即時荷重はおろかインプラント埋入さえ困難な状況に陥りやすい。即時荷重ありきで初期固定重視の埋入術式はオーバーヒートやインプラントの破損をまねきやすいことから、CT含めた診査診断から慎重に適応症をみきわめなければならないと考える。

トラブルシューティングレベルはⅢである。

予防策

- ドリル形成後は埋入窩への削片骨の残存に留意
- インプラント埋入トルク値を厳守する（50Ncm以上の力はかけない）。埋入トルクが高くなり、インプラントの埋入深度が進まない、あるいは回転しない場合は、逆回転と正回転を繰り返し埋入する。あるいは、埋入窩の拡大やタップを切るなどの手法を試みる
- 埋入窩は埋入予定深度に対して十分な深度を形成する
- サージカルガイド使用時のアダプテーションテクニックについては、ガイドとインプラントマウントの間に生じる摩擦で、通常と同様な骨質の把握ができない場合があることに留意する

6　補足（サプリメント）

表1　All-on-4による即時荷重症例の早期喪失原因

①動揺（19%）
②オッセオインテグレーションせず（5%）
③疼痛（4%）
④排膿（3%）
⑤極度のブラキシズム（1%）
⑥喫煙（15%）
⑦糖尿病（7%）
⑧骨粗鬆症（10%）
⑨埋入中のインプラント体の破損

All-on-4による即時荷重症例の早期失敗の原因と無歯顎症例におけるサージカルガイドの固定方法

All-on-4による即時荷重においては術後1年以内の喪失率が74%と上顎洞底挙上術と同様に極めて高い。したがって、全身疾患や骨量、対合関係やブラキシズムの有無等適応症選択も含めた高度な知識と技術を要する治療であるといえる。

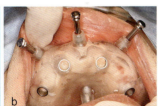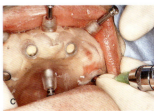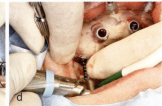

図8-a～d　無歯顎症例におけるサージカルガイドの固定方法。無歯顎症例において作製されたノーベルガイドはアンカーピンにて骨に固定する。局所麻酔による顎堤変化によりガイドのズレが生じることから極少量の麻酔液で骨に固定後に十分な時間をおいたのちに通法どおりの局所麻酔を行い、インプラント埋入窩洞を形成する。

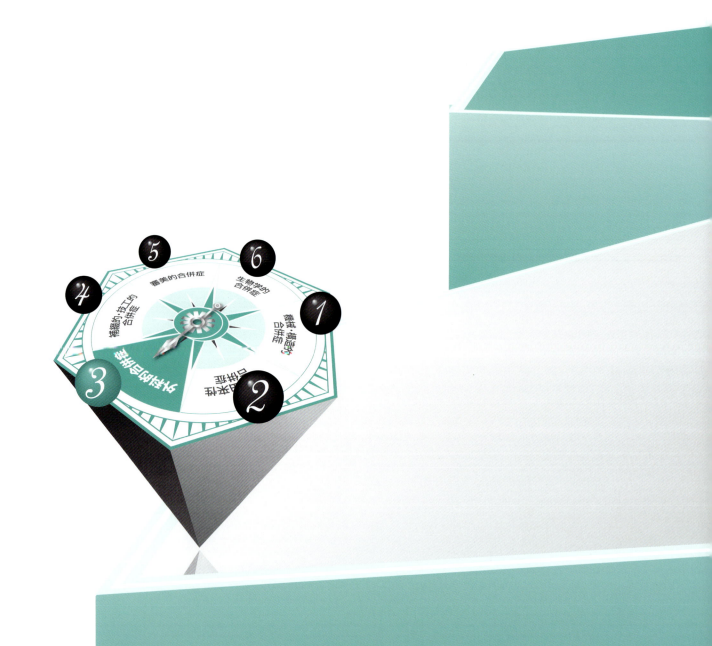

抜歯後即時埋入のトラブル

3章

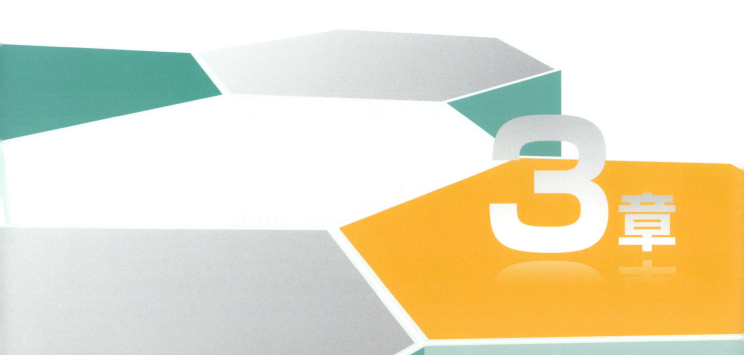

3-1	Level 1	骨高径不足 **抜歯窩への初期固定獲得不能によるインプラント埋入中止**	78
3-2	Level 2	骨形成不良 **術後骨吸収によるインプラント周囲粘膜陥没**	82
3-3	Level 3	オッセオインテグレーションの不獲得 **抜歯後即時埋入後のオッセオインテグレーション不獲得**	86
3-4	Level 4	歯根破折片残存部位への即時埋入のトラブル **歯根破折片が原因と考えられる術後感染　抜歯後即時埋入後の排膿**	90

3章 抜歯後即時埋入のトラブル

3-1 骨高径不足

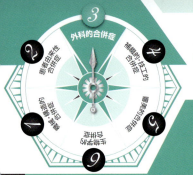

Level Ⅵ	専門機関への依頼を要する
Level Ⅴ	①〜④の4つを要する
Level Ⅳ	①〜④の3つを要する
Level Ⅲ	①〜④の2つを要する
Level Ⅱ	①〜④の1つを要する
Level Ⅰ	①〜④を特に要さない

抜歯窩への初期固定獲得不能によるインプラント埋入中止

Factor（①外科的な侵襲、②高度な知識・技術、③長期的な治療期間、④高額な治療費）

1 トラブルおよび問題提起（マテリアル）

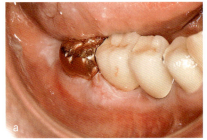
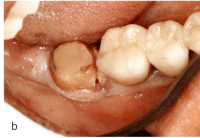
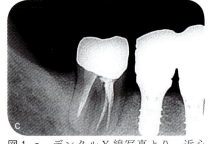

図1-a、b （a）7⏌の近心部に歯肉の腫脹が認められる。（b）クラウンを撤去すると近心部で根が破折していることがわかる。

図1-c デンタルX線写真より、近心根の破折と周囲の骨吸収が認められる。

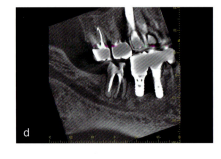
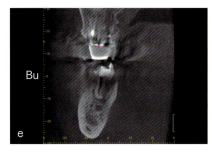

図1-d、e CT画像では、より明確な破折がわかる。骨吸収部の頬側皮質骨は残存している。下顎管までの距離は近い。

トラブルおよび問題提起

患者は60歳、男性。喫煙なし、既往歴に特記事項なし。右下臼歯部の違和感を訴えて来院した。咬合力の大きい患者で、クレンチングと思われる咬合によって生じた歯根の垂直破折が認められた。

さらに、近心部に歯肉の腫脹が認められたが、同部のポケットは浅かったため、破折後の経過時間は短いと推測し、骨に及ぶ炎症は少ないと考えて抜歯後即時埋入を計画した。

抜歯後、中隔部の骨を最小限拡大形成し、expansionを行いStraumann® Tissue Level Implant wide φ4.8×10mm 埋入を予定した。

3-1 抜歯窩への初期固定獲得不能によるインプラント埋入中止

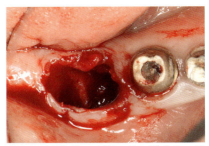
図1-f ７|抜歯、中隔の骨に形成する予定であった。

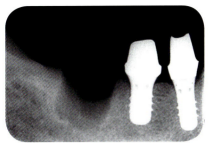
図1-g デンタルX線写真。中隔に残存する骨のみで初期固定を獲得する予定であった。

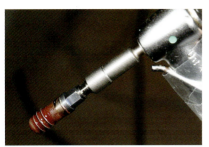
図1-h 初期固定を得ることができず、埋入を断念した。

最低限の初期固定を得ようとしたが、先端部での固定を得ることができず、下顎管との距離を考えてそれ以上深く形成することは控え、インプラントの埋入を断念した。

2 対処および解決方法（メソッド・シューティング）

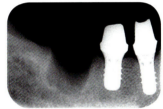
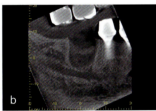
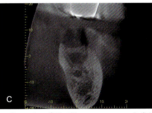
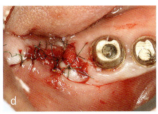

図2-a 抜歯窩および形成窩は下顎管に近接していた。
図2-b～d DFDBAを使用してソケットプリザベーションを行った。

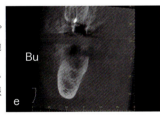
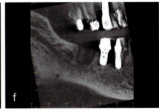
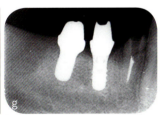

図2-e～g 抜歯、ソケットプリザベーション後3ヵ月経過時。問題なく治癒しつつある。骨補填材料はまだ残存している。補填材料と思われるX線不透過像は残存している

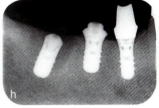
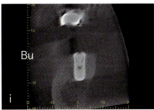

図2-h、i インプラント埋入時デンタルX線写真(h)およびCT画像(i)。ソケットプリザベーション5ヵ月後に埋入手術を行った。骨質Type 2で、十分な初期固定を得ることができた。既存骨と新生骨にはX線不透過性の差異がある。

トラブルの対処および解決法

抜歯窩および形成窩は下顎管に近接しており、危険な状態であった。言い換えれば良いタイミングで埋入中止できていた。骨の高さ、幅は十分にあったと思われるがソケットプリザベーションを行い（骨補填材料としてDFDBA（脱灰凍結乾燥他家骨移植材料）使用）、骨の高さを維持することを計画した。

3章　抜歯後即時埋入のトラブル

3　対処結果（リザルト）

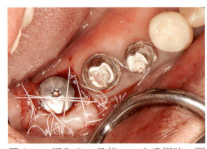
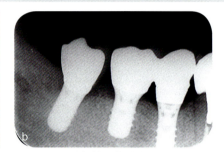
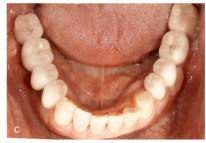

図3-a　埋入5ヵ月後、二次手術時。問題なくオッセオインテグレーションが達成されていた。

図3-b、c　最終補綴装着後6ヵ月経過時デンタルX線写真および口腔内写真。臨床的問題はない。

対処結果

インプラント埋入5ヵ月後に二次手術を行った。オッセオインテグレーションは問題なく獲得されていた。

4　文献考察（ディスカッション・レビュー）

テーマ	著者、雑誌、発行年およびエビデンスレベル	論文タイトル	アブストラクト	SAFEのコメント
インプラントの早期失敗の原因とは	Antoun H, Karouni M, Abitbol J, Zouiten O, Jemt T. Clin Implant Dent Relat Res 2017;19(3):404-412. 3. 非ランダム化比較試験（nRCT）	A retrospective study on 1592 consecutively performed operations in one private referral clinic. Part I: Early inflammation and early implant failures. 1592症例の後ろ向き研究：早期の感染とインプラントの失敗	1592症例に関する早期感染と早期失敗のリサーチ。早期失敗（9ヵ月以内）は41症例（4.0%）に生じ8割以上が荷重後2ヵ月以内に生じていた。リスクファクターとして有意差があったものは喫煙・抜歯即時・インプラント同時の骨移植であった。	抜歯後即時埋入は治癒期間の短縮という観点で非常に有効な治療であるが、早期失敗の大きなリスクファクターであることも忘れてはいけない。
初期固定とオッセオインテグレーション獲得の関係性	Nedir R, Bischof M, Szmukler-Moncler S, Bernard JP, Samson J. Clin Oral Implants Res 2004;15(5):520-528. 4. 分析疫学的研究	Predicting osseointegration by means of implant primary stability. 初期固定によって骨結合は予測できるか	18人の患者で合計63本の即時荷重のグループ、18人の患者で合計43本の遅延荷重のグループの2グループに分け、埋入後のISQ値を定期的に計測した。失敗したインプラントは2本で、それぞれISQ値は48と53だった。埋入後のISQ値は47以上でオッセオインテグレーションの獲得を信頼できた。	オッセオインテグレーションを獲得するためには初期固定の獲得が重要であり、特に抜歯即時埋入などの骨欠損部への埋入は初期固定の獲得が難しいと考えられるので、できるだけ既存骨内にインプラントを埋入するように注意しなければならない。

3-1 抜歯窩への初期固定獲得不能によるインプラント埋入中止

5 SAFEの見解および予防策(コンクルージョン)

SAFEの見解

大臼歯部の抜歯後即時埋入は少し特殊で難易度が高い。その理由は、垂直的位置が予測し難いこと、大きな欠損ができること、初期固定を得ることが難しいことなどである。

本症例における垂直的位置は、頬舌皮質骨は残存するため予測しやすく問題ないと考えられた。大きな骨欠損は骨補填材料で満たす予定であったが、ワイドインプラントを予定しており、欠損を充填しやすく粘膜による封鎖もしやすい。しかし、このフィクスチャーの形状では、一部骨壁と先端のみで初期固定を得ることはむしろ不可能であるとも思われる。

この状況で初期固定を得るためには、フィクスチャーの選択が間違っていたと思われる。しかし結果的には埋入を断念したのみで、それに関する生物学的、経済的、時間的コストはかかっておらず、本

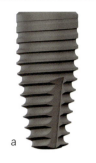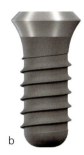

図4-a、b Straumann®社の4.8BLTインプラントの形状(a)。4.8TL(b)と比して初期固定は得やすい。

症例の**トラブルシューティングレベルはⅠ**である。

予防策

抜歯後即時埋入は、患者にとって最終補綴装置装着までの期間も短く侵襲の小さい方法である。しかし適応を間違えると、かえって長い治療期間を要する。

本症例は患者の理解と強い希望があったために行ったケースで、オッセオインテグレーション獲得に失敗しても患者とはトラブルにはならなかったが、症例選択の慎重さが求められる。

6 補足(サプリメント)

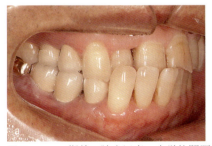 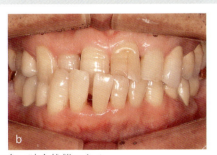 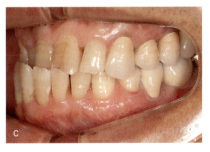

図5-a〜c 術前口腔内写真。力学的問題の多い咬合状態である。

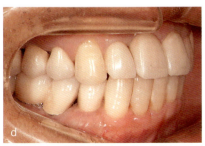 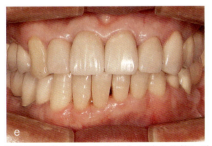 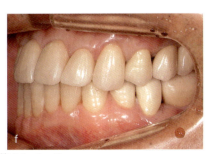

図5-d〜f 術後口腔内写真。顎偏位と咬合干渉は改善され、より安全な咬合状態に改善されている。

参考症例

本症例は強い咬合力により歯根破折を起こした症例である。当然、インプラント治療後も咬合力の問題は残る。最終的に矯正治療と補綴治療によって咬合を改善した。咬合の改善によっても本来の強い咬合力、クレンチングに対する咬合力は変わらないが、顎偏位や、側方運動時の平衡側接触など咬合干渉はコントロールされている。

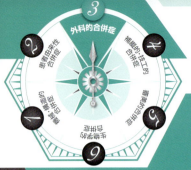

3章 抜歯後即時埋入のトラブル

3-2　骨形成不良

術後骨吸収によるインプラント周囲粘膜陥没

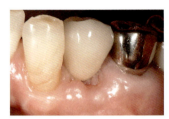

Level Ⅵ	専門機関への依頼を要する
Level Ⅴ	①〜④の4つを要する
Level Ⅳ	①〜④の3つを要する
Level Ⅲ	**①〜④の2つを要する**
Level Ⅱ	①〜④の1つを要する
Level Ⅰ	①〜④を特に要さない

Factor（①外科的な侵襲、②高度な知識・技術、③長期的な治療期間、④高額な治療費）

1　トラブルおよび問題提起（マテリアル）

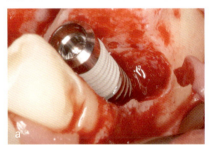

図1-a、b　骨吸収が起こっている部分に自家骨を填入した。

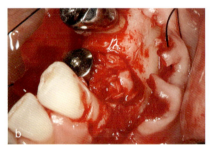

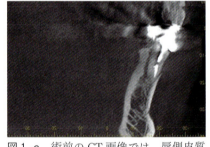

図1-c　術前のCT画像では、唇側皮質骨の吸収が認められた。

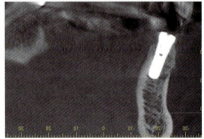

図1-d　CT画像より、舌側皮質骨側に沿った埋入ができており、唇側の骨欠損部には骨補填材料の不透過像を認める。

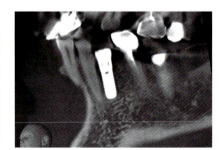

図1-e　術直後CT画像。

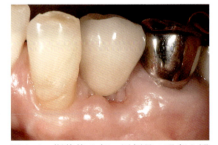

図1-f　術後約1年。唇側骨の吸収を疑われる陥没を認めた。

トラブルおよび問題提起

　患者は60歳、男性。「4の根破折による疼痛で来院した。炎症所見が少なく、抜歯後即時埋入を計画した。CT画像から唇側皮質骨の吸収が認められたが（図1-c）、審美領域ではないため埋入可能と診断した。自家骨を使用して埋入することを計画した。抜歯後デコルチケーションを行い出血を促した後、骨吸収が起こっている部分への自家骨を設置（図1-d）、その後縫合を行った。

　術後約1年時、唇側のインプラント周囲粘膜に違和感を覚え来院。唇側骨の吸収を疑われる陥没を認めた（図1-f）。特に炎症所見は認められない。

3-2　術後骨吸収によるインプラント周囲粘膜陥没

2　対処および解決方法（メソッド・シューティング）

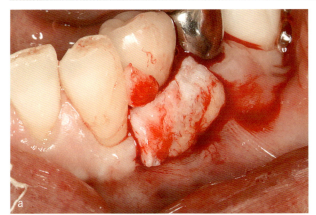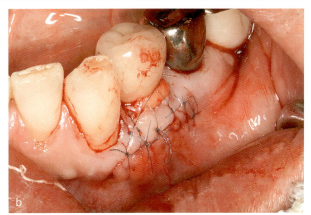

図2-a、b　下顎オトガイ孔を意識する必要のある4̄であることから、MGJ（Mucogingival Junction）を越えて大きく剥離する必要のないTarnow法を用いて退縮部の組織を再生した。

トラブルの対処および解決方法

　唇側の清掃不良を起こしにくいインプラント周囲粘膜のカントゥアを与えるため、CTGにより、ソフトティッシュオグメンテーションを行った（図2-a、b）。

　最終補綴装置装着後、1年を経過してからの唇側インプラント周囲粘膜の退縮は、硬組織の吸収に起因すると考えるのが妥当であろう。そして、この場合のトラブルシューティングは軟組織によるリカバリーしか選択肢はない。歯周形成外科手術の自家上皮下結合組織移殖を用いた根面被覆術をインプラント周囲に応用する術式が適応される。

　本症例の場合、下顎オトガイ孔を意識する必要のある4̄であることから、MGJ（Mucogingival Junction）を越えて大きく剥離する必要のないTarnow法を用いて退縮部の組織を再生した。

3章　抜歯後即時埋入のトラブル

3　対処結果（リザルト）

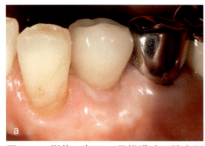

図3-a　術後2年6ヵ月経過時口腔内写真。陥没部はCTGによって改善されて入る。

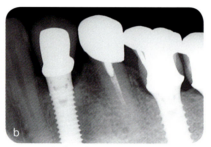

図3-b　術後2年6ヵ月経過時デンタルX線写真。正常なソーサライゼーションが認められる。

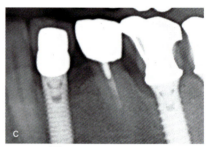

図3-c　4最終補綴装置装着9年経過時。2年6ヵ月経過時と比較して骨レベルは変化していない。

対処結果

　術後2年6ヵ月。患者の都合でCT画像はない。おそらく自家骨は吸収され、頬側の骨は下がっていると考えられる。しかし、インプラント周囲軟組織の治癒は良好で、炎症所見なども認められない（図3-a）。デンタルX線写真からも骨吸収像はなく、硬組織の欠損に対して軟組織の増生によるリカバリーが成功していると考えられ、経過観察としている（図3-b、c）。

4　文献考察（ディスカッション・レビュー）

テーマ	著者、雑誌、発行年およびエビデンスレベル	論文タイトル	アブストラクト	SAFEのコメント
抜歯即時埋入インプラントのリスク因子とは	Wagenberg B, Froum SJ. Int J Oral Maxillofac Implants 2006;2(1):71-80. **4. 分析疫学的研究**	A retrospective study of 1925 consecutively placed immediate implants from 1988 to 2004. 1988年から2004年までに埋入した1925本の抜歯即時インプラントの牛尾向き検討	1925本の抜歯即時インプラントの後ろ向き検討。成功率（1～16年）は96%で、3.7%が過重負荷前、0.3%は過重負荷後に脱落。男性の方が女性より不良症例が多い（1.65倍）。歯周病が原因で抜歯した部位への抜歯即時インプラントは、そうでない部位よりも不良症例が多い（2.3倍）結果であった。	抜歯即時インプラントは荷重前の脱落が多いことから、抜歯する歯の原因や抜歯後の骨壁、初期固定には充分に留意しなければならない。
抜歯即時インプラント埋入後の頬側骨壁の変化は	Groenendijk E, Staas TA, Graauwmans FEJ, Bronkhorst E, Verhamme L, Maal T, Meijer GJ. Int J Oral Maxillofac Surg 2017;46(12):1600-1606. **4. 分析疫学的研究**	Immediate implant placement: the fate of the buccal crest. A retrospective cone beam computed tomography study. 抜歯即時埋入後の頬側骨壁の運命は？ CBCTによる後ろ向き研究	抜歯即時埋入＋骨移植（Bio-oss）16症例の術前と術直後、術後103週（約2年）後のCBCTによる検討。術前と比較して術直後は1.5mm増加したが、2年後は0.5mm水平的に減少した。	抜歯即時＋骨移植を行った症例では術後に経年的に減少することから審美領域においては結合組織移植等のリカバリーが必要になることも考慮しなければならない。

3-2 術後骨吸収によるインプラント周囲粘膜陥没

5 SAFEの見解および予防策（コンクルージョン）

SAFEの見解

インプラントに上部構造を装着した直後の周囲組織の退縮は、インプラントポジションの不正やGBRの失敗などが考えられる。本症例の場合、最終補綴装置装着後1年を経過して唇側歯肉の退縮が出現している。手術時の状況を振り返ると、これは破折歯による周囲骨の大きな吸収を伴う抜歯窩に即時埋入を行っている。さらに、この大きな吸収に対して患者の生体材料使用許可が得られなかったことから、自家骨移植のみで対応している。抜歯後即時埋入の場合、適応症の厳しい選択と、ギャップへの対応、さらには周囲の骨吸収に対する適切な対応が必須である。本症例の**トラブルシューティングレベルはⅢ**である。

予防策

抜歯後即時埋入を行うにあたっては、十分に適応であるかの術前診断を行う必要がある。本症例の場合は、あきらかに待時埋入が第1選択であった。さらに抜歯時に歯槽堤保存術という選択肢も考えるべきであった。いずれにせよ、埋入時期の正しい選択は、予後に影響を及ぼすことがよく理解できる症例である。また、唇側骨の大きな裂開状欠損に対する正しい処置の選択も重要である。骨補填材料や遮断膜の使用の有無、使用する場合その種類なども、治療の成功のための非常に大きなファクターである。本症例において、自家骨のみの使用は吸収が早く大きいという点で、今回のベストチョイスではなかった。

6 補足（サプリメント）

表1　インプラント唇側歯肉退縮の原因とリスクファクター[1]

リスクファクター	スキャロップで薄い歯肉 角化歯肉の不足	
原因	唇側に寄り過ぎたインプラントの埋入	唇側歯槽骨幅＜2mm
	即時埋入および即時修復処理	1mm〜1.5mmの組織退縮
	インプラントの口腔内への露出（二次手術）とアバットメント装着	1mm〜1.5mmの組織退縮
	アバットメント着脱の繰り返し	1mm〜1.5mmインプラント周囲内縁上皮剥離による組織退縮
	プロビジョナルレストレーションによる過度の、あるいは早期の組織圧縮	軟組織安定の遅延
	不適切なアバットメントおよび補綴形態	正しいエマージェンスプロファイルを付与

Fradeani[2]もまた、インプラント審美修復に置ける唇側歯肉退縮のリスクと原因について表1のようにまとめている。そのなかで触れられているように、インプラントの埋入時期も審美結果に影響を及ぼすことが知られている。

参考文献

1. 中田光太郎, 木林博之（監著）. 岡田素平太, 奥野幾久, 小田師巳, 尾野 誠, 園山 亘, 都築 優治, 山羽 徹（著）. エビデンスに基づいた ペリオドンタルプラスティックサージェリー　イラストで見る拡大視野での臨床テクニック. 東京：クインテッセンス出版, 2016.

2. Fradeani M. Esthetic Rehabilitation in Fixed Prosthodontics, Volume 1 Esthetic Analysis: A Systematic Approach to Prosthetic Treatment. Chicago:Quintessence Publishing, 2004.

3章 抜歯後即時埋入のトラブル

3-3 オッセオインテグレーションの不獲得

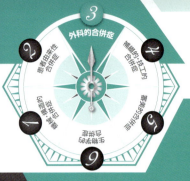

抜歯後即時埋入後のオッセオインテグレーション不獲得

Level VI　専門機関への依頼を要する
Level V　①〜④の4つを要する
Level IV　①〜④の3つを要する
Level III　①〜④の2つを要する
Level II　①〜④の1つを要する
Level I　①〜④を特に要さない

Factor（①外科的な侵襲、②高度な知識・技術、③長期的な治療期間、④高額な治療費）

1　トラブルおよび問題提起（マテリアル）

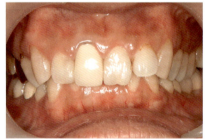
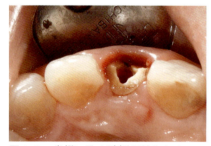
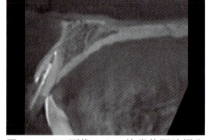

図1-a　1⏋脱離。
図1-b　歯根に及ぶ破折が見られる。
図1-c　CT画像より、抜歯後即時埋入に適した軟硬組織を確認。

トラブル

患者は49歳、女性。主訴は前装冠脱離で、歯根破折がみられた。過去に外傷により失活。その後再装着を繰り返した。喫煙経験があるが、現在はなし。躁病により精神内科通院あり。喘息あり。

唇側骨の温存が確認できたため、抜歯後即時インプラント埋入を行った。ルートエクストラクターを使用し、最低限の侵襲で抜歯を行い、通法どおり抜歯後口蓋側へ埋入するための形成を行い、埋入した。

使用した形成用ドリルはZimmer Biometインプラントのクワッドシェイピングドリルである。このドリルは側方の切削能力が高く、抜歯後即時埋入の埋入窩形成でも皮質骨につられて形成がずれることが少ない。

埋入はエンジンにより行い、ある程度の初期固定を得られた。それまで他社のインプラントで抜歯後即時インプラント埋入を行ってきた術者の経験によると、十分な初期固定を得られたと判断したが、検証すると、15Ncmほどの埋入トルクしか得られておらず、不十分であった。

本インプラントシステムは術者にとって新しい導入であったので、慎重を期すため負荷は6ヵ月後を予定した。唇側のギャップは3mmほど確保でき、異種他家骨Bio-Oss®を充填入した。封鎖はテンポラリーシリンダーを使用し、レジンで根形態を模倣したカスタムヒーリングアバットメントとして使用した。

術後6ヵ月印象採得時にカスタムヒーリングア

3-3 抜歯後即時埋入後のオッセオインテグレーション不獲得

図2-a　2010年9月28日。1|インプラント抜歯後即時埋入手術。3i Certain® PREVAIL® 3/4/3×13mm使用。唇側に3mmのギャップがみられる。

図2-b　骨質はタイプ3であった。

図2-c　初期固定は良好である。

図2-d　抜糸時口腔内写真。暫間補綴装置はレジン人工歯を両隣在歯に接着。カスタムヒーリングアバットメントと粘膜面に接触しないようにした。

図2-e、f　術後6ヵ月、カスタムヒーリングアバットメントを撤去する際にインプラントに回転が起こった。骨吸収などの感染症状は認められない。

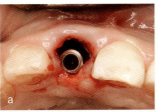
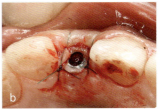
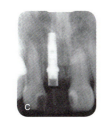
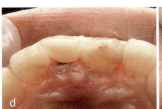
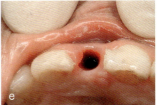
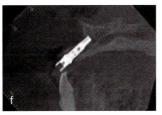

バットメントを撤去する際にインプラントに回転が起きた。CT撮影したが、骨吸収などの感染症状は認めなかった。当日はアポイントの時間がなく、後日の撤去を検討した。

問題提起

抜歯後即時埋入でどれほどの初期固定が必要であろうか？　それは表面性状の特徴と、インプラント形態に基づく初期固定獲得のバランスによる。埋入時、その形状によって高い初期固定を得ることができれば一次固定が起こる。次に骨の改造が起こりインプラントに接する骨がオッセオインテグレーションを起こすと二次固定が起こるが、表面性状により、そのクロスポイントが異なる。メーカーによっては、インプラントにより異なるその特徴を掴まないとオッセオインテグレーションの獲得に失敗することがある。

図2-cは一次固定（機械的嵌合）と二次固定（生物学的結合）のクロスポイントを示す。メーカーのコンセプトで、高い機械的嵌合を得るか、低い機械的嵌合から生物的結合を早く得るか、違いがある。たとえば即時負荷を行うのであれば前者のインプラントが有利と考えられることが多い。

2 対処および解決方法（メソッド・シューティング）

図3-a～c　埋入後6ヵ月経過時口腔内写真。1|インプラント撤去同時埋入＋GBR(Bio-Oss®)＋CTG。Straumann® ITI RC φ4.1×14mm。4ヵ月待機。

図3-d～f　再埋入後のCT画像。撤去と同時に再埋入を行った。インプラントサイズは3.25mmから4.1mmへと、オーバーサイズのものに変更した。

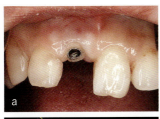
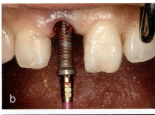
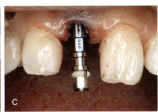
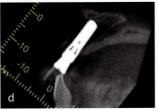
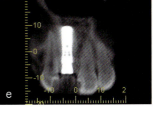
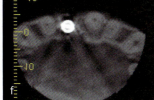

3章　抜歯後即時埋入のトラブル

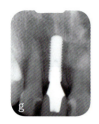 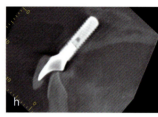 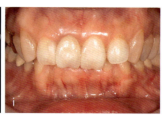

図3-g　2012年1月31日。術後デンタルX線写真。
図3-h　2012年4月9日。CT画像。唇側歯頸部の骨をわずかながら温存している。
図3-i　2015年3月2日。術後3年経過時口腔内写真。

トラブルの対処および解決方法

インプラントは容易に撤去できた。感染症状はなくインプラント表面の汚染はまったくない。インプラント形成窩をエキスカベーターで掻爬したところ、感染を疑う肉芽様組織は認めなかったが、わずかに薄い皮膜のような上皮組織と思われる軟組織は存在したため形成用ドリルで除去した。撤去と同時にインプラント埋入窩を形成し、他社のインプラントを埋入した。インプラント径は3.25mmから4.1mm、オーバーサイズに変更して初期固定を得た。

3 対処結果（リザルト）

対処結果

問題なくオッセオインテグレーションを得ることができ、アバットメント装着、最終補綴装置を装着し機能した。術後5年で感染症状等は認められない。

4 文献考察（ディスカッション・レビュー）

テーマ	著者、雑誌、発行年およびエビデンスレベル	論文タイトル	アブストラクト	SAFEのコメント
初期固定に影響するインプラントの形状（デザイン）	Karl M, Irastorza-Landa A. Quintessence Int 2017;48(3):219-224. 2. ランダム化比較試験（RCT）	Does implant design affect primary stability in extraction sites? 抜歯部位への初期固定に影響するインプラントのデザインは？	模擬下顎骨を用いた埋入トルクおよびISQの検討。検討インプラントはアストラEV(Astra)、ストローマンBLT(BLT)、ノーベルアクティブ(NA)埋入術式は統一。埋入トルクはNAがBLTおよびAstraより有意に高いトルクを示し、ISQ値はBLTが他の2種類より有意に低い値を示した。	抜歯即時埋入では抜歯窩のみならずインプラントの形状も大きな成功の要因となることから、インプラント体の選択にも充分に注意する必要がある。
抜歯即時埋入の適応症とは	Hämmerle CH, Chen ST, Wilson TG Jr. Int J Oral Maxillofac Implants 2004;19 Suppl:26-28. 3. 非ランダム化比較試験（nRCT）	Consensus statements and recommended clinical procedures regarding the placement of implants in extraction sockets. 抜歯即時埋入インプラントのConsensus Statements 2004	①抜歯即時埋入インプラントと待時埋入インプラントでは生存率に差がないものの、審美性に関しては十分なデータがない。②長期予後については、X線による近遠心の骨および生存率について研究されているが、今後、頬側骨の吸収の有無についての研究が必要。③初期固定が得られない場合、抜歯即時埋入を行うべきではない。	抜歯即時埋入は治療期間の短縮という意味で有用な方法であるが、骨の形態が術前に把握しづらいことおよび高い初期固定を得るための埋入窩の形成に高いスキルを要することから安易に取り組むべきではない。

5 SAFEの見解および予防策（コンクルージョン）

SAFEの見解

抜歯後即時埋入インプラントは唇側ボリュームの減少は起こるものの、両隣在歯の歯間乳頭を保存できる可能性が高く、審美的に有利で、患者にとって低侵襲な方法である。しかし、埋入方向を誤ると審美障害が起こり、また高い初期固定を得ることが難しいこともある。筆者の場合、初期固定を得るために太い径のフィクスチャーを使用することよりも、インプラント周囲により多くの骨組織を得ることを優先し、細いフィクスチャーを使用することが多い。

3-3 抜歯後即時埋入後のオッセオインテグレーション不獲得

本症例では経験上十分な初期固定が得られたと感じ、オッセオインテグレーションを得られると考えたが、システムによりその必要な初期固定が異なると考えられ、オッセオインテグレーションを得ることができなかった。本症例の**トラブルシューティングレベルはⅢ**である。

予防策

インプラントの形態、スレッド形態やサイズなど特徴を熟知し、十分に高い埋入トルクを得られるスキルが必要である。

もし、それが得られないなら、より太いインプラントの使用も検討すべきであった。このインプラントの形状は今回使用したナローサイズとレギュラーサイズではスレッドの形態がまったく違い、得られる初期固定は異なる。特に新しいシステムを導入するときはより慎重な症例選択、システムの理解、模型などによる事前のトレーニングが必要であったと考えられる。

6　補足(サプリメント)

表1　抜歯後即時インプラント埋入時における主なメーカーおよび製品別特性(SAFEの臨床感覚)

メーカー名	製品名	特長
Dentsply Sirona	オッセオスピード TX4.5 ø4.5×11.0mm	テーパー部は初期固定獲得に関与しない。十分に口蓋側皮質骨に形成しておかないと抜歯窩中心方向にフィクスチャーは流れる。即時埋入に必要な初期固定獲得はコツを要する。
Dentsply Sirona	オッセオスピード TX-4.0S ø4.0×11.0mm	マクロスレッド部分が多く、初期固定は得やすい。スレッドの形状にシャープさはなく、高い初期固定よりも表面性状優先型で低い初期固定でも優れた表面性状で十分にインテグレーションが起こる。
Straumann	ボーンレベルインプラント RC ø4.8×12mm	先端が太く初期の起始点を作ることが難しい。しかし起始点が確保できれば、優れた表面性状にとって十分な初期固定は得られる。
Straumann	BLTインプラント RC ø4.1×12mm	起始点の確保が容易で全体的なテーパー形状は高い初期固定を得ることができ優れた表面性状と相まって即時埋入に適する。しかし、骨質の軟らかい方向や抜歯窩に流されることに注意が必要。
Nobel Biocare	ノーベルアクティブ RP ø4.3×13mm	スレッドの形態が特徴的で固定能力が非常に強い。しかし、アンダープレパレーションでの埋入は骨質の軟らかい方向へ流される傾向、抜歯窩に流れる傾向があるので注意が必要。
Nobel Biocare	ノーベルスピーディーグルービー RP ø4.0×13mm	先端径が細く4枚羽で穿孔能力強い。先端径が細くテーパーが強いので、その部分のみでも高い初期固定を得る目的は達成できる。
ZIMMER BIOMET	テーパード・サーテン・インプラント ø4.0×10mm	先端径が細く、特に先端部のスレッドが長く、また鋭利で固定能力が非常に強い。即時埋入に必要な高い初期固定を得る目的は達成できる。
ZIMMER BIOMET	サーテン・プリベイル・インプラント ø4/5×11.5mm	レギュラーサイズではスレッド長は0.75mmで十分に長くシャープで即時埋入に必要な高いトルクを得ることができる。しかし、ナローサイズでは形状が異なり注意が必要。

3章 抜歯後即時埋入のトラブル

3-4 歯根破折片残存部位への即時埋入のトラブル

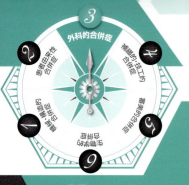

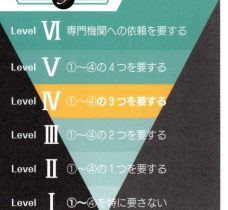

歯根破折片が原因と考えられる術後感染
抜歯後即時埋入後の排膿

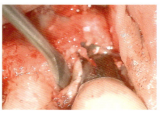

Factor（①外科的な侵襲、②高度な知識・技術、③長期的な治療期間、④高額な治療費）

1 トラブルおよび問題提起（マテリアル）

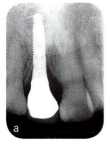
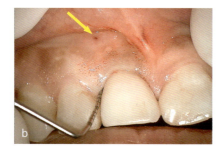

図1-a　1|インプラント根尖部に透過像を認める。
図1-b　インプラント周囲組織の状態は健全であるが、根尖部に瘻孔が存在する（黄矢印）。

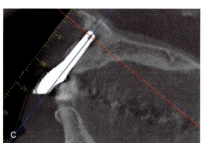
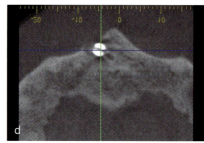

図1-c、d　コーンビームCTでもインプラント根尖部に透過像を認め頬側骨に交通している。

トラブル

患者は53歳男性で、1年前に1|部抜歯後即時インプラント埋入の治療を受けた。最近になり、インプラント根尖部より排膿を認め、当院を受診した。X線写真およびコーンビームCT画像では、インプラント根尖部にX線透過像を認める。

問題提起

インプラント根尖部に発生する骨吸収像に関しては、オーバーヒートの報告があり、特に長いインプラントがその要因になり得る。本症例は抜歯後即時埋入後であるため、骨削除量が少なくなるため、その可能性も低くなると思われる。

3-4 歯根破折片が原因と考えられる術後感染

2 対処および解決方法（メソッド・シューティング）

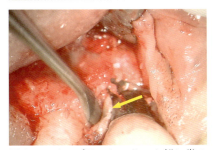
図2-a インプラントのネック部に歯の破折片が認められる（黄矢印）。

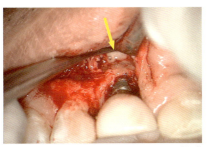
図2-b インプラント根尖部からは排膿が認められ、その内部から歯の破折片がでてきた（黄矢印）。

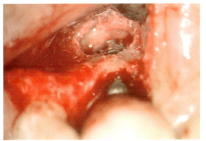
図2-c 根尖部を掻爬した状態。

トラブルの対処
　根尖部の骨欠損を確認するために外科処置を行った。インプラント周囲に歯の破折片が大量に残存しており、除去した。また根尖部からも排膿および歯の破折片が認められ、徹底的に掻爬した後、骨造成は行わず閉鎖した。

トラブルの解決法
　この症例は、抜歯後即時埋入時に天然歯が完全に抜歯しきれない状態でのインプラント埋入を行ったものと考えられる。特にフラップレスで対応する場合は、歯が残存していないかの注意深い確認が必要である。

3 対処結果（リザルト）

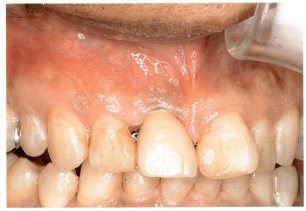
図3-a 術後1年の口腔内写真。若干の粘膜退縮が認められるものの、患者からのクレームはない。また瘻孔も消退している。

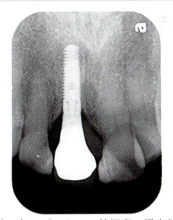
図3-b 術後1年のデンタルX線写真。根尖部の透過像は消失し、インプラント周囲の骨レベルは安定している。

対処結果
　現在、排膿も消退し、審美障害もなく良好に経過している。若干の粘膜退縮と歯肉のディスカラレーションが見られるが、パノラマX線写真（図3-b）より、周囲の骨レベルは安定していることが確認でき、この状態で長く機能することが予測される。

3章 抜歯後即時埋入のトラブル

4 文献考察(ディスカッション・レビュー)

テーマ	著者、雑誌、発行年およびエビデンスレベル	論文タイトル	アブストラクト	SAFEのコメント
PETとはその1	Gluckman H, Salama M, Du Toit J. Int J Periodontics Restorative Dent 2016;36(5):681-687. 6. 私的な意見	Partial Extraction Therapies (PET) Part 1: Maintaining Alveolar Ridge Contour at Pontic and Immediate Implant Sites. 部分的抜歯治療法その1:ポンティック部とインプラント埋入部位の顎堤の温存	抜歯後の顎堤は頬舌的に大きく変化を生じる。これまで様々な顎堤温存法があるが、歯を部分的に残してインプラントを即時埋入するソケットシールド法は組織学的にも臨床学的にも優れた成果を残しており審美性の高いインプラント治療が達成されるであろう。	ルートサブマージに関してポンティック下部での臨床は広く行われているが、インプラントを破折させた歯根に近接させるソケットシールド法は検討の余地がたくさん残されている術式である。
PETとはその2	Gluckman H, Salama M, Du Toit J. Partial Extraction Therapies (PET) Part 2: Procedures and Technical Aspects. Int J Periodontics Restorative Dent 2017;37(3):377-385. 6. 私的な意見	Partial Extraction Therapies (PET) Part 2: Procedures and Technical Aspects. 部分的抜歯治療法その2 方法と技術の側面	ルートサブマージやソケットシールド、ポンティックシールドの方法の形成術式と合併症のマネージメントに関して。顎骨が細い症例や過けん引したフラップでは軟組織から根が露出することからCTGやFGG等の軟組織の手術が必要になることもあるだろう。	論文中にも述べられているがまだ合併症の可能性に関しては言及されていないことから適応症をしっかりと見極める必要がある。

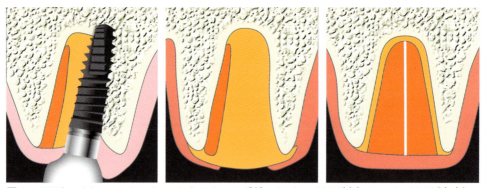

図4 PET(partial extraction therapies)の3つの手法。Socket-shield(左)、Pontic shield(中央)、Root submerged(右)。(参考文献1より引用・改変)

5 SAFEの見解および予防策(コンクルージョン)

SAFEの見解

本症例は抜歯後即時埋入の後に根尖部に瘻孔が生じた感染ケースであり、**トラブルシューティングレベルはIV**である。

通常、インプラント根尖部にX線透過像を認める場合はオーバーヒートを疑うことが多いが、鑑別診断は難しい。本症例では抜歯歯牙片が残存しており、その状態でドリリングを行ったことにより根尖部に歯牙片が押し出され、同部が感染源になったと推測される。外科的フラップを挙上したことによって、その原因が明確になったケースである。

近年では意図的に歯頚部周囲に残根片を残し、骨を維持しようとする方法もあるが、感染の危険性があることに注意しなくてはならない。

3-4 歯根破折片が原因と考えられる術後感染

予防策

抜歯後即時埋入は、適切に行えば大変有用な術式であると思われる。しかし歯牙片が残留した状態での抜歯後即時埋入はなんらかのトラブルの原因になりかねないため、完全に抜歯および軟組織の除去を行うことを推奨する。

また、抜歯対象歯は無髄歯で破折している状況が多く、抜歯は時により難航する。唇側骨の温存できる低侵襲な抜歯を行う術式が必要である。また、抜歯後もマイクロスコープやCTなど利用して確認することも有用である。

6 補足（サプリメント）

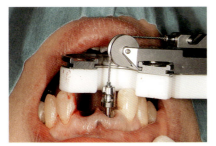

図5-a Benex IIを使用した残根抜歯。

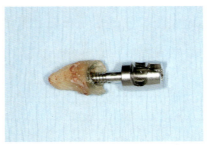

図5-b スクリューの噛み込みが成否を決める

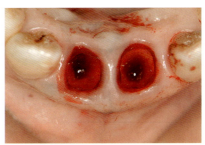

図5-c 最小限の侵襲で残根の抜去を行うことができた。（図5-a〜c、瀧野裕行先生のご厚意による）

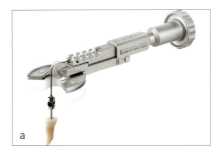

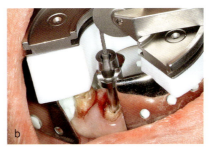

図6-a、b Benex II（フォレスト・ワン社）。ヘーベルや鉗子等を使用せず、歯周組織への侵襲を最小限に抑えた抜歯を可能にした器具である。

Benex IIを使用した最小限の侵襲での残根抜去

低侵襲な残根の抜去方法として、抜歯窩内で根を縦に分割し、ペリオトームで内側に倒しながら、分割片を摘出する方法がある。

しかし、Benex II（フォレスト・ワン社）を使用すると、さらに小さい侵襲で残根の抜去を行うことができる。フラップ剥離はせず、15Cのメスで歯周靭帯のみ切除し、根管内に規定のバーにて形成し、アンカーとなるスクリューを設置する。そのスクリューにワイヤーロープと本体を装着し、ハンドルを回転しながら牽引するシステムである。靭帯の緩みを感じながら、ゆっくり牽引することもポイントである。また、成功率を上げるために4種類のスクリューが用意されている。

残根が縦割れしていたり、歯質が脆い症例では使用できないが、成功率が高く、メリットの大きな優れた方法である。

参考文献

1. Gluckman H, Salama M, Du Toit J. Partial Extraction Therapies (PET) Part 1: Maintaining Alveolar Ridge Contour at Pontic and Immediate Implant Sites. Int J Periodontics Restorative Dent 2016;36(5):681-687.

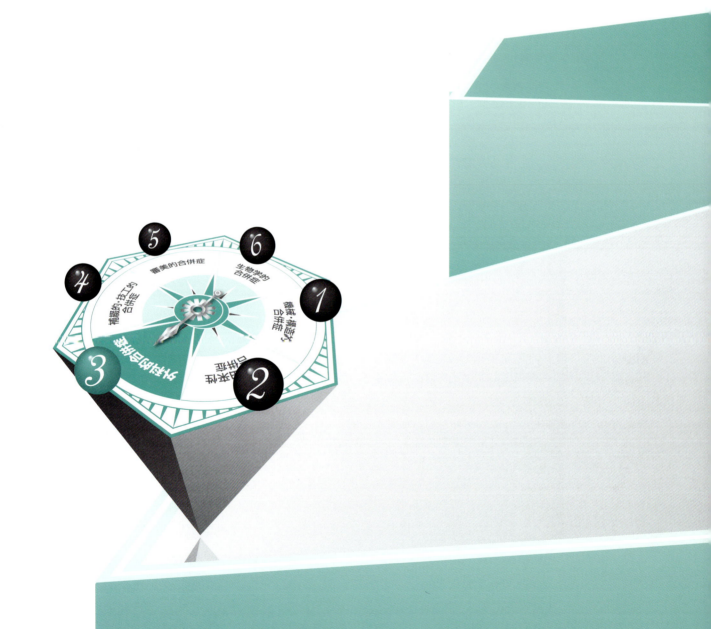

歯槽部骨造成術のトラブル

4章

4-1	Level 1 2 3 4 5 6	ソケットプリザベーションのトラブル **オープンバリアメンブレンテクニックを用いた際のGBRトラブル**	96
4-2	Level 1 2 3 4 5 6	GBRにおける遮断膜の露出 **GBR後の創部の哆開**	100
4-3	Level 1 2 3 4 5 6	GBRにおける骨形成不良 **吸収性骨補填材料特性の理解不足による メンブレンの除去時期間違い**	104
4-4	Level 1 2 3 4 5 6	ブロック骨移植のトラブル **自家ブロック骨移植後、創の哆開を伴わない感染による完全壊死**	108
4-5	Level 1 2 3 4 5 6	スプリットクレストのトラブル **スプリットクレスト後のインプラント脱離症例**	112

4章 歯槽部骨造成術のトラブル

4-1 ソケットプリザベーションのトラブル

オープンバリアメンブレンテクニックを用いた際のGBRトラブル

Level Ⅵ 専門機関への依頼を要する
Level Ⅴ ①〜④の4つを要する
Level Ⅳ ①〜④の3つを要する
Level Ⅲ ①〜④の2つを要する
Level Ⅱ ①〜④の1つを要する
Level Ⅰ ①〜④を特に要さない

Factor（①外科的な侵襲、②高度な知識・技術、③長期的な治療期間、④高額な治療費）

1 トラブルおよび問題提起（マテリアル）

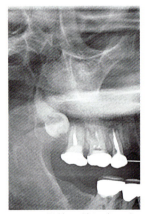
図1-a 術前X線写真。大きな根尖病変が観察される。

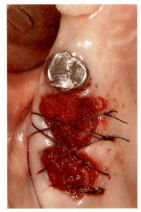
図1-b 7̲ 6̲抜歯時。

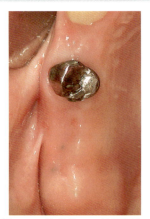
図1-c 抜歯後4ヵ月経過時。

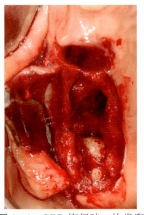
図1-d GBR施行時。抜歯窩の治癒が不良である。

トラブルおよび問題提起

患者は62歳女性。右側上顎臼歯部の違和感を主訴に来院された。

7̲ 6̲周囲に骨吸収が見られ、予後不良と判断し患者の同意のもと抜歯。抜歯窩掻把後、抜歯時にアテロコラーゲンスポンジを填入した。

抜歯4ヵ月経過後、GBRのために歯肉弁を翻転したところ、抜歯窩の治癒は不良であり、5̲の根尖病変と大臼歯部の抜歯窩が交通していた。5̲の根尖の状態も加味して、予後不良と判断し抜歯した。

再度骨面の掻把ののち、DBBM（Bio-Oss®）を填入。非吸収性メンブレン（Cytoplast™）を設置し、歯肉弁に減張切開を入れ、歯冠側に位置づけて縫合した。このメンブレンは、メンブレンが露出した状態での術式（オープンバリアメンブレンテクニック）を用いても、感染が及びにくいということであった。術直後の状態で5̲部のメンブレンの露出が見られる。

想定外の5̲の抜歯によって、より大きな減張が必要となったこと、切開線が口蓋側寄りの歯槽頂切開になったこと、歯肉弁の大きさが小さいことが観察

4-1　オープンバリアメンブレンテクニックを用いた際の GBR トラブル

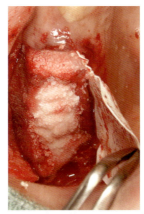
図 2-a　掻爬後、DBBM を填入し、Cytoplast™ を設置。

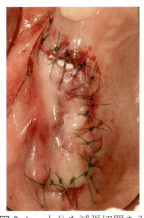
図 2-b　十分な減張切開を入れ、歯肉弁を歯冠側に位置付けた。

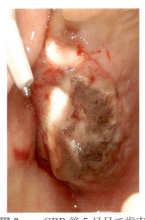
図 2-c　GBR 後 5 日目で歯肉弁の壊死が認められた。

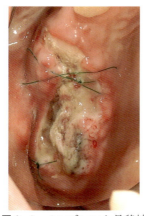
図 2-d　メンブレンと骨移植材料を可及的に撤去した。

される。8|は当初矯正治療により挺出する予定であったため保存してある。

術後 5 日目では、メンブレン上の歯肉弁はほぼ壊死しており、感染はメンブレン下に及ぶことが観察された。そのためメンブレンを撤去し、感染の及んでいる骨補填材料を可及的に撤去し縫合した。

2　対処および解決方法（メソッド・シューティング）

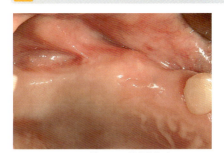
図 3-a　GBR 後 6 ヵ月経過時。

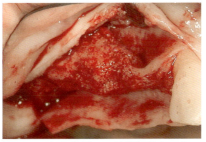
図 3-b　大臼歯部には骨様組織ができているが、小臼歯部は歯槽頂のみ薄く骨が存在した。

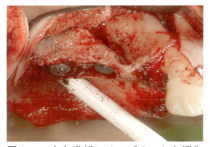
図 3-c　大臼歯部にインプラントを埋入した。

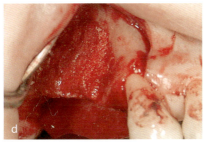

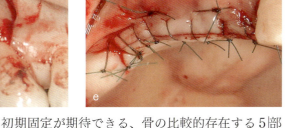

図 3-d　小臼歯部に DBBM と吸収性メンブレンで再 GBR を行った。
図 3-e　減張切開を入れ歯肉弁を歯冠側に縫合した。

トラブルの対処および解決法

術後 6 ヵ月の治癒期間を置き、歯肉弁を剝離翻転したところ、大臼歯部には骨様組織が満たされており、小臼歯部位は歯槽頂のみ薄く骨が存在し、頬側から大きな骨欠損が見られた。

初期固定が期待できる、骨の比較的存在する 5|部と 6|部にインプラントを埋入した。骨欠損部に骨補填材料（DBBM）を填入、吸収性メンブレン（Bio-Gide®）を設置し、減張を終えた歯肉弁を縫合した。

4章　歯槽部骨造成術のトラブル

3 対処結果（リザルト）

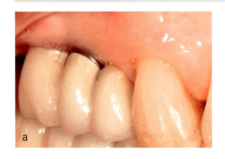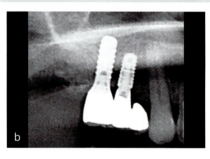

図4-a　最終補綴装置装着後口腔内写真（4｜スペースは矯正治療で閉じた）。
図4-b　同X線写真。

対処結果

再GBR後、6ヵ月経過後に二次手術を行い、その後プロビジョナルレストレーション装着期間を経て、最終補綴装置が装着された。

8｜は矯正力を与えても動かなかったため、抜歯に至った。この患者の他部位の抜歯後や骨外科処置後の治癒も非常に良くなかった。

抜歯窩は1年以上経過しても骨で満たされておらず、GBR後の感染がなかったとしても骨が柔らかく、軟組織が入り込んでいることが考えられた。

4 文献考察（ディスカッション・レビュー）

テーマ	著者、雑誌、発行年およびエビデンスレベル	論文タイトル	アブストラクト	SAFEのコメント
GBRにメンブレンとしてどちらが適正か	Cucchi A, Vignudelli E, Napolitano A, Marchetti C, Corinaldesi G. Clin Implant Dent Relat Res 2017;19(5):821-832. 2. ランダム化比較試験（RCT）	Evaluation of complication rates and vertical bone gain after guided bone regeneration with non-resorbable membranes versus titanium meshes and resorbable membranes. A randomized clinical trial. 非吸収性メンブレンVSチタンメッシュ＋吸収性メンブレンGBR後の垂直的な骨量増加と合併症率の評価	40症例に関するGBR法の検討。非吸収性メンブレンの外科的および創傷に関する合併症率がそれぞれ5％、15％に対してチタンメッシュ＋吸収性メンブレンの合併症率は15.8％、21.1％と高い割合を示した。	同じGBRの術式であっても、メンブレンの選択次第で合併症率が大きく変化することも忘れてはならない。
リッジプリザベーションにどちらが適正なのか	Arbab H, Greenwell H, Hill M, Morton D, Vidal R, Shumway B, Allan ND. Implant Dent 2016;25(1):128-134. 3. 非ランダム化比較試験（nRCT）	Consensus statements and recommended clinical procedures regarding the placement of implants in extraction sockets. 非吸収性PTFEメンブレンと吸収性コラーゲンメンブレンのリッジプリザベーションにおける比較：臨床的・組織学的検討	移植材料は同種骨とウシ由来HA。水平的な顎堤変化は吸収性コラーゲンメンブレンで-1.4mm。非吸収性PTFEメンブレンで-2.2mm。垂直的な顎堤変化は吸収性コラーゲンメンブレンで-1.2mm。非吸収性PTFEメンブレンで-0.5mmであった。	歯科医師は骨移植材料や成功率に目がいきやすいが、合併症のリスクやリカバリーの単純化等で選択することも極めて重要であると考える。

4-1 オープンバリアメンブレンテクニックを用いた際のGBRトラブル

5 SAFEの見解および予防策（コンクルージョン）

SAFEの見解

　GBRにおけるメンブレンの選択に関しては、吸収性メンブレン・非吸収性メンブレン・チタン強化型メンブレン・チタンメッシュなど、さまざまな用途に応じて選択肢が存在する。それぞれのメンブレンにメリットとデメリットがあり、われわれはその特性を熟知し使用しなければならない。

　本症例では露出を許容する非吸収性メンブレンを用いているが、感染のリスクを考慮すると、やはり原則的にメンブレンは完全に歯肉弁によって被覆されたほうが良いと考える。

　実際に、このメンブレン使用後の歯肉の性状はePTEF使用時に比べると骨の性状が芳しくない。本症例の**トラブルシューティングレベルはⅡ**である。

予防策

　メンブレンの適切な選択、適切なGBR時のフラップデザインの施行、インプラント予定部位の周囲歯の状態の把握、抜歯後の感染源の完全除去、そしてGBR部位においては適切な減張を加えた歯肉弁による完全被覆が望ましいと考える。

6 補足（サプリメント）

表1　治癒に関する合併症における非吸収性メンブレン露出への対応[1]

露出の分類	解説
Class Ⅰ 化膿性滲出液を伴わない小規模なメンブレンの露出（≦3mm）	このような症例は検証が不十分である。In vitroではメンブレンの露出時に細菌感染が成立するまで約3～4週間かかるとの報告がある。これに臨床的な経験を併せて鑑み、ただちにメンブレンを除去する必要はなく、最長1ヵ月をめどに経過を観察する。プラーク形成防止のため0.2%クロルヘキシジンゲルを1日2回局所的に用いて洗浄しながら、1週間ごとに経過観察を行う。少数の報告ではあるが、開創部のメンブレンを一部除去し結合組織を移植して封鎖、または、縫合にて裂開を閉鎖する方法も報告されている。
Class Ⅱ 化膿性滲出液を伴わない大規模なメンブレンの露出（>3mm）	急性炎症を伴う膿瘍形成がなくても、造成部位の治癒を阻害する可能性があるためメンブレンはすみやかに除去する。このような場合、大多数のケースにおいて移植骨部への問題はない。メンブレンは除去し、造成部はそのまま温存し、粘膜を縫合して最低でも4～5ヵ月間は粘膜下で治癒を図る。
Class Ⅲ 化膿性滲出液を伴うメンブレンの露出	メンブレンは速やかに除去し、感染した移植骨や炎症性組織は掻把。このような状態がGBR後1ヵ月以内に生じた場合は、移植部位はほとんど残らない。再治療まで最低でも2～3ヵ月治癒を待つ。
Class Ⅳ メンブレンの露出を伴わない膿瘍形成	もっとも予後不良な状態。ほとんどのケースは移植後1ヵ月以内に発症し、移植部とe-PTFEは細菌感染する。速やかにメンブレンを除去のうえ移植部位を完全に掻把し、局所的に抗菌薬で洗浄および抗生剤の経口投与を行う。メンブレンの除去が遅れたり、感染が重度な場合は既存骨の吸収も生じる可能性がある。

非吸収メンブレン露出への対応

　非吸収メンブレン露出時の対応は、露出のサイズと感染の度合いによって異なる。露出すなわち失敗ということではないが、メンブレン除去のタイミングを測ることが重要である。

参考文献
1. Soldatos NK, Stylianou P, Koidou VP, Angelov N, Yukna R, Romanos GE. Limitations and options using resorbable versus nonresorbable membranes for successful guided bone regeneration. Quintessence Int. 2017;48(2):131-147.

4章 歯槽部骨造成術のトラブル

4-2 GBRにおける遮断膜の露出

GBR後の創部の哆開

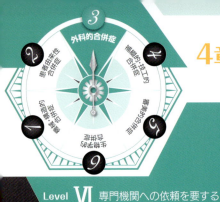

Factor（①外科的な侵襲、②高度な知識・技術、③長期的な治療期間、④高額な治療費）

1 トラブルおよび問題提起（マテリアル）

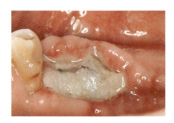

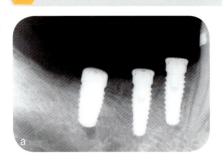
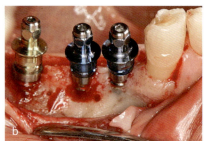
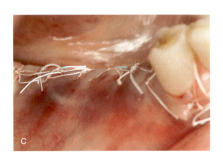
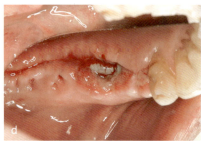

図1-a　埋入直後（GBR前）のデンタルX線写真。歯槽骨頂に位置するように埋入深度を計画したため、X線ではインプラントショルダーが骨上に露出しているように写っている。

図1-b　埋入時口腔内写真。歯槽骨頂がナイフエッジ状であり、インプラントの頬側面が露出しているためDBBMと吸収性コラーゲンメンブレンにてGBRを行った。

図1-c　縫合時口腔内写真。フラップには骨膜減張切開をくわえ、水平マットレス縫合と単純縫合を組み合わせて創面を閉鎖した。

図1-d　術後一週経過時口腔内写真。創縁は哆開し、メンブレンが露出していた。縫合糸はすべて緩んでいたため、この時点で抜糸を行った。

トラブルおよび問題提起

　患者は70歳の男性で、欠損部のインプラントによる補綴を希望して来院した。全身的既往歴として高血圧および狭心症の既往があった。
　通法どおりインプラントを埋入した。欠損部の顎堤は細く、埋入時にDBBM（Bio-Oss®）と吸収性コラーゲンメンブレン（OSSIX®）にてGBRを行った。術後1週間では、5̄ 4̄部の創が哆開し、メンブレンが露出していた。

4-2　GBR後の創部の哆開

2　対処および解決方法（メソッド・シューティング）

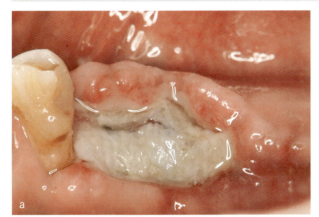

図2-a　術後10日の口腔内写真。哆開はさらに拡がり、露出したメンブレンは吸収が始まっていた。そのため容易に除去することができた。

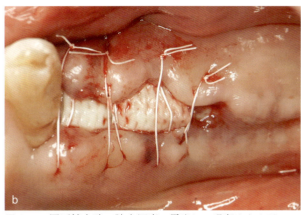

図2-b　同再縫合時口腔内写真。露出し、吸収されかけているメンブレンを除去後、骨補填材料の漏出を防止するために再度吸収性メンブレンを設置、縫合を行った。

トラブルの対処および解決法

　メンブレンは灰白色になり、感染していると考えられたため、哆開部をグルコン酸クロルヘキシジンにて洗浄を行った。その3日後には、哆開はさらに拡がり、メンブレンは急速に吸収されていた。そこで、露出したメンブレンを取り除き、創縁内面に回り込んだ上皮を切離したうえで、新たな吸収性コラーゲンメンブレン（OSSIX®）を設置し再度縫合した。減張切開を行わなかったため、フラップを完全閉鎖することはできず、メンブレンが露出することとなった。

3　対処結果（リザルト）

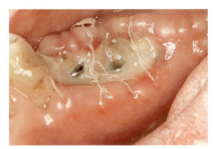

図3-a　再縫合後4日の口腔内写真。メンブレンは完全に吸収され、骨補填材料は肉芽組織に覆われていた。また、カバースクリューが一部露出した。

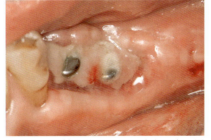

図3-b　再縫合後3週の口腔内写真。周囲組織より上皮の再生が認められる。

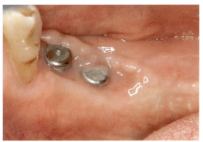

図3-c　再縫合後5週の口腔内写真。創面は上皮に覆われたが、5 4のカバースクリューが完全に露出した。

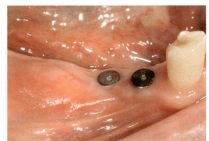

図3-d　二次手術時口腔内写真。カバースクリュー周囲の歯肉はわずかに厚みが増加していた。

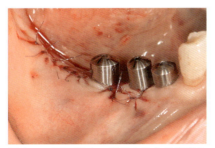

図3-e　同口腔内。残存する角化歯肉を温存するように根尖側に位置づけ、6部にヒーリングアバットメントを装着した。

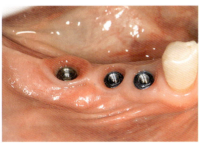

図3-f　補綴装置装着時口腔内写真。インプラント周囲には最小限の角化歯肉が獲得されている。

4章 歯槽部骨造成術のトラブル

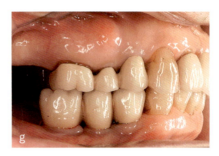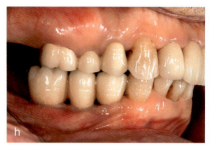

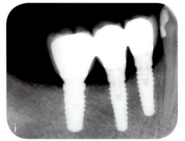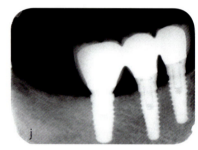

図3-g 補綴装置装着時口腔内写真。角化歯肉は認められるものの、インプラントサルカス部に限られている。

図3-h 補綴装置装着後9年の口腔内写真。角化歯肉の幅は維持されており、清掃状態は良好で炎症所見は認められない。

図3-i 補綴装置装着デンタルX線写真。哆開により補填材が漏出した5̄ 4̄部は、ショルダー部が骨縁上に露出していると考えられる。

図3-j 補綴装置装着後9年のデンタルX線写真。骨頂部に大きな変化は認められず、安定していると思われる。

対処結果

再縫合後4日目(埋入後2週間)でメンブレンは消失したが、その直下は幼弱な軟組織によって被覆されていたため、経過観察とした。術後4週間で、哆開部は軟組織で完全に閉鎖されたが、2本のインプラントはカバースクリューが露出した。

その後、埋入から5ヵ月後に哆開しなかったインプラント部の二次手術を行った。すべてのインプラントはオッセオインテグレーションしていたが、インプラント周囲には十分な付着歯肉を獲得することはできなかった。プロビジョナルレストレーションにて、十分な経過観察を行った後に最終補綴装置を装着した。

4 文献考察(ディスカッション・レビュー)

テーマ	著者、雑誌、発行年およびエビデンスレベル	論文タイトル	アブストラクト	SAFEのコメント
GBR後の合併症とは	Lim G, Lin GH, Monje A, Chan HL, Wang HL. Int J Oral Maxillofac Implants. 2017. doi: 10.11607/jomi.5581. [Epub ahead of print] **1. システマティックレビュー/メタアナリシス(SR/MA)**	Wound Healing Complications Following Guided Bone Regeneration for Ridge Augmentation: A Systematic Review and Meta-Analysis. GBR後の創傷治癒に関する合併症:システマティックレビュー	GBR後早期の合併症(メンブレンの露出、軟組織の退縮、炎症、排膿)は16.8%観察された。メンブレンの違いによる合併症の比較を検討したところ吸収性のメンブレンが18.3%、非吸収性が17.6%とメンブレンによる合併症の違いはなかった。	GBRの合併症が6症例に1症例あることからも、喫煙や角化粘膜の有無、粘膜厚を含めたリスク診断をした上で適切な術式を診断する必要がある。
GBR後の合併症とは	Jensen AT, Jensen SS, Worsaae N. Oral Maxillofac Surg 2016;20(2):115-122. **4. 分析疫学的研究**	Complications related to bone augmentation procedures of localized defects in the alveolar ridge. A retrospective clinical study. 歯槽頂骨造成に関連する合併症　後ろ向き研究	223人の患者、331骨欠損に対し骨造成を行い350本のインプラントを埋入後の合併症について検討。軟組織の哆開に関してはGBR後1.7%、水平的骨造成後25.9%、垂直的骨造成後18.2%であった。感染に関してはGBR後2%、サイナスリフト(ソケット)12.5%、待時サイナスリフト後5%、待時水平的骨造成後11%、待時垂直的骨造成後9%。早期喪失に関しては6本中すべてがGBR後であった。	GBRと水平的骨造成と垂直的骨造成を合計すると感染含め比較的高い割合で生じることまた待時において合併症発症率が下がることからも術式含めもう一度見直す必要があるだろう。

4-2 GBR後の創部の哆開

5 SAFEの見解および予防策（コンクルージョン）

SAFEの見解

哆開後の対応は感染度合いや使用するメンブレンによって異なる。本症例は吸収性メンブレンなので自然に分解吸収され、その後、長めの治癒期間をおけば絶望的ということではなく、インプラントは生存することも多く経験する。本症例ではメンブレンの再設置や再縫合を行ったが、意味があったかどうかはわからない。

根尖部分の健全な歯肉を使用しての再縫合は食片圧入を防ぐ程度に意味はあるが、図3-aのように結局緩んでしまう。抗生物質の全身投与と局所洗浄程度で経過観察するしかない。おそらく治癒後の骨は線維組織を多く含んだ骨補填材料の塊と若干の骨様組織だと思われるが、埋入されたインプラントは問題なく機能することも経験上遭遇する。本症例の**トラブルシューティングレベルはⅡ**である。

予防策

GBR後のトラブルとして縫合部の哆開は一定の頻度で起こるが、その原因は

①不適切な切開部位や連続性を欠く切開線、フラップ挙上時の挫滅
②減張の不足（原因として多く考えられる。余裕があるほどの十分な減張が必要）
③縫合の不備（フラップを保持するための懸垂縫合と閉鎖のための単純縫合が適正か）

である。ひとつひとつのステップを習得し、その起こるトラブルをなくさなければいけない。

6 補足（サプリメント）

表1 外科的な合併症における非吸収性メンブレンを用いたGBR時の分類と治療方法[1]

分類	治療方法
Class A 粘膜の損傷	減張切開が深すぎることによる生じる粘膜の損傷。フラップが過度に薄くなったり、穿孔することで血行不良となり軟組織が壊死する。軟組織の治癒不良によりメンブレンが露出し、再生療法の結果が不良となる。
Class B 神経的な合併症	下顎のオトガイ神経および上顎の眼窩下孔神経で報告されている。神経線維をメスで損傷することで生じ、一過性または恒久的に知覚障害（知覚欠如、知覚異常、疼痛を伴う知覚異常）を生じる。
Class C 血管性の合併症	舌下隙の浮腫および出血。この部分には、舌下動脈・顎舌骨筋枝・舌神経・ワルトン管・舌下腺・舌筋の筋線維などの重要な構造物が存在する。

外科的な合併症

歯槽部骨造成術のトラブルには創部の哆開によるメンブレンの露出以外にもさまざまな外科的合併症がある。粘膜の損傷、神経的な合併症、血管性の合併症に分けて述べられている。

参考文献

1. Soldatos NK, Stylianou P, Koidou VP, Angelov N, Yukna R, Romanos GE. Limitations and options using resorbable versus nonresorbable membranes for successful guided bone regeneration. Quintessence Int. 2017;48(2):131-147.

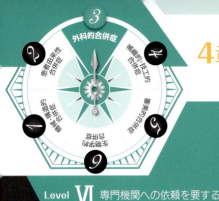

4章 歯槽部骨造成術のトラブル

4-3 GBRにおける骨形成不良

吸収性骨補填材料特性の理解不足によるメンブレンの除去時期間違い

Factor（①外科的な侵襲、②高度な知識・技術、③長期的な治療期間、④高額な治療費）

1 トラブルおよび問題提起（マテリアル）

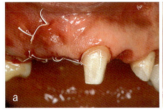
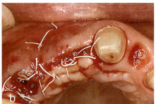

図1-a、b　GBR後の口腔内写真。2 1|1部に対してβ-TCPとチタン強化型e-PTFEメンブレンを用いてGBRを行った。メンブレンはチタン製のピンで固定し、減張切開を行い、テンションフリーで創面を縫合閉鎖した。術後、創部の裂開や感染などの合併症は認められず、2週間後に抜糸を行った。

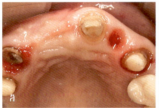
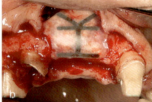
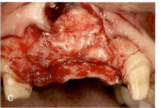
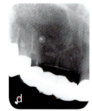

図2-a～d　GBR後6ヵ月の口腔内写真（a）～（c）およびデンタルX線写真（d）。メンブレンの露出はなく、顎堤幅は大幅に改善された。インプラントを埋入するためにフラップを翻転したところ、β-TCPの顆粒が少し認められた箇所もあるが、骨様組織と思われる組織に置換していた。

トラブル

患者は上顎前歯欠損部へのインプラント治療を希望し、前医の紹介により来院した。

2 1|は2ヵ月前に抜歯されており、欠損部の歯槽堤は骨吸収によって陥凹していた。インプラント埋入に先立ち、2 1|部にβ-TCPとチタン強化型非吸収性メンブレンを用いてGBRを行った。

GBRから6ヵ月後にメンブレンを撤去したところ、インプラント埋入には十分な骨再生が得られていたため3 1|部にインプラントを埋入した（|3は抜歯後即時埋入）。再度の硬軟組織の造成は行わなかった。埋入後の創傷治癒は良好であったが、経時的に顎堤幅が減少し、6ヵ月後のリエントリー時には粘膜下にインプラントが視認されるようになった。

問題提起

β-TCPとチタン強化型非吸収性メンブレンを用いたGBRに対して、6ヵ月という待時期間は適正

4-3 吸収性骨補填材料特性の理解不足によるメンブレンの除去時期間違い

図3-a〜c　インプラント埋入時の口腔内写真(a)(b)およびデンタルX線写真(c)。フラップを翻転し、メンブレンを除去したところ、直下には十分な硬さをもった骨様組織を認めた。3⏌の残根を抜歯し、3⏋1⏌にインプラントを埋入した。インプラントの唇側には2mm以上の骨が確保され、十分な初期固定を得ることができた。

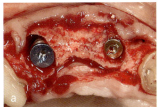
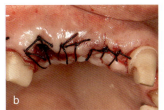
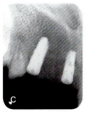

図4-a,b　インプラント埋入後6ヵ月の口腔内写真。術後の創傷治癒は良好であったにもかかわらず、顎堤幅は大きく減少。粘膜下にはインプラントが透過していることが確認できる。

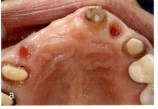
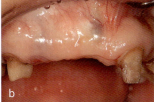

であったのであろうか。

　また、吸収しやすい骨補填材料を使用するということは問題がなかったのだろうか。認可の問題なども絡むが、骨補填材料の性質を十分に理解して選択する必要がある。

2　対処および解決方法（メソッド・シューティング）

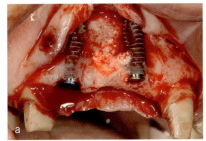
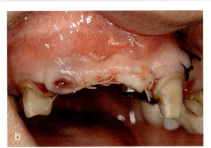
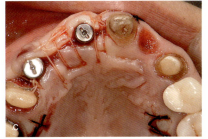

図5-a〜c　リエントリー時口腔内写真。フラップを翻転したところ、インプラントはオッセオインテグレーションが獲得されていたものの、唇側骨は大幅に吸収され、インプラントの尖端までスレッドが露出していた。軟組織を徹底的に除去後、インプラントの唇側にFDBAを填入。その上に口蓋より採取した結合組織片を設置した。

トラブルの対処

　インプラント唇側の骨吸収が生じていることが予想された。そのため、アバットメントコネクションと同時に再度のGBRと結合組織移植によるリカバリーを前提として、二次手術を行った。インプラントはオッセオインテグレーションが獲得されたが、唇側の骨吸収のために尖端部まで露出していた。

　軟組織を徹底的に除去後、インプラントの唇側にFDBAを填入し、口蓋より採取した結合組織片を設置し、縫合した。

トラブルの解決法

　オッセオインテグレーションが得られていなければ、もしくは骨様組織が肉芽組織と混在していれば、インプラントを撤去、掻爬し、即時に再GBRの可能性はあった。しかし、そこまでの状態でなければ、本症例のように可及的に掻爬し、再GBRということになる。鋭匙で掻爬して「ボロボロ」砕けるようであれば除去し、「カリカリ」とした強度があればその部分は保存し、その上からGBRを行うことになる。また、結合組織を追加することは有用だが、それによって創閉鎖が困難になる。本症例はアバットメント連結しているので閉鎖の必要がないが、壊死するリスクもあった。

4章 歯槽部骨造成術のトラブル

3 対処結果（リザルト）

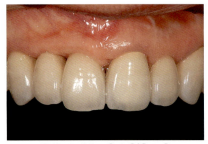
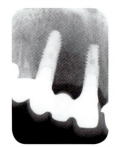
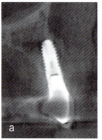
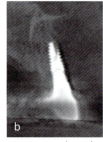

図8 術後正面観。③②①|①②③のメタルセラミックブリッジを装着。②1|ポンティック部の歯間乳頭の喪失が認められるが、患者は満足していた。

図9 術後デンタルX線写真。インプラント近遠心的骨量は問題ないと思われる。

図10-a、b 術後CT画像。リエントリー時、|3の(a)インプラント唇側部および尖端部に骨は存在しなかったが、移植材料および結合組織の移植により、骨様組織を認める。しかし、1|の(b)インプラント唇側部には骨様組織はあまり認めない。

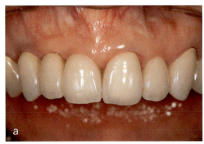
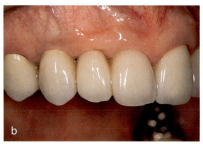
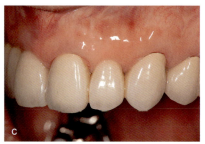

図11-a〜c 術後10年の口腔内写真。①②③天然歯部のブリッジの挺出がみられ、切縁の位置が右上インプラントブリッジとの違いが確認できる。また、運良く②1|部の歯間乳頭も、術直後と比較しグロースしている。

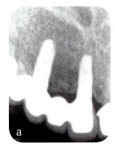
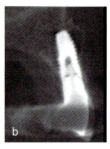
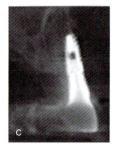

図12-a〜c 術後10年のデンタルX線写真(a)と|3部(b)、1|部(c)のCT画像。術後のCT像と比較するとインプラント周囲、特にインプラントネック部の骨組織がより安定してきているのがわかる。

対処結果

術後、骨補填材料(FDBA)の使用により、インプラント周囲に一定のボリュームを確保することができた。加えて、結合組織の移植により審美的に満足できる結果を得られた。術後10年では骨の吸収置換が起こり、良好な皮質骨様不透過像が確認できる。

4 文献考察（ディスカッション・レビュー）

テーマ	著者、雑誌、発行年およびエビデンスレベル	論文タイトル	アブストラクト	SAFEのコメント
β-TCP vs ウシ由来HAサイナスリフト	Kurkcu M, Benlidayi ME, Cam B, Sertdemir Y. J Oral Implantol 2012;38 Spec No:519-526. 2. ランダム化比較試験(RCT)	Anorganic bovine-derived hydroxyapatite vs β-tricalcium phosphate in sinus augmentation: a comparative histomorphometric study. サイナスリフトにおけるウシ由来HAとβ-TCPの組織形態学的検討	ウシ由来HA骨とβ-TCPの組織形態学的検討(23症例)。6.5ヵ月後の組織学的評価では新生骨形成はウシHAが30.13%に対してβ-TCPは21.09%と有意に低い形成量を示した。また残留率はウシHAが31.88%、β-TCPは34.05%とほぼ相違はなかった。	ウシ由来HAとβ-TCPはよく比較されるグラフトマテリアルであるが、骨誘導という意味ではウシ由来HAの方が効果が高いといえる。

4-3 吸収性骨補填材料特性の理解不足によるメンブレンの除去時期間違い

5 SAFEの見解および予防策（コンクルージョン）

SAFEの見解

　本症例では、リスクを回避するためGBRを先に行い、増骨後にインプラントを埋入した。それにもかかわらずインプラント埋入後、増骨した骨が急速に吸収された。骨補填材料の吸収置換速度はさまざまな条件下で、自家骨では3～6ヵ月、凍結乾燥他家骨移植材料（FDBA）では6～15ヵ月であり、β-TCPではその中間であるといわれている[2]。本症例における骨吸収の原因として、β-TCPを用いたGBR後6ヵ月時点では確実に骨化していなかった可能性が考えられる。もうひとつの原因はGBRにより増骨した組織が骨様組織ではなく、その大半が肉芽組織だった可能性もある。

　いずれにしても、このような状態に陥った場合の選択肢として再度のGBR、GBRおよびCTG、または撤去があると思われる。だがまず考えなくてはならないのは、その方法を選択して結果がともなうのかということである。

　筆者の場合、撤去し再度GBRを行うという選択肢は10年前にはなかった。なぜなら初回よりもGBRが難しくなることに加え、治療期間が長くなり、コストも掛かるものの、結果が出るのか疑問であったからである。どのような治療選択が良いのかは、その選択で術者が結果を出せるのかと、患者がそれを受け入れてくれるかどうかから判断するべきだと考える。本症例の**トラブルシューティングレベルはⅢ**である。

予防策

　骨補填材料の性質を理解し、その吸収置換速度と吸収予測量を予測することが重要である。本症例は10年前の症例で骨補填材料の選択肢が少なかったこともあるが、現在では審美領域では吸収置換速度が極めて遅く、ボリュームの減弱量が少ない異種骨の使用も有効であると考えられる。

6 補足（サプリメント）

表1　骨補填材料の特徴（参考文献1より引用・改変）

材料	骨形成能	骨誘導能	骨伝導能	気孔率	分解性
自家骨	◎	◎	○	△	○
他家骨	△	○	○	△	○
ウシ由来HA	×	×	◎	△	△
β-TCP	×	×	○	○	◎

　通常、ウシ由来HAなど非吸収性の人工骨では人工骨の周囲に骨が形成され、新生骨が癒合して強度が生じる。一方、β-TCPは破骨細胞によって顆粒が溶解し、徐々に骨に置換する。

　したがって、β-TCPを用いたGBR部に十分な骨が形成されるまでには時間を要し、GBR後6ヵ月ではドリリングに耐えられるだけの強度はないと思われる。さらに、ドリリングによってβ-TCP周囲の幼若な血管網が破壊され、著明な吸収が生じたと思われた。

　以上のことから、β-TCPを用いたGBRで二期的にインプラント体を埋入する場合は9～12ヵ月後に埋入するほうが無難と考えられる。

参考文献

1. 松野 智宣，浅野 一成，又賀 泉．インプラント治療における骨移植材の必要性とその特徴．日本顎顔面インプラント学会誌　2017；16：11-17．より引用・改変

2. Garg AK. Bone Biology, Harvesting, and Grafting For Dental Implants: Rationale and Clinical Applications. Chicago: Quintessence Publishing, 2004.

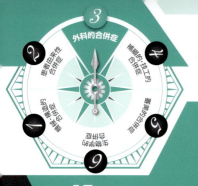

4章 歯槽部骨造成術のトラブル

4-4 ブロック骨移植のトラブル

Level VI	専門機関への依頼を要する
Level V	①〜④の4つを要する
Level IV	①〜④の3つを要する
Level III	①〜④の2つを要する
Level II	①〜④の1つを要する
Level I	①〜④を特に要さない

自家ブロック骨移植後、創の哆開を伴わない感染による完全壊死

Factor（①外科的な侵襲、②高度な知識・技術、③長期的な治療期間、④高額な治療費）

トラブルおよび問題提起（マテリアル）

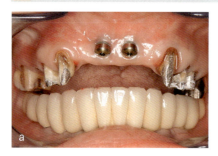
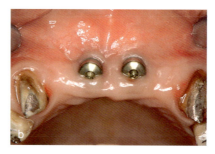

図1-a、b　インプラント埋入同時自家骨移植術後4ヵ月の口腔内写真。インプラント埋入と同時に自家骨移植後に完全壊死を生じ、インプラントが露出した。

トラブル

　患者は67歳、女性。既往歴には特記事項はなし。
　約3mmの水平的骨欠損をともなう2 1|1 2欠損に対して、両側中切歯部にインプラントを埋入すると同時に、ramus boneによるベニヤグラフトを行なった。
　2週間後の抜糸時には創哆開はなかったが、|1部の歯肉頬移行部に感染による瘻孔が生じていた。抗菌薬の投与と移植ブロック骨露出部のラウンドバーによる削合を繰り返し、瘻孔と骨露出部の消失を期待したものの露出部は拡大し、結局移植骨の全摘出を行った。
　結果的にインプラントの露出を生じた（図1-a、b）。

問題提起

　自家骨移植後に移植骨の完全壊死を生じる大半の原因は創哆開であり、上顎での不適切な切開線設定（歯槽頂部の口蓋側切開）、不適切な減張切開（ためらい傷のような数本の骨膜切開）、不適切な縫合に起因している。
　しかし、本症例では縫合部の顕著な創哆開がないにもかかわらず完全壊死を生じたことから、①創部の血腫に存在していた細菌の繁殖と抗菌薬の服用不足、②隣接歯の歯周ポケットからの感染などが原因と考えられた。

4-4　自家ブロック移植後の感染による完全壊死

2　対処および解決方法（メソッド・シューティング）

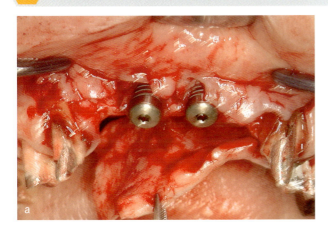
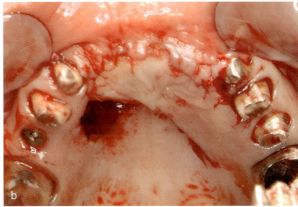
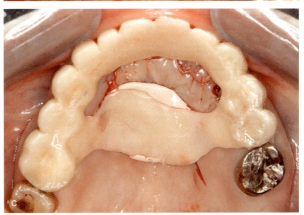

図2-a〜c　有茎口蓋弁（全層弁）と唇側粘膜骨膜弁のオーバーラッピング法を用いて、自家骨移植の完全壊死に対応した。

トラブルの対処

　本来であれば、移植骨の完全摘出をした場合は軟組織が落ち着く3ヵ月後以降に再度自家骨移植あるいはGBRを行うべきある。しかし、患者は再度の自家骨移植、骨を触る手術を拒否された。そこで軟組織移植による代替治療を提示したところ合意を得た。

　厚さ3mmの軟組織造成が必要であることから、口蓋下粘膜結合組織移植では対応できない。そのため、有茎口蓋弁（全層弁）と唇側粘膜骨膜弁のオーバーラッピング法を用いることとした。

トラブルの解決法

　有茎口蓋弁（全層弁）は、大口蓋孔から近心に向かい、栄養血管である大口蓋動脈によって血液供給されるaxial patternの粘膜骨膜弁である。粘膜の厚みが3mm以上あり、またフラップの厚みの経時的変化がないという特徴をもつ。さらに、片側ずつのaxial patternだけでなく、正中部の茎部を広く取ることにより、random patternの血行を利用して、両側にわたるフラップの形成も可能となる。

　まず唇側フラップの剥離を行い、次に左側大口蓋動脈を栄養血管とするフラップを剥離し、翻転に余剰となる基部の粘膜を除去し、右側から左側にフラップをローテーションさせ、露出インプラント部を完全にカバーした。そして、唇側粘膜骨膜弁をその上にオーバーラッピングさせるために口蓋粘膜部の粘膜上皮を一部削除（de-epithelialization）し、縫合を行った。

　骨露出部は保護床にて3週間カバーすると、二次治癒する。その2ヵ月後にヒーリングアバットメントを連結し、最終補綴を行った。

4章　歯槽部骨造成術のトラブル

3　対処結果（リザルト）

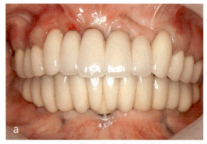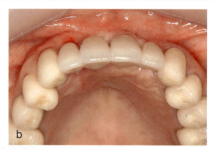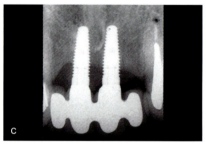

図4 -a～c　有茎口蓋弁（全層弁）と唇側粘膜骨膜弁のオーバーラッピング法による軟組織増生12年後の状態。

対処結果

　有茎口蓋弁と唇側粘膜骨膜弁のオーバーラッピングにて約5mmの軟組織造成が可能になったことから、審美的にも許容できる結果となった。現在12年経過するも、最終補綴装置装着時と変化なく、歯肉退縮も認めていない。

4　文献考察（ディスカッション・レビュー）

テーマ	著者、雑誌、発行年およびエビデンスレベル	論文タイトル	アブストラクト	SAFEのコメント
ブロック骨移植のトラブル	Peñarrocha-Diago M, Aloy-Prósper A, Peñarrocha-Oltra D, Guirado JL, Peñarrocha-Diago M. Int J Oral Maxillofac Implants 2013;28(3):846-853. 4. 分析疫学的研究	Localized lateral alveolar ridge augmentation with block bone grafts: simultaneous versus delayed implant placement: a clinical and radiographic retrospective study. インプラント治療に際するブロック骨移植に関する臨床的、放射線学的後ろ向き研究	42名45部位を対象として、自家骨ブロック骨移植での骨造成の臨床的評価を行なった。その結果、9名（21.4%）の患者で粘膜の哆開、移植骨の露出や神経麻痺などの合併症を認めた。さらに4部位でブロック骨の完全壊死、2部位で著明な移植骨骨吸収を認めた。	合併症が起こる原因として外科的要因が大きいため、粘膜の哆開や移植骨の露出が起こらないように適切な減張切開を行ない、テンションフリーに閉創を行うことに留意しなければならない。

5　SAFEの見解および予防策（コンクルージョン）

SAFEの見解

　自家骨移植後の完全壊死は、感染にともなう最悪の合併症であり、その原因として①創哆開、②創部の血腫に存在していた細菌の繁殖と抗菌薬の服用不足、③隣接歯の歯周ポケットからの感染、④移植骨の鋭縁の粘膜裂開部からの感染が考えられる。しかしながら、感染が生じても早期の対応で部分壊死で収まるようにして、完全壊死は回避したいものである。

　大半の原因である創哆開が生じた際は、再縫合は創哆開部の拡大に繋がるので行うべきではなく、4週間は抗菌薬投与と創部の洗浄および含嗽の指示を行う。術後4週目から創哆開部あるいは瘻孔形成による粘膜裂開部から突出した移植ブロック骨を粘膜2mm下方まで、無麻酔下で＃4ラウンドバーにて削合を繰り返すことにより、裂開部の縮小を図る。

　術後4ヵ月後にフラップを剥離し、壊死骨部を除去する。その3ヵ月後、軟組織が治癒する際に骨欠損がわずかであればCTGによる軟組織での代償を行う。骨欠損がCTGでの軟組織造成で対応でき

4-4　自家ブロック移植後の感染による完全壊死

ない場合には、再度の骨造成（自家骨移植あるいはGBR）、あるいは上顎ならば有茎口蓋弁（全層弁）での軟組織造成で対応すべきである。本症例の**トラブルシューティングレベルはIV**である。

予防策

予防策としては上記の4つの原因に対応すべきである。

①創哆開に対してのポイントは以下の3点。（1）上顎の歯槽頂切開は角化粘膜の範囲内で唇・頬側に、（2）減張切開は口腔前庭最深部から5mm根尖側の骨膜に直角に切開を加え、骨造成後にフラップ同士が3〜5mmオーバーラップするように、（3）フラップ同士がraw-to-rawで接触するようにkey-sutureには水平マットレス縫合をすること。

②創部の血腫に存在していた細菌の繁殖と抗菌薬の服用不足に対してのポイントは以下の3点。（1）血腫の形成を最小限に知るため、縫合直前には電気メスにて止血を確実に行う。（2）抗菌薬の術前投与と術後の抗菌薬内服の徹底指示。（3）膿瘍形成時には積極的な切開排膿処置。

③隣接歯の歯周ポケットからの感染に対してのポイントは以下の3点。（1）術中に徹底したルートプレーニング、（2）隣接歯の3mm以上のアタッチメント・ロスがある場合は、矯正的挺出あるいは抜歯を考慮、（3）隣接歯周囲の密な縫合。

④移植骨の鋭縁の粘膜裂開部からの感染に対しては以下の2点がポイントとなる。（1）ブロック骨固定の後に鋭縁部を徹底的な削合、（2）術後にブロック骨鋭縁が確認できた時点で、フラップを剥離し削合を行う。

6　補足（サプリメント）

移植骨の壊死後、再移植で対応した症例（参考症例）

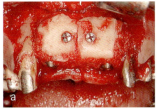 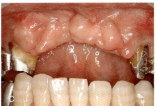 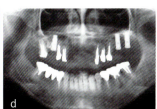

図5-a　インプラント埋入同時骨移植。　図5-b　同パノラマX線写真。　図5-c　移植骨壊死後、粘膜治癒時の口腔内写真。　図5-d　同パノラマX線写真。

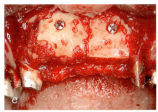 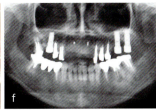 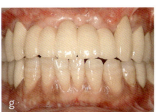 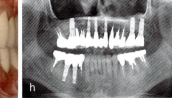

図5-e　自家骨移植を再度行い、リカバリーした。　図5-f　同パノラマX線写真。　図5-g　リカバリー後口腔内写真。　図5-h　同パノラマX線写真。

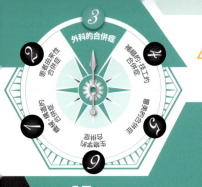

4章 歯槽部骨造成術のトラブル

4-5 スプリットクレストのトラブル

スプリットクレスト後のインプラント脱離症例

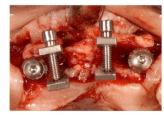

Level Ⅵ	専門機関への依頼を要する
Level Ⅴ	①〜④の4つを要する
Level Ⅳ	①〜④の3つを要する
Level Ⅲ	①〜④の2つを要する
Level Ⅱ	①〜④の1つを要する
Level Ⅰ	①〜④を特に要さない

Factor（①外科的な侵襲、②高度な知識・技術、③長期的な治療期間、④高額な治療費）

1 トラブルおよび問題提起（マテリアル）

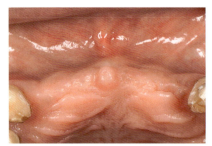

図1-a　術前の口腔内画像。

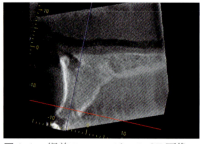

図1-b　術前のコーンビームCT画像。

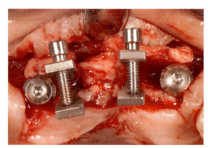

図1-c　エクステンションクレストを行い、メンブレン、骨補填材料は使用していない。

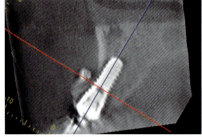

図1-d　術直後のコーンビームCT画像。

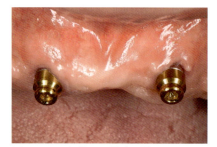

図1-e　10年後の口腔内画像。

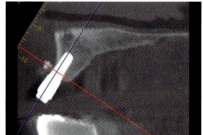

図1-f　10年後のコーンビームCT画像。

トラブル

患者は62歳、男性。

12年前にスプリットクレストによるインプラント埋入を行った。インプラントはStraumann® TE φ3.3×10mmを使用。エクステンションクレストテクニックを用い、骨補填材料、メンブレンは使用していない。

術後のコーンビームCT画像では頬側部の骨壁が遊離している状態であった。その後、骨の自然治癒を期待して、経過観察を行った。

12年間良好に経過していたものの、最近インプラントが脱離し来院した。また残存歯は歯周炎のため

4-5 スプリットクレスト後のインプラント脱離症例

10年間に徐々に抜歯され、最終的には無歯顎のオーバーデンチャーに移行した。

問題提起

スプリットクレストは、頬側壁が遊離した際においては禁忌である。本症例は、骨造成不足、および咬合負荷によるインプラント脱離症例と思われる。

10年経過時のコーンビームCT画像では頬側の造成生不足と垂直的な骨吸収が生じていた。その後、2年で脱離した症例である。口蓋側部のオッセオインテグレーションのみで12年間経過してきたものと思われる。処置を中断することも必要であったかもしれない。

2 対処および解決方法（メソッド・シューティング）

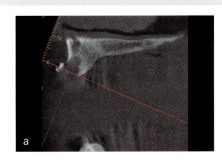
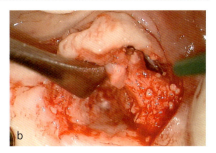

図2-a　インプラント周囲には6〜8mmほどのポケットを認める。
図2-b　骨欠損の頬側には遊離した頬側壁と軟組織が存在する。

トラブルの対処と解決法

インプラント脱落部に再度インプラント埋入および骨造成術を施行した。頬側には自家骨片が残存していたため、同部を徹底的に郭清を行ったのちにGBRを行った。

また、インプラント除去後は2〜3ヵ月の治癒期間を経た後に、再度インプラント埋入およびGBRを行った。

3 対処結果（リザルト）

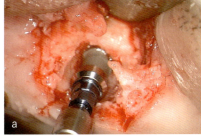
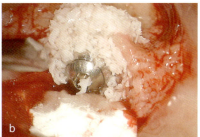
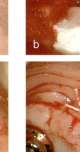
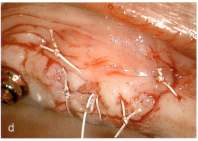

図3-a　インプラントは初期固定が十分得られている状態で埋入できた。
図3-b　骨欠損周囲にDBBMを填入する。
図3-c　吸収性メンブレンにより骨欠損を被覆する。
図3-d　縫合閉鎖をテンションフリーの状態で行った。

対処結果

インプラント脱落後2ヵ月で再埋入およびGBRを行ったため、骨欠損底部に骨が回復しており、十分な初期固定を得ることができた。現在は、二次手術を待つ待時期間中にある。

4章　歯槽部骨造成術のトラブル

4 文献考察（ディスカッション・レビュー）

テーマ	著者、雑誌、発行年およびエビデンスレベル	論文タイトル	アブストラクト	SAFEのコメント
骨移植併用インプラント埋入の予知性について	Rammelsberg P, Schmitter M, Gabbert O, Lorenzo Bermejo J, Eiffler C, Schwarz S. Clin Oral Implants Res 2012;23 (10):1232-1237. 4. 分析疫学的研究	Influence of bone augmentation procedures on the short-term prognosis of simultaneously placed implants. 骨移植同時インプラント埋入の術式の影響について	患者404人（平均年齢58.18歳）、インプラント958本。①372本のコントロール（移植なし）②1種類の移植法を用いてインプラント埋入した392本（ボーンスプレッド、ボーンスプリット、サイナスリフト、GBR）③2種類以上の移植法を用いてインプラント埋入した194本（GBR+スプレッド、GBR+スプリット、サイナス+スプレッド、サイナス+スプリット、サイナス+GBR 9本、サイナス+スプレッド+GBR、サイナス+スプリット+GBR）についてインプラントの失敗と合併症の検討。移植を用いた場合インプラントの予知性はわずかに減少し、2種類以上の移植法を用いた場合は、その影響が顕著になることが示された。	骨移植等の術式が二つ以上重なるケースにおいては、全身疾患や喫煙等の宿主因子やフラップデザイン等検討しなければならない。
スプリットクレストの効果について	Waechter J, Leite FR, Nascimento GG, Carmo Filho LC, Faot F. Int J Oral Maxillofac Surg 2017;46 (1):116-128. 1. システマティックレビュー/メタアナリシス (SR/MA)	The split crest technique and dental implants: a systematic review and meta-analysis. スプリットクレストテクニックを用いたインプラントのシステマティックレビューとメタ分析	1,732人4,115本のスプリットクレストを行ったインプラントのメタ解析。スプリットクレストの生存率97%。スプリットクレストは骨幅を造成するのに予知性のある有効な方であり、従来の方法で平均3.6mm、超音波を用いた方法で平均3.69mmの骨造成が観察された。	骨幅の細い症例に対してスプリットクレストは有効な手段ではあるが、若木骨折を起こした骨が経年的に吸収もしくは腐骨化しないかに関しては疑問が残る術式である。
インプラントの早期失敗に関するリスクファクターに関して	Olmedo-Gaya MV, Manzano-Moreno FJ, Cañaveral-Cavero E, de Dios Luna-del Castillo J, Vallecillo-Capilla M. J Prosthet Dent 2016;115 (2):150-155. 3. 非ランダム化比較試験 (nRCT)	Risk factors associated with early implant failure: A 5-year retrospective clinical study. インプラント早期失敗のリスクファクター：5年の後ろ向き研究	142症例、276本のインプラントに関して早期喪失のさまざまな因子（宿主、部位、習癖、外科手技等）に関して検討。女性であること、重度の歯周疾患があること、ショートインプラント、エクスパンジョンテクニック、術後1週での疼痛・炎症がリスクファクターとして挙げられた。	早期失敗のリスクファクターとして外科術式の中で唯一エクスパンジョンテクニックが挙げられていることからも、術式選択含め慎重に検討する必要がある。

5 SAFEの見解および予防策（コンクルージョン）

SAFEの見解

　本症例はスプリットクレストを併用したインプラント埋入後12年で脱落したケースで、**トラブルシューティングレベルはⅣ**である。上顎無歯顎症例で、スプリットクレストを適用した場合にみられる骨形態による唇側への傾斜が一因であると思われる。また同部は12年間の経過観察でインプラント周囲炎は生じていないものの、経時的に骨吸収を認めていた。また変位させた頬側骨が遊離していたこともあり、最終的にはオーバーロードにより、咬合の負荷に耐えられずにインプラントが脱落したものと推測される。

　この症例はスプリットクレスト時に本来頬側壁を破折してはならないという禁忌を起こしてしまったことに原因がある。スプリットクレストを適用する際は、頬側壁が破折しない症例を選択すること重要である。

予防策

　スプリットクレストは骨造成を行う上で有効な手段であると思われるが、インプラントの埋入方向が既存骨に左右される。術前のプランニングにより適応症を選択することが重要である。

4-5　スプリットクレスト後のインプラント脱離症例

6　補足（サプリメント）

表1　スプリットクレスト術中・術後の合併症について[1]

研究者	術中および術後の合併症とその割合
Ella et, al. (2014)	骨幅が3mmの狭い症例で高度な骨吸（25%） 骨幅3mmの症例で骨壁の骨折（43%）
Ferrigno et, al. (2005)	テーパード型インプラントを埋入したすべての患者で唇側または口蓋側の皮質骨板が骨折
Sohn et, al. (2010)	同時インプラント埋入における骨折（21%）
Jensen et, al. (2009)	1年以内に2mm以上唇側の骨が吸収した症例が17%

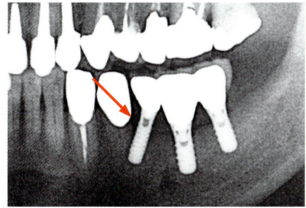

図4-a　スプリットクレスト同時インプラント埋入時に頬側骨壁が骨折した症例。著しい骨吸収が認められる（赤矢印）。

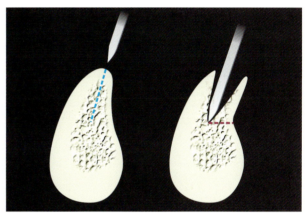

図4-b　スプリットクレスト時の骨折。若木骨折も含めた骨折と骨吸収がもっとも頻度の高い合併症である。

スプリットクレストの合併症

　スプリットクレストは2015年のシステマティックレビュー[1]においても97%（94.4〜100%）とインプラントは高い残存率を示しており、さらに骨幅の獲得量も4.13mmと優れた術式であることが報告されている。しかし合併症として右の表からもわかるように骨折や骨吸収が術中・術後に高頻度に生じていることからsurvival rateが高くてもsuccess rateの低い術式なのかもしれない。

参考文献

1. Elnayef B, Monje A, Lin GH, Gargallo-Albiol J, Chan HL, Wang HL, Hernández-Alfaro F. Alveolar ridge split on horizontal bone augmentation: a systematic review. Int J Oral Maxillofac Implants 2015;30(3):596-606.

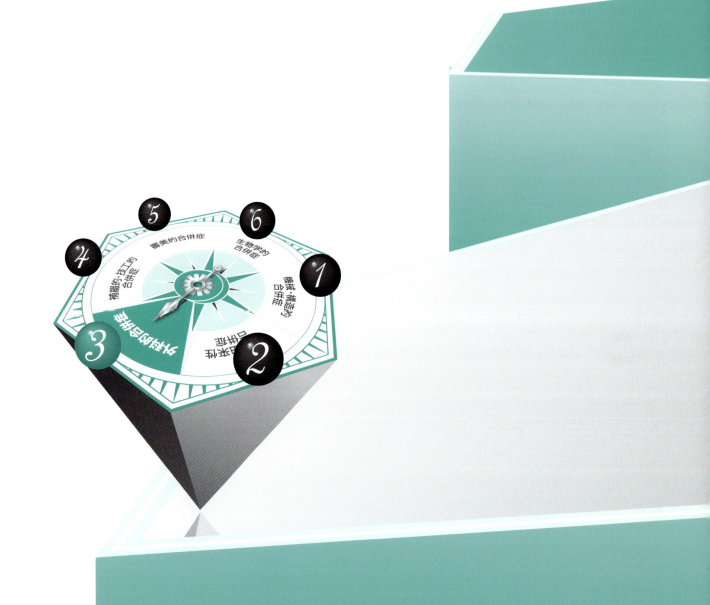

サイナスリフトのトラブル

5章

5-1	Level 1 2 3 **4** 5 6	上顎洞粘膜裂開 **広範囲の上顎洞粘膜裂開① 即日対応症例**	118
5-2	Level 1 2 **3 4** 5 6	上顎洞粘膜裂開 **広範囲の上顎洞粘膜裂開② 手術中断症例**	122
5-3	Level 1 2 3 **4** 5 6	術後感染 **サイナスリフト18日後の感染**	126
5-4	Level 1 2 3 **4** 5 6	術前の上顎洞病変 **上顎洞内粘液貯留嚢胞**	130
5-5	Level 1 2 **3** 4 5 6	上顎洞粘膜の挙上不足 **上顎洞内骨形成不良**	134
5-6	Level 1 2 3 **4** 5 6	術後感染 **感染治癒後再サイナスリフト**	138
5-7	Level 1 2 3 4 **5** 6	補綴後のインプラント周囲炎 **HA含有骨補填材料によるサイナスリフト10年後の感染**	142
5-8	Level 1 2 3 4 **5** 6	非歯原性の術後感染 **鼻中隔湾曲症と気管支喘息を有する患者に生じた術後感染**	146

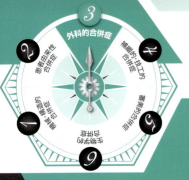

5章　サイナスリフトのトラブル

5-1　上顎洞粘膜裂開

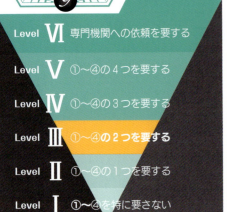

Factor（①外科的な侵襲、②高度な知識・技術、③長期的な治療期間、④高額な治療費）

広範囲の上顎洞粘膜裂開 ① 即日対応症例

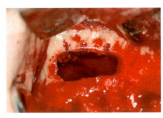

1 トラブルおよび問題提起（マテリアル）

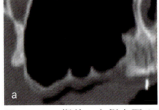
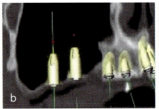
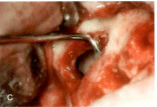
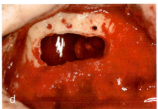

図1-a、b　術前の右側上顎CT画像。上顎洞底に比較的低い3mm程度の隔壁が2つみられたが、上顎洞粘膜の腫脹は認められなかった。

図1-c、d　慎重に上顎洞粘膜を剥離したにもかかわらず粘膜の裂開が生じ、最終的に直径約25mmの大きさとなった。

トラブル

患者は45歳、男性。既往歴に特記事項なし。

上顎無歯顎の右側臼歯部の残存歯槽骨高径が約1mmで、かつ上顎結節にインプラント埋入可能な骨量がなく、同部にサイナスリフトを計画した（図1-a、b）。インプラント埋入予定部位の上顎洞底に比較的低い3mm程度の隔壁が2つあり、慎重に上顎洞粘膜を剥離したにもかかわらず粘膜の裂開が生じ、所定の範囲までの上顎洞粘膜剥離終了時には直径約25mmの大きさとなった（図1-c、d）。

問題提起

通常上顎洞粘膜の厚みは0.2〜0.5mmと薄い。適正な範囲まで上顎洞粘膜剥離を行なった場合は、約20％の症例で粘膜裂開が生じるとされており、その中でも隔壁が主な原因である。隔壁の処理法は、隔壁の高さが、①4mm未満、②4mm以上でインプラントの長径未満、③4mm以上でインプラントの長径以上で異なる。

上顎洞粘膜に裂開が生じた際は、適正な処理をしなければ、上顎洞炎、骨補填材料の溢出およびインプラントの上顎洞迷入等の合併症を引き起こしてしまう。したがって、上顎洞粘膜裂開の程度に応じた最善の処理法を行わなければならない。

5-1 広範囲の上顎洞粘膜裂開 ① 即日対応症例

2 対処および解決方法（メソッド・シューティング）

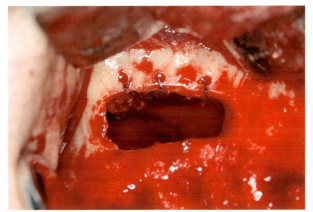

図2-a　3本の6-0ナイロン糸にて牽引固定を行うも完全な裂開部の閉鎖ができなかったため、骨補填材料を用いない sinus lift without graft material と同時にインプラント埋入を行った。

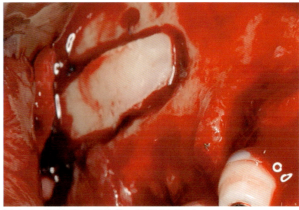

図2-b　凝血塊の填入後、骨窓を戻した。

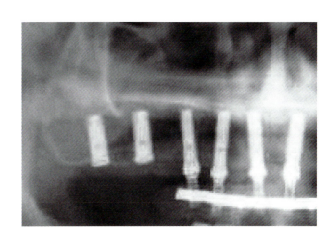

図2-c　術直後のパノラマX線写真。

トラブルの対処および解決方法

上顎洞粘膜裂開の処理法には諸説あるが、裂開が大きくなればなるほどコラーゲン膜によるパッチ法では確実性が低くなることから、筆者は下記の3つの処理法を用い、良好な結果を得ている。

1. 上顎洞粘膜裂開の大きさが直径5mm未満の症例：穿孔部にパッチを貼る（コラーゲン膜、サージセル）。
2. 上顎洞粘膜裂開の大きさが直径5mm以上の症例：6-0ナイロン糸で裂開部内側粘膜を骨窓上縁部に牽引固定。
3. 上顎洞粘膜裂開の大きさが直径30mm以上、あるいは2.の処理法で対処できない症例：サイナスリフト部の天井を自家ブロック骨にて再建。

本症例においては粘膜裂開の大きさが直径約25mmであったため、裂開部内側粘膜を6-0ナイロン糸によって骨窓上縁部に牽引固定を行った。1糸では不十分であったので、3糸行ったところ、上顎洞粘膜が十分に挙上された（図2-a）。しかし2mm程度の小さな穿孔が点在していたことから、あえて骨補填材料を填入せず、sinus lift without graft material とした。インプラント埋入後にサイナスリフト部に静脈血の凝血塊を填入し、骨窓を戻して創を閉鎖した（図2-b、c）。

5章　サイナスリフトのトラブル

3 対処結果（リザルト）

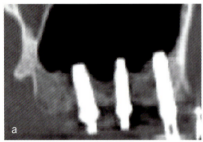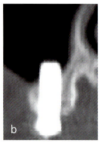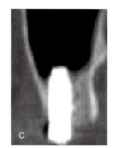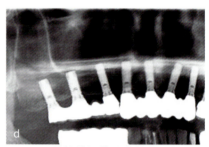

図3-a　術後6ヵ月経過時のCTパノラミック像。インプラントの周囲にはX線不透過像が認められ、オッセオインテグレーションが獲得されていた。

図3-b　同6部CTクロスセクション像。

図3-c　同7部CTクロスセクション像。

図3-d　最終補綴装置装着後10年のパノラマX線写真。すべてのインプラントは良好に機能している。

対処結果

術後6ヵ月のCT像では、インプラントの尖端上部に骨は存在しないものの、インプラント周囲にはX線不透過像を認めた。二次手術時、すべてのインプラントにオッセオインテグレーションが獲得されていた。現在、10年経過するも、インプラント周囲骨に吸収は認められない。

4 文献考察（ディスカッション・レビュー）

テーマ	著者、雑誌、発行年およびエビデンスレベル	論文タイトル	アブストラクト	SAFEのコメント
サイナスリフト時の洞粘膜の穿孔と合併症のリスクファクターに関して	Schwarz L, Schiebel V, Hof M, Ulm C, Watzek G, Pommer B. J Oral Maxillofac Surg 2015;73(7):1275-1282. 3. 非ランダム化比較試験（nRCT）	Risk Factors of Membrane Perforation and Postoperative Complications in Sinus Floor Elevation Surgery: Review of 407 Augmentation Procedures. サイナスリフト手術の洞粘膜穿孔と術後上顎洞炎のリスク因子について：407側のレビュー	患者300名407側（平均年齢56歳）。洞粘膜穿孔のリスクファクターとして①既存骨量、②喫煙、③隔壁の存在　術後上顎洞炎のリスクファクターとして①喫煙、②洞粘膜穿孔、③年齢　術後創部哆開のリスクファクターとして①喫煙、②洞粘膜の穿孔、③挙上範囲（欠損歯数）がそれぞれ挙げられる。	洞粘膜穿孔および上顎洞炎の共通リスクファクター因子として喫煙が挙げられていることからも、禁煙指導は歯科医に課された使命なのかもしれない。

5 SAFEの見解および予防策（コンクルージョン）

SAFEの見解

サイナスリフトにおいて上顎洞粘膜の剥離を適正な範囲まで行った場合、上顎洞粘膜裂開の頻度は約20％と考えられ、その処理を誤ると術後に上顎洞炎等の重篤な合併症を引き起こす。そのため、合併症に対応できる医療機関との連携を構築した上で、サイナスリフトを施術するべきである。またサイナスリフトは、上顎洞に関連した手術の研修を受けた歯科医師が行うべき術式であることを明記したい。

一方、サイナスリフトの際に上顎洞粘膜裂開の対応ができそうになければ、いったん手術を中止し、対応できる歯科医師に3ヵ月以降の施術を依頼するのが賢明である。本症例のトラブルシューティングレベルはⅢである。

予防策

サイナスリフトの際に起こる上顎洞粘膜裂開の原因として、①不適切な位置への骨窓設定および形成、②不適切な上顎洞粘膜剥離、③上顎洞炎にともなう上顎洞内面骨の粗雑、④上顎洞隔壁、⑤上顎洞内に突出した歯根などが考えられる。これらの原因に対応できるように正しい知識と術式の遂行が、上顎洞粘膜の裂開を極力回避できる予防策と考える。特に上顎洞隔壁の三次元的形態は、CTのサーフィスモードで的確に把握することが重要である。

5-1　広範囲の上顎洞粘膜裂開　① 即日対応症例

6　補足（サプリメント）

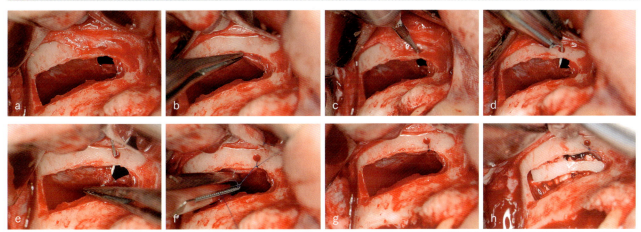

図4-a〜h　上顎洞粘膜裂開の大きさが直径5mm以上の症例では、6-0ナイロン糸で裂開部内側粘膜を骨窓上縁部に牽引固定する方法が確実な処理法である。

裂開が5mm以上で、パッチ法よりも確実な裂開閉鎖法（牽引固定法）

上顎洞粘膜裂開の大きさが直径5mmを越えると、パッチ法では処置が不確実になる可能性があるので、6-0ナイロン糸で裂開部内側粘膜を骨窓上縁に牽引固定し、裂開部を閉鎖する方法がよい（図4-a〜h）。

裂開部内側粘膜を無鉤マイクロアドソンあるいは無鉤耳鼻科用ピンセットにて軽く把持し、骨窓上縁まで緊張なく届くかを確認する。もしも届かなければ、主に上顎洞内側壁の粘膜剥離を十分に行うと、上記のことが可能になる。

次に、骨窓上縁から3mm上方に#4ラウンドバーにて孔を開ける。そして、骨孔に6-0ナイロン糸（Johnson & Johnson社、Prolene®）の針を通し、裂開部内側粘膜を無鉤ピンセットにて軽く把持しながら3〜4mmの縫いしろ部に引っかけ、ナイロン糸を結紮し、裂開部内側粘膜を骨窓上縁部に牽引固定する。しかし、裂開部が大きく、1糸の牽引固定では閉鎖が不十分な場合は、もう1糸あるいは2糸追加しなければならない。それでも残存裂開部が開存する場合（通常は裂開部が直径5mm未満となる）、パッチ法にて閉鎖する。

本術式によって剥離された上顎洞粘膜は、リフティングされたままになることが多く、移植材料なしでも、骨新生が期待できる（Sinus lift wothout graft material）。

隔壁の処理法

隔壁の処理法は、隔壁の高さが①4mm未満、②4mm以上でインプラントの長径未満、③4mm以上でインプラントの長径以上で異なる。

①4mm未満：隔壁先端部の上顎洞粘膜剥離は裂開が生じやすいので骨窓は原則に加え、隔壁部を含み、隔壁の遠心8mmを後縁とする。隔壁先端手前までの近心および遠心の上顎洞粘膜を剥離した後に、近心側から隔壁を直角に剥離子で擦りながら隔壁先端部粘膜を剥離する。

②4mm以上でインプラントの長径未満：①と同様の骨窓を開け、隔壁基底部の近心および遠心の上顎洞粘膜を剥離し、隔壁の基部を骨ノミあるいはピエゾにて骨切りして隔壁を上顎洞粘膜に付着させた状態で所定の範囲まで粘膜剥離を行う。

③4mm以上でインプラントの長径以上：上顎洞粘膜の裂開が生じやすい隔壁先端部の剥離をする必要がないので、隔壁の近心と遠心に2つの骨窓を設置する。近心側は骨窓の原則に従い、骨窓の最近心が隔壁に位置するように設定する。

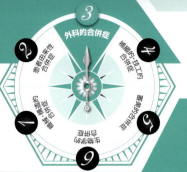

5章　サイナスリフトのトラブル

5-2　上顎洞粘膜裂開

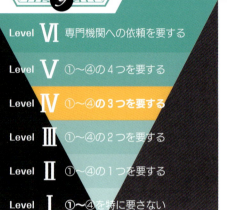

広範囲の上顎洞粘膜裂開
② 手術中断症例

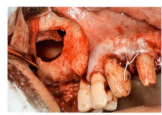

Factor（①外科的な侵襲、②高度な知識・技術、③長期的な治療期間、④高額な治療費）

1　トラブルおよび問題提起（マテリアル）

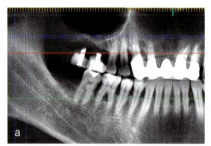
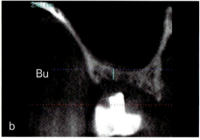
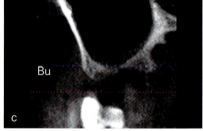

図1-a　術前のパノラマモードCT画像。7 6 が欠損していた。

図1-b、c　術前の頬舌断CT画像。bは 7 部、cは 6 部。歯槽骨高径は約2mmであった。

図1-d　術前の口腔内写真。

図1-e　ウインドウオフ法で手術を行った。上顎洞粘膜を剥離挙上した際に、直径30mmの裂開が生じた。サイナスリフトを中断し、創を閉鎖した。除去したウインドウの骨扉は上顎洞内に落ち込む可能性があったため戻さず、遮断膜も設置しなかった。

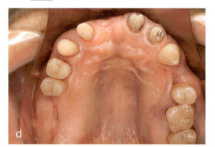
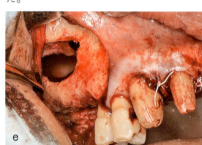
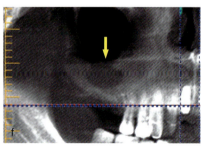
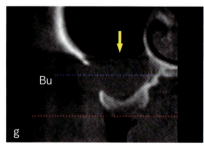
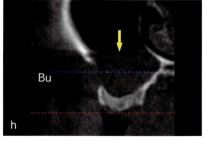

図1-f〜h　術直後のコーンビームCT画像。gは 7 部、hは 6 部の頬舌断。上顎洞底部には水平線状の陰影が認められ、血液が貯留していると考えられた。

5-2　広範囲の上顎洞粘膜裂開　② 手術中断症例

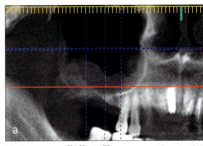
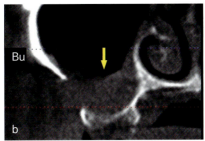
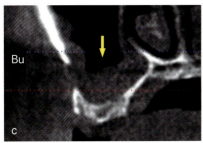

図2-a〜c　術後1週のコーンビームCT画像。bは7部、cは6部。上顎洞粘膜に腫脹が認められる（黄矢印）。

トラブル

患者は50歳、男性。既往歴に特記事項はなく、喫煙歴もなかった。7 6欠損のインプラント治療を希望したため、右側サイナスリフトを施行した。

#702フィッシャーバーを用い、ウインドウの骨切り後にウォールオフを行った。上顎洞粘膜を剥離挙上したところ、近心側に裂開が生じた。さらに、バーを使用し骨切り部を拡大して上顎洞粘膜の剥離を試みたが、最終的に直径30mmの裂開となってしまった。吸収性メンブレン設置での修復が不可能と判断し、手術を中断した（図1-a〜h）。

問題提起

上顎洞粘膜の裂開によってサイナスリフトを中断した場合、再サイナスリフトの時期が問題となる。通常、1回目のサイナスリフトで上顎洞粘膜に外科的侵襲が加わるため、上顎洞粘膜は外傷性の炎症によって腫脹する（図2a〜c）。ほとんどの症例において、上顎洞粘膜の外傷性炎症は、3〜4ヵ月後に消退する。したがって、同時期のCT画像で上顎洞粘膜の腫脹が改善し、自然口が開存していれば再サイナスリフトを行っても問題ないと考えられる。

② 対処および解決方法（メソッド・シューティング）

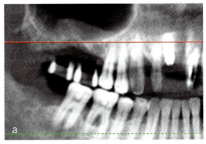
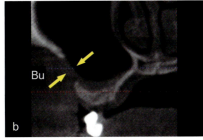
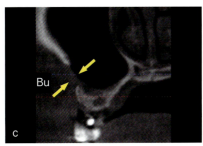

図3-a〜c　術後3.5ヵ月のコーンビームCT画像。bは7部、cは6部の頰舌断CT画像で、上顎洞粘膜の腫脹は改善している。一方、ウインドウ部の骨欠損は残存している（黄矢印）。

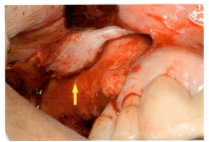
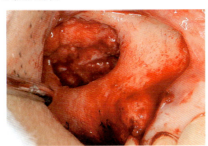
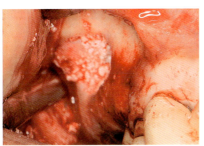

図3-d　再サイナスリフト時の口腔内写真。前回のウインドウ相当部には骨欠損がみられ、同部では口腔粘膜と上顎洞粘膜とが癒着していた（黄矢印）。瘢痕組織を鋭的に切開し、フラップを作製した。

図3-e　裂開が再度生じないように、慎重に上顎洞粘膜を剥離挙上した。

図3-f　インプラントを埋入し、骨補填材料をサイナスリフト部に填入した。

5章　サイナスリフトのトラブル

トラブルの対処および解決方法

　手術中断後3.5ヵ月のコーンビームCT画像では上顎洞粘膜の腫脹は改善していたため（図3-a～c）、再度サイナスリフトを行った。前回のウインドウ部には骨欠損があり、同部では上顎洞粘膜と口腔側粘膜が癒着していた。したがって、フラップと上顎洞粘膜に穿孔が生じないよう瘢痕組織内を鋭的に切開し、粘膜骨膜弁を作製した（図3-d）。次に、骨欠損部周囲から上顎洞粘膜を剝離挙上し、インプラントを埋入後に骨補塡材料を填入した（図3-e、f）。

3 対処結果（リザルト）

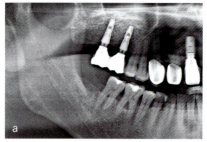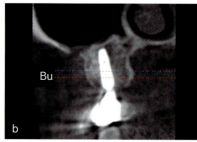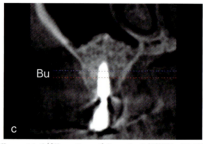

図4-a～c　再サイナスリフト後9ヵ月のパノラマX線写真と頰舌断CT画像。bは7部、cは6部。インプラントの周囲にはX線不透過像が存在し、上顎洞粘膜の腫脹は認められない。

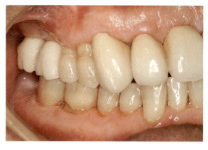

図4-d　上部構造装着時の口腔内写真。インプラント周囲粘膜に炎症を認めず、鼻症状もみられなかった。

対処結果

　術後6ヵ月で二次手術を行ったが、すべてのインプラントにはオッセオインテグレーションが獲得されていた。再サイナスリフト後9ヵ月のパノラマX線写真とCT画像では、インプラントの周囲にX線不透過像が認められ、上顎洞粘膜の腫脹は認められなかった（図4-a～c）。さらに、上部構造装着後の経過も良好で、周囲粘膜に炎症を認めない（図4-d）。

4 文献考察（ディスカッション・レビュー）

テーマ	著者、雑誌、発行年およびエビデンスレベル	論文タイトル	アブストラクト	SAFEのコメント
サイナスリフト手術中の合併症	Danesh-Sani SA, Loomer PM, Wallace SS. Br J Oral Maxillofac Surg 2016;54(7):724-730. --- 3. 非ランダム化比較試験（nRCT）	A comprehensive clinical review of maxillary sinus floor elevation: anatomy, techniques, biomaterials and complications. サイナスリフトの包括的な臨床レビュー：解剖学、手技、移植材料および合併症	穿孔は、サイナスリフトの中でもっとも多い手術合併症であり、発生率は20～44%である。穿孔率については、上顎洞外側壁および内側壁が狭い前方領域でリスクがもっとも高い62.5%を示し、中間部（30～60°）に近づくと28.6%に減少し、後部（>60°）では0%になる。	上顎洞粘膜の穿孔は歯科医師のスキルによって減少させることができるものなのか、患者の洞粘膜の性状等に依存するものなのか明らかになっていないのが現状である。

5-2 広範囲の上顎洞粘膜裂開 ② 手術中断症例

5 SAFEの見解および予防策（コンクルージョン）

SAFEの見解

上顎洞粘膜の裂開が生じた場合、サイナスリフトを中止するか否かを、術中に判断することは非常に難しいと思われる。できれば、裂開部へのコラーゲン膜設置や上顎洞粘膜の縫合によって手術を完結したいところである。

本症例では、直径30mmという大きな上顎洞粘膜の裂開であったため、対応処置が不十分になりやすく、続行した場合は上顎洞炎を惹起した可能性が高いと考えられる。したがって、サイナスリフトを中止し、3.5ヵ月後に再サイナスリフトを行ったことは適切な判断であったと思われる。

一方、ウインドウ部の骨欠損は長期的に残存するため、同部の瘢痕組織を鋭的に切開してフラップを作製する配慮が重要で、再サイナスリフト時の大きなポイントと思われる。本症例のトラブルシューティングレベルはⅣである。

予防策

1回目のサイナスリフトにおいて、上顎洞粘膜に裂開が生じた理由の一つとして、ウインドウの位置がやや後方であったことが考えられる。ウインドウの近心部はアンダーカットになりやすく、盲目的に上顎洞粘膜を剥離することになり、粘膜の裂開が生じやすい。上顎洞粘膜の裂開後にウインドウを近心に拡大したため、再サイナスリフト時には近心部の上顎洞粘膜の剥離が容易であったと思われる。したがって、欠損部位に関係なく、ウインドウは上顎洞前壁のなるべく近心側に設置する方が無難と考えられる。

6 補足（サプリメント）

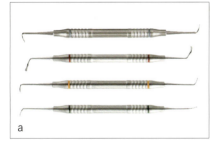
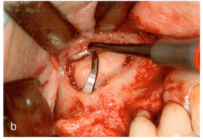

図5-a　サイナスリフト用インスツルメント KLS martin（茂久田商会）。
図5-b　小さめの剥離子を用いて、ウインドウ周囲の上顎洞粘膜を均等に剥離する。

上顎洞粘膜の剥離子にはさまざまな種類があるが、ウインドウ周囲の最初の粘膜剥離がポイントとなる。正常な上顎洞粘膜は紙のように薄いため、上顎洞粘膜に緊張がかかると、上顎洞粘膜は容易に裂開する。したがって、最初は小さめの剥離子（図5-a）を使用する方が無難で、ウインドウの周囲を均等に剥離する（図5-b）。一方、上顎洞粘膜は剥離すると収縮して分厚くなるため、粘膜の裂開が生じた場合は、裂開部から離れた部位で上顎洞粘膜を剥離する。剥離された上顎洞粘膜にたるみが生じた後に、裂開部の周囲を剥離すると、裂開部の拡大を避けることができる。

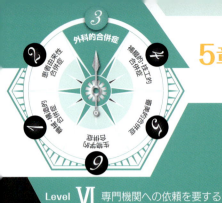

5章 サイナスリフトのトラブル

5-3 術後感染

サイナスリフト18日後の感染

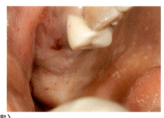

Factor（①外科的な侵襲、②高度な知識・技術、③長期的な治療期間、④高額な治療費）

1 トラブルおよび問題提起（マテリアル）

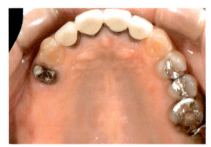

図1-a 術前口腔内写真。

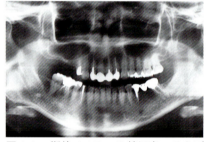

図1-b 術前パノラマX線写真。7 6 5|が欠損していた。

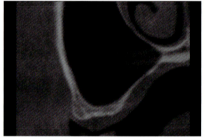

図1-c 術前の頬舌断CT画像。上顎洞粘膜に腫脹は認められなかった。

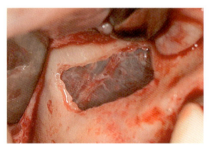

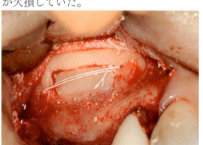

図2-a 通法どおりラテラルウインドウを作製し、上顎洞粘膜を剥離・挙上した。

図2-b 骨補填材料BONITmatrix®（HA：β-TCP=6：4）を填入後、一度外した骨片を戻し、Cytoplast™縫合糸にて骨片を固定した。

トラブル

　患者は43歳、女性。7 6 5|欠損部のインプラント治療を希望し来院（図1-a）。既往歴と全身状態に特記すべき事項なし。パノラマX線写真では、右上顎洞が下方に発達し、7 6 5|が欠損していた（図1-b）。頬舌断CT画像では、上顎洞粘膜に腫脹は認めなかったが、歯槽骨の高さは2mm以下であった（図1-c）。垂直的な骨量が少なかったため、サイナスリフトのみを施行した。

　手術はウォールオフ法を選択し、上顎洞粘膜を挙上後、骨補填材料BONITmatrix®（HA：β-TCP＝6：4）を填入した（図2-a）。ウインドウ部にCGFを填入した後、骨片を戻してCytoplast™縫合糸で固定した（図2-b）。術中は上顎洞粘膜の裂開や異常出血等を認めず、術後のCT画像でも上顎洞底は十分に挙上されていた（図2-c）。

5-3　サイナスリフト18日後の感染

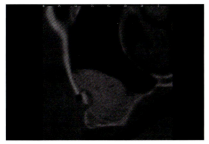

図2-c　術直後CT画像。上顎洞底は十分に挙上されていた。

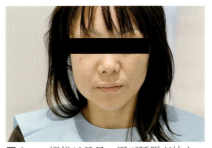

図3-a　術後18日目。再び腫脹が始まった。

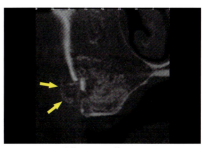

図3-b　同時期CT画像。人工骨がウインドウ部で頬側に溢出していた（黄矢印）。

術後に軽度の顔面腫脹や疼痛を認めたものの、4日目からは炎症所見は軽減傾向で、術後12日目に抜糸を行った。

術後18日目、昨晩より右側頬部が腫脹してきたとのことで来院（図3-a）。右側頬部ならびに 6 5 部頬側歯肉に腫脹が見られたが、創部の哆開は認めなかった。しかし、翌日には口腔内外ともに腫脹は増大し、術後感染が生じたと考えられた。一方、サイナスリフト時は、親の介護と子育てによる疲労が重なっており、慢性的な睡眠不足とのことであった。

問題提起

通常、外科的侵襲に対する生体の炎症反応は、術後7～10日で消退する。本症例では上顎洞粘膜の裂開や創の哆開が認められないにもかかわらず、なぜ術後18日目に急性炎症が生じたのであろうか？

2　対処および解決方法（メソッド・シューティング）

トラブルの対処および解決方法

術後18日目のCT画像では、上顎洞粘膜の著明な腫脹と人工骨の移動が認められ、ウインドウ部で人工骨が頬側に溢出していた（図3-b）。

術後19日目、顔面と 7 6 5 部歯肉腫脹が増大したため、約3mmの歯肉切開を加えたところ、浸出液と少量の人工骨が流出した（図4）。切開部を生理食塩液にて洗浄し、可及的に人工骨を排出させた。処置後は顔面と口腔内の腫脹が徐々に改善し、4日目には腫脹と疼痛はほぼ消失した。

なお、抗菌薬としてロセフィン®1gの点滴投与

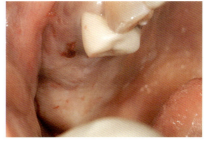

図4　 6 5 部歯槽部粘膜に発赤が見られ、切開部より少量の骨補填材料の排出が認められた。

を2日間、クラビット®500mgの内服を4日間継続した。その後、ジスロマック®500mgを3日間内服投与した。

3　対処結果（リザルト）

図5-a　術後2ヵ月のCT画像。上顎洞に含気腔を認めたが、上顎洞粘膜腫脹は残存していた。

図5-b　術後6ヵ月のCT画像。上顎洞粘膜の腫脹は消失していた。

図5-c　インプラント埋入時、ウインドウ部には硬組織が存在していた。

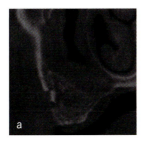
a

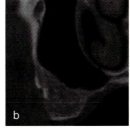
b

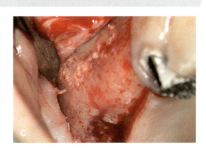
c

5章　サイナスリフトのトラブル

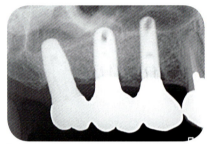
図6-a　最終補綴装置装着時のデンタルX線写真。

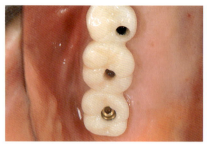
図6-b　最終補綴装置。ネジ止め法により上部構造を装着した。

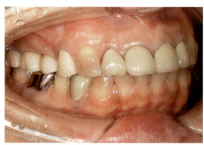
図6-c　術後の口腔内写真。

対処結果
術後2ヵ月のCT画像では、上顎洞に含気腔を認めたが、上顎洞粘膜の腫脹は残存していた（図5-a）。術後6ヵ月のCT画像では上顎洞粘膜の腫脹は消失し、ボリュームは減少していたが、インプラントの埋入は可能なX線不透過像が認められた（図5-b）。

サイナスリフト後8ヵ月にインプラントを埋入し（図5-c）、5ヵ月後に二次手術を施行した。すべてのインプラントにオッセオインテグレーションが獲得され、6ヵ月間のプロビジョナルレストレーション後に最終補綴装置を装着した（図6-a〜c）。

サイナスリフトから3年経過しているが、経過は良好である。

4　文献考察（ディスカッション・レビュー）

テーマ	著者、雑誌、発行年およびエビデンスレベル	論文タイトル	アブストラクト	SAFEのコメント
サイナスリフト後1週で上顎洞粘膜は腫脹する	Nosaka Y, Nosaka H, Arai Y. J Oral Science & Rehabilitation 2015;1(1):26-33. 4. 分析疫学的研究	Complications of postoperative swelling of the maxillary sinus membrane after sinus floor augmentation 上顎洞底挙上術の術後に生じる上顎洞粘膜腫脹の合併症	112名、132側のサイナスリフト症例において、術後1週のCT画像では、すべての症例で上顎洞粘膜の腫脹が生じていた。上顎洞粘膜腫脹の合併症として、ウインドウ部を介する人工骨の溢出が認められた。	サイナスリフト後1週に、上顎洞粘膜が腫脹することは知られていない。術後に異常経過が生じた場合は、CT画像で病状を確認すべきと考えられる。

5　SAFEの見解および予防策（コンクルージョン）

SAFEの見解
本症例では、術後18日目に再度顔面の腫脹が起こったことから、サイナスリフトの術後感染が生じたと考えられた。術後感染の原因としては、以下の2つが考えられる。

1. 体調不良による免疫力の低下

   サイナスリフト時には、親の介護と子育てで慢性的な睡眠不足があった。さらに、術後感染の2週間後に帯状疱疹と感染性胃腸炎を発症したことから、患者の免疫能は手術時に低下していた可能性が高く、術後感染の原因の一つと考えられた。

2. 人工骨の溢出による歯肉裂開

   サイナスリフト後1週間で、上顎洞粘膜は外科的侵襲によって腫脹するが、腫脹による圧力で人工骨が移動する場合がある。本症例では、術後18日目のCT画像で、人工骨がウインドウ部を介して頬側に溢出している。本症例の術式として、ウインドウ部に骨片を復位し、骨片を縫合固定している。しかし、上顎洞粘膜腫脹の圧

5-3　サイナスリフト18日後の感染

力が強い場合は、骨片が移動して間隙から人工骨が溢出する。さらに、歯槽部粘膜は薄いため、溢出した人工骨は粘膜を突き破って口腔内に露出し、術後感染を生じたと考えられる。本症例の**トラブルシューティングレベルはⅢ**である。

予防策
1．風邪、発熱および睡眠不足は患者の免疫能が低下している可能性があるため、手術日に体調を確認し、症状がある場合は手術を延期する。
2．サイナスリフト後に生じる上顎洞粘膜腫脹において、術前に腫脹の程度を予測することは困難と考えられる。したがって、ウインドウ部をチタンメッシュとマイクロスクリューで強固に閉鎖することは有用と思われる。万一、人工骨の溢出が生じたとしても、口腔粘膜に裂開を生じないように、ウインドウを歯槽部粘膜よりも上方に設置する方が安全と思われる。

6　補足（サプリメント）

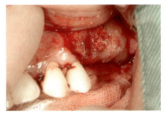

図7-a　6⎿7⏌欠損に対して、Bio-Oss®を用いたサイナスリフトを施行した。ウインドウ部にはBio-Gide®を設置した。

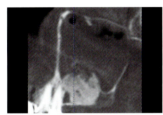

図7-b　術後2週の矢状断CT画像。上顎洞粘膜は著明に腫脹している。

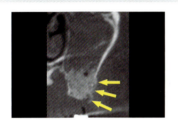

図7-c　術後2週の頰舌断CT画像。ウインドウ部からBio-Ossが溢出している（黄矢印）。

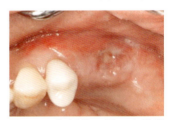

図7-d　処置後2週でも排膿が認められた。

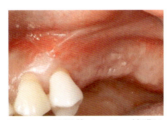

図7-e　処置後1ヵ月で粘膜は治癒し、排膿も認められなかった。

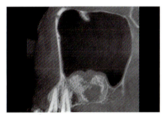

図7-f　処置後1ヵ月の矢状断CT画像。上顎洞粘膜の腫脹は改善している。

参考症例
患者は55歳、女性。Bio-Oss®を用いたサイナスリフトを施行し（図7-a）、ウインドウ部にはBio-Gide®のみを設置した。術後2週より左側頰部の腫脹と疼痛が出現し、ウインドウ相当部に瘻孔と排膿が認められた。同時期のCT画像では、上顎洞粘膜の著明な腫脹と（図7-b）、ウインドウ部におけるBio-Oss®の溢出が認められた（図7-c）。瘻孔部を小さく切開してBio-Oss®を可及的に搔爬し、生理食塩液を用いた洗浄と投薬を行った。処置後2週でも排膿を認めたが（図7-d）、1ヵ月後に粘膜は治癒し（図7-e）、CT画像でも上顎洞粘膜の腫脹は改善していた（図7-f）。しかし、搔爬部には広範囲のX線透過像が認められた。

感染の原因
本症例では、術後に生じる上顎洞粘膜腫脹により、Bio-Oss®が頰側に溢出していた。したがって、Bio-Gide®をウインドウ部に設置するだけでは、Bio-Oss®の溢出を予防することは困難と考えられた。さらに、ウインドウが歯槽頂付近に作製されていたため、溢出したBio-Oss®が歯槽部粘膜を突き破って露出し、感染が生じたと考えられた。

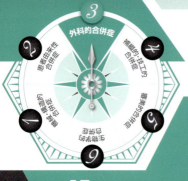

5章 サイナスリフトのトラブル

5-4 術前の上顎洞病変

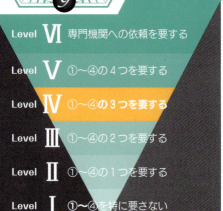

上顎洞内粘液貯留囊胞

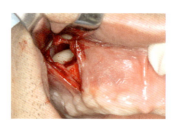

Factor（①外科的な侵襲、②高度な知識・技術、③長期的な治療期間、④高額な治療費）

1 トラブルおよび問題提起（マテリアル）

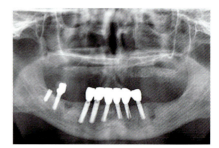

図1-a 初診時パノラマX線写真。上顎は無歯顎で、下顎には局所的にインプラント治療が行われていた。

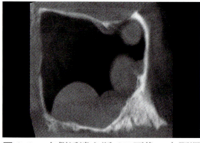

図1-b 右側近遠心断CT画像。上顎洞底部に3つの類円形あるいは半球状の陰影が認められる。

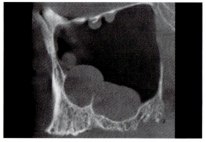

図1-c 左側近遠心断CT画像。上顎洞底部に3つの類円形あるいは半球状の陰影が認められる。

トラブル

　患者は48歳、男性。既往歴に特記事項なし。喫煙歴は25年で30本/日。

　他院で下顎のインプラント治療を受けたが、自然脱落が生じ、紹介医を受診した。上顎のインプラント治療を希望したが、サイナスリフトが必要とのことで紹介され、来院した。

　パノラマX線写真では、上顎は無歯顎で、左右の上顎洞は下方に発達していた。左右の近遠心断CT画像では、複数の類円形あるいは半球状の陰影が上顎洞内に認められ、粘液貯留囊胞と考えられた。

問題提起

　上顎洞内の粘液貯留囊胞は、パノラマX線写真やCT画像で半球状の陰影を呈し、通常は治療の対象にはならない。

　一方、サイナスリフトが必要な部位に粘液貯留囊胞が存在する症例では、どのように対処するかのガイドラインは存在しない。粘液貯留囊胞は粘液を含む囊胞性疾患であり、サイナスリフトと同時に内容液を吸引すればよいという意見もあるが、必ず内容液を吸引できるのかという疑問がある。さらに、上顎洞粘膜の剥離中に骨膜が破れた場合、内容液の流出と上顎洞粘膜裂開のリスクがあると考えられる。

5-4 上顎洞内粘液貯留嚢胞

2 対処および解決方法（メソッド・シューティング）

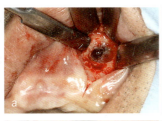
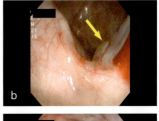
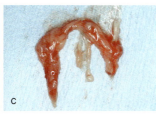
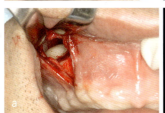
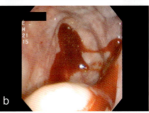
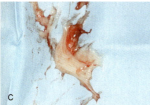
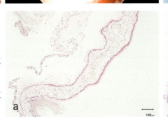

図2-a　左側上顎洞内へのアプローチ。
図2-b　左側後方の粘液貯留嚢胞（黄矢印）。
図2-c　摘出した左側粘液貯留嚢胞。

図3-a　右側上顎洞内へのアプローチ。
図3-b　右側の粘液貯留嚢胞。
図3-c　摘出した右側粘液貯留嚢胞。

図4-a　左側嚢胞の病理組織写真（H.E. 染色）。
図4-b　右側嚢胞の病理組織写真（H.E. 染色）。

トラブルの対処および解決方法

左右の粘液貯留嚢胞は比較的大きいため、十分な上顎洞粘膜の挙上が困難と判断し、嚢胞を摘出した。静脈内鎮静下で左右の犬歯窩に縦切開を入れ、上顎洞前壁の骨を露出させた。ダイヤモンドラウンドバーで骨を削除し、上顎洞粘膜を切開して上顎洞内にアプローチした。

左側では前方の嚢胞が上顎洞前壁に癒着していたため、上顎洞粘膜切開時に無色透明な内容液が流出した（図2-a）。ファイバースコープで後方の粘液貯留嚢胞を確認後（図2-b）、嚢胞壁を骨膜上で摘出したが（図2-c）、内容液は無色透明で漿液性であった。

右側も同様に上顎洞内にアプローチし（図3-a）、ファイバースコープで粘液貯留嚢胞を確認したところ、色調は乳白色不透明であった（図3-b）。鋭匙鉗子で嚢胞壁を骨膜上で摘出したが、乳白色粘稠な内容液が流出し（図3-c）、内容液を吸引することは困難と思われた。

左右の病変は、多列線毛円柱上皮と線維性結合組織に裏装された嚢腔で、粘液貯留嚢胞と診断された。また、左側の嚢胞壁における炎症性細胞浸潤は軽度であったが（図4-a）、右側では炎症細胞が著明に浸潤している部位が認められた（図4-b）。

術後の注意事項として、2週間は左右とも鼻をかまないように指導し、鼻腔からの流血が2〜3日生じることを説明した。

3 対処結果（リザルト）

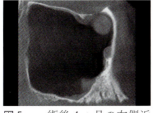
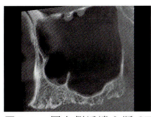
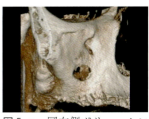
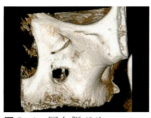

図5-a　術後4ヵ月の右側近遠心断CT画像。
図5-b　同左側近遠心断CT画像。
図5-c　同右側ボリュームレンダリング画像。
図5-d　同左側ボリュームレンダリング画像。

5章　サイナスリフトのトラブル

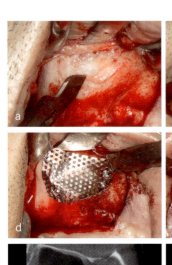

図6-a　上顎洞前壁の骨欠損部では瘢痕組織を鋭的に切開した。
図6-b　骨欠損の周囲から、瘢痕組織とともに上顎洞粘膜を剥離・挙上した。
図6-c　オスフェリオンをサイナスリフト部に填入した。
図6-d　チタンメッシュとマイクロスクリューでウインドウ部を閉鎖した。
図6-e　左側も図6-cと同様にオスフェリオンを填入した。
図6-f　左側も図6-dと同様にウインドウ部を閉鎖した。
図6-g　サイナスリフト直後の右側近遠心断CT画像。
図6-h　同左側近遠心断CT画像。
図6-i　サイナスリフト後6年のパノラマX線写真。

対処結果

　術後4ヵ月の近遠心断CT画像では、上顎洞粘膜に若干の腫脹が見られたが、粘液貯留囊胞は消失していた（図5-a、b）。一方、囊胞摘出のために削除した上顎洞前壁の骨欠損は、残存していた（図5-c、d）。

　左右のサイナスリフトを同時に行ったが、上顎洞前壁の骨欠損部では、上顎洞内および粘膜骨膜弁への穿孔を避ける層で瘢痕組織を切開し（図6-a）、粘膜骨膜弁を作製した。骨欠損部の周辺から上顎洞粘膜を剥離・挙上（図6-b）し、オスフェリオンを填入後、ウインドウ部をチタンメッシュとマイクロスクリューで閉鎖した（図6-c〜h）。サイナスリフト後1年でインプラントを埋入し、埋入後5ヵ月に二次手術を施行した。すべてのインプラントにオッセオインテグレーションが獲得され、紹介医で上部構造を装着した。現在、サイナスリフト後6年が経過しているが、経過は良好である（図6-i）。

4　文献考察（ディスカッション・レビュー）

テーマ	著者、雑誌、発行年およびエビデンスレベル	論文タイトル	アブストラクト	SAFEのコメント
上顎粘液囊胞を有するサイナスリフトでは囊胞を摘出すべきか	Lin Y, Hu X, Metzmacher AR, Luo H, Heberer S, Nelson K. J Oral Maxillofac Surg 2010;68(11):2856-2860. 5. 記述研究	Maxillary sinus augmentation following removal of a maxillary sinus pseudocyst after a shortened healing period. 上顎粘液囊胞摘出後短期間でのサイナスリフト	X線的にドーム状の粘液囊胞を有する11症例に対して、粘液囊胞摘出3ヵ月後にサイナスリフトを行った。その結果、洞粘膜の穿孔は1例もなく、観察期間29.2ヵ月においてインプラントを含めた臨床的合併症は認めなかった。	洞粘膜の穿孔リスクである挙上時の圧力を軽減することや内容液が感染性の場合もあること、MRIを使用しないX線CTのみの診断であることからも、特に大きなドーム状の不透過像がある場合には摘出もしくは穿刺吸引を行うことが最低限必要であろう。

5-4　上顎洞内粘液貯留囊胞

5　SAFEの見解および予防策（コンクルージョン）

図7-a　近遠心断CT画像で、|5 6 7相当部の上顎洞底部に半球状の陰影が認められる。一方、|6口蓋根の根尖部にX線透過像がみられる。

図7-b　|6抜歯後6ヵ月のCT画像。上顎洞の陰影は、ほぼ消失している。半球状の陰影は粘液貯留囊胞ではなく、炎症性の上顎洞粘膜腫脹であった。

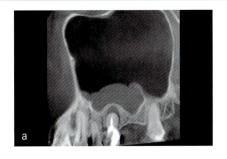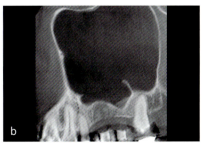

SAFEの見解

　サイナスリフトが必要な症例において、上顎洞内に粘液貯留囊胞が存在する場合、通常の対策として2つの選択肢がある。1つは粘液貯留囊胞を上顎洞粘膜とともに挙上する方法。もう1つは、サイナスリフト時に囊胞の内容液を吸引する方法である。

　本症例では、左右の上顎洞内に比較的大きな囊胞が複数個存在していた。したがって、囊胞を上顎洞粘膜とともに挙上した場合、十分に上顎洞粘膜を挙上できない可能性がある。一方、囊胞の内容液を吸引することを選択した場合、左側の内容液は無色透明で漿液性であったため、内容液の吸引は可能と思われる。しかし右側の内容液は乳白色・粘稠であったため、内容液を吸引することは困難と考えられる。

つまり、同一個体でも内容液の性状は異なる場合があり、CT画像で囊胞の内容液を診断することは困難であることを認識する必要がある。本症例のトラブルシューティングレベルはⅣである。

予防策

　上顎洞内粘液貯留囊胞の原因は不明であるため、予防は困難と考えられ、診断と対応策が重要である。パノラマX線写真で囊胞の存在を把握することは可能と思われるが、位置や大きさを診断するためにはCT画像が必須と思われる。一方、歯性感染症などによる二次的な上顎洞粘膜浮腫との鑑別診断が重要で、感染源を除去しても半球状の陰影が残存すれば粘液貯留囊胞を疑うべきである（図7-a、b）。

6　補足（サプリメント）

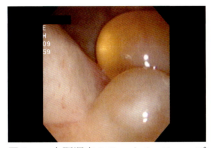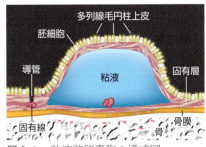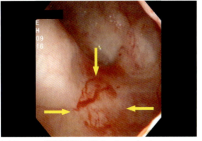

図8-a　上顎洞内のファイバースコープ写真。囊胞の色調は、黄色透明である。

図8-b　粘液貯留囊胞の模式図。

図8-c　囊胞摘出後のファイバースコープ写真。骨膜上で囊胞が摘出され（黄矢印）、骨膜には血管が走行している。

　上顎洞内の粘液貯留囊胞は、多列線毛円柱上皮と骨膜の間に存在する固有腺の導管が閉塞し、粘液が貯留して生じると思われる。囊胞を摘出する場合は、骨膜上で囊胞壁を摘出することになる（図8-a、b）。

骨膜には血管が走行していることがあり、骨開削部からの止血は困難なため、骨膜を損傷しないように注意する（図8-c）。

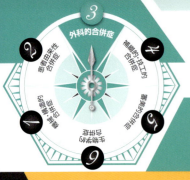

5章　サイナスリフトのトラブル

5-5　上顎洞粘膜の挙上不足

上顎洞内骨形成不良

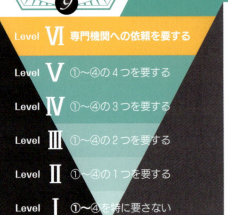

Level Ⅵ　専門機関への依頼を要する
Level Ⅴ　①〜④の4つを要する
Level Ⅳ　①〜④の3つを要する
Level Ⅲ　①〜④の2つを要する
Level Ⅱ　①〜④の1つを要する
Level Ⅰ　①〜④を特に要さない

Factor（①外科的な侵襲、②高度な知識・技術、③長期的な治療期間、④高額な治療費）

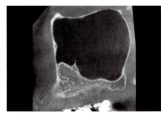

1　トラブルおよび問題提起（マテリアル）

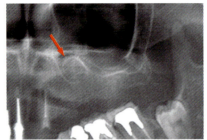
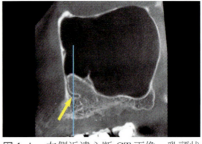
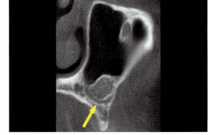

図1-a　初診時パノラマX線写真。上顎洞部には、乳頭状に突出したX線不透過像が認められた（赤矢印）。

図1-b　左側近遠心断CT画像。乳頭状突起物の下方には、X線透過像が認められた（黄矢印）。

図1-c　図1-b青線での頬舌断CT画像。突起物の下面には、X線透過像が認められた（黄矢印）。

トラブル

患者は39歳、女性。既往歴に特記事項なし。

約10ヵ月前、某病院で腸骨骨髄細片を用いた左側のサイナスリフトを受けた。しかし、十分な量の骨形成がみられないとのことで、当院を紹介され来院した。初診時のパノラマX線写真では、左側上顎洞部に乳頭状に突出したX線不透過像が認められた（図1-a、赤矢印）。さらに、近遠心断と頬舌断のCT画像では、乳頭状突起物の下方にはX線透過像が存在していた（図1-b、c、黄矢印）。したがって、同部には軟組織が存在していると考えられ、インプラントの埋入は困難と考えられた。

問題提起

本症例では、乳頭状突起物の直下にX線透過像が存在し、同部には上顎洞粘膜などの軟組織が存在していると思われる。万一、軟組織を貫通してインプラントを埋入した場合、オッセオインテグレーションが獲得されない可能性がある。さらに、6 7 部の骨量も少ないため、十分な長さのインプラントを埋入することは困難と考えられた。

5-5 上顎洞内骨形成不良

2 対処および解決方法（メソッド・シューティング）

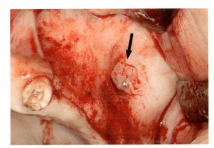

図2-a 粘膜骨膜弁を作製すると、ウインドウ部と考えられる部位に軟組織が存在していた（黒矢印）。

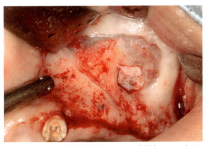

図2-b 上顎洞前壁の骨を削除し、上顎洞粘膜と乳頭状突起物を剖出した。

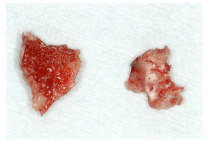

図2-c 摘出した突起物は、皮質骨と海綿骨から成り立っていた。

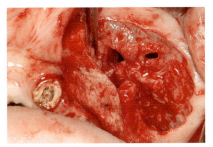

図2-d 突起物の摘出後、上顎洞粘膜を周囲骨から剥離したが、上顎洞粘膜に裂開が生じた。

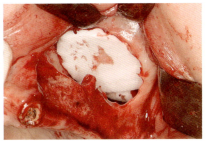

図2-e 上顎洞粘膜の裂開部に、2枚のテルダーミス®を重ねて設置した。

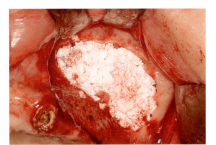

図2-f サイナスリフト部にオスフェリオンを填入した。

図2-g チタンメッシュとマイクロスクリューを用いて、ウインドウ部を強固に閉鎖した。

図2-h 術直後の近遠心断CT画像。サイナスリフト部に十分な量のオスフェリオンとテルダーミス®の陰影（黄矢印）が認められた。

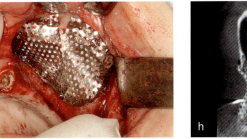

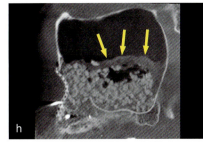

トラブルの対処および解決方法

現状ではインプラント治療が困難であることを説明したが、患者はインプラント治療を強く希望した。解決方法としては、乳頭状突起物の摘出、再サイナスリフト、インプラントの埋入およびGBRが必要と考えられた。

粘膜骨膜弁を作製すると、ウインドウ部と考えられる部位に軟組織が存在していた（図2-a、黒矢印）。上顎洞前壁の骨を削除し上顎洞粘膜と乳頭状突起物を剖出した（図2-b）。突起物から上顎洞粘膜を剥離し、基部で骨切りを行って突起物を摘出した（図2-c）。次に、上顎洞粘膜を周囲骨から剥離したが、上顎洞粘膜に裂開が生じた（図2-d）ため、2枚のテルダーミス®を重ねて裂開部に設置した（図2-e）。骨補填材料としてオスフェリオンをサイナスリフト部に填入した後（図2-f）、チタンメッシュとマイクロスクリューでウインドウ部を強固に閉鎖した（図2-g）。術直後の近遠心断CT画像では、サイナスリフト部に十分な量のオスフェリオンとテルダーミス®の陰影（図2-h、黄矢印）が認められた。

5章　サイナスリフトのトラブル

3　対処結果（リザルト）

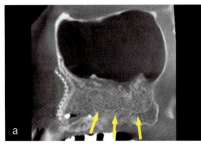
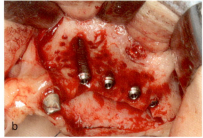
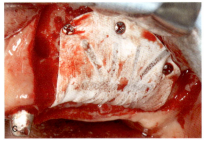
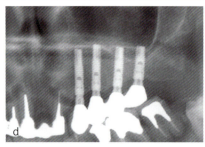

図3-a　術後1年の近遠心断CT画像。術直後のCT画像と比較して、オスフェリオンの顆粒は細かくなり、既存の上顎洞底部のX線不透過性は低下していた（黄矢印）。

図3-b　サイナスリフト後1年にインプラントを埋入したが、頬舌幅が薄かったためインプラントの表面が露出した。

図3-c　インプラントの表面にNEOBONE®とゴアテックス®膜を設置し、GBRを行った。

図3-d　再サイナスリフト後7年のパノラマX線写真。インプラントの周囲には十分なX線不透過像が存在し、経過は良好である。

対処結果

　術後1年の近遠心断CT画像では、オスフェリオンの顆粒は細かくなり、既存の上顎洞底部のX線不透過性は低下し（図3-a、黄矢印）、オスフェリオンの大部分は骨に置換していると考えられた。4本のインプラントを埋入したが、頬舌幅が薄かったため、NEOBONE®とゴアテックス®膜を用いたGBRを併用した（図3-b、c）。インプラントの埋入後6ヵ月に二次手術を行い、オッセオインテグレーションが獲得されたため、上部構造を装着した。現在、再サイナスリフト後7年経過しているが、インプラントの周囲には十分なX線不透過像が存在し、経過は良好である（図3-d）。

4　文献考察（ディスカッション・レビュー）

テーマ	著者、雑誌、発行年およびエビデンスレベル	論文タイトル	アブストラクト	SAFEのコメント
サイナスリフトの失敗と合併症について	Pjetursson BE, Tan WC, Zwahlen M, Lang NP. J Clin Periodontol 2008;35 (8 Suppl):216-40. 1. システマティックレビュー/メタアナリシス（SR/MA）	A systematic review of the success of sinus floor elevation and survival of implants inserted in combination with sinus floor elevation. ラテラルテクニックによるサイナスリフトの予後システマティックレビュー	4000症例12020本のインプラントに対するメタアナリシス。失敗率はインプラントレベルで3.48％、症例レベルで6.04％であり、3年残存率は90.1％であった。サイナスリフトを行った症例のうち、外科的合併症として洞粘膜の穿孔が0～58.3％（平均19.5％）、術後感染（上顎洞炎含む）が0～12.0％（平均2.9％）、移植材料の喪失（再手術含む）が0～17.9％（平均1.9％）認められた。	他の論文でも報告されているがサイナスリフトのインプラント喪失の8割以上が最終上部構造装着前（術後1年以内）であることからも、外科手術そのものが成功の鍵であることは言うまでもない。

5-5 上顎洞内骨形成不良

5 SAFEの見解および予防策（コンクルージョン）

SAFEの見解

サイナスリフトはインプラント治療のための骨造成術であり、決して最終目的の手術ではない。したがって、サイナスリフトの結果が不良な場合、新たな外科的侵襲や長期間の治療が必要になっても、患者はインプラント治療を希望する場合が多い。本症例では突起物の摘出と再サイナスリフトを同時に行っているが、上顎洞粘膜の裂開が大きい場合は、摘出後4ヵ月以降に再サイナスリフトを行う方が無難と考えられる。特に顆粒状の人工骨が使用されている場合、上顎洞粘膜を人工骨から剥離するのは困難と考えられるため、人工骨の摘出と再サイナスリフトは分けて行うべきであると思われる。本症例の**トラブルシューティングレベルはⅥ**である。

予防策

本症例で十分な骨形成が得られなかったのは、ウインドウが６７部に作製され、４５部の上顎洞粘膜が十分に剥離・挙上されなかったためと考えられる。つまりウインドウの前方部がアンダーカットになり、十分な視野が得られず、粘膜の挙上不足や裂開が生じやすいと思われる。特に術者が右利きの場合、左側サイナスリフトでは逆手になるため、ウインドウをなるべく前方に作製する方が無難と思われる。

6 補足（サプリメント）

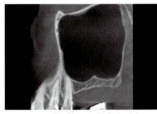
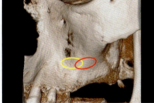
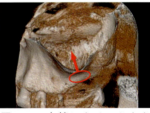
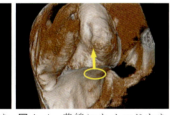

図4-a　術前の近遠心断CT画像。６７が欠損していた。

図4-b　ボリュームレンダリング画像での、ウインドウの位置。赤線は６７欠損の直上。黄線は赤線よりも前方に設定。

図4-c　赤線にウインドウを設定した視野。頬骨下陵の骨は分厚く、前方と後方の上顎洞粘膜剥離は盲目的になる。

図4-d　黄線にウインドウを設定した視野。上顎洞粘膜の剥離状況を全体的に直視下で確認できる。

図4-e　術中の口腔内写真。ウインドウを５６部に作製し、オスフェリオンを填入した。

図4-f　術直後の近遠心断CT画像。上顎洞粘膜は確実に剥離・挙上され、十分な量のオスフェリオンが填入されている。

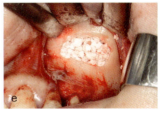
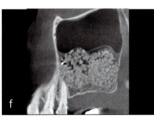

患者は69歳の女性で、６７欠損に対するサイナスリフトの依頼で来院した（図4-a）。ウインドウの位置を決定するため、６７部の上方（図4-b、赤線）と５６部（図4-b、黄線）の2ヵ所で、ボリュームレンダリング画像を用いてシミュレーションを行った。６７部の上方にトラップドアを作製した場合、上顎洞の前方と後方の視野は不十分で、上顎洞粘膜の剥離と挙上が盲目的になると思われた（図4-c）。一方、５６部にウインドウを作製すると、直線的に上顎洞内にアプローチできるため、明視野で確実な上顎洞粘膜の剥離が可能と考えられた（図4-d）。実際には、ウインドウを５６部に作製し（図4-e）、確実な上顎洞粘膜の剥離と挙上を行い、十分な量のオスフェリオンを填入できた（図4-f）。

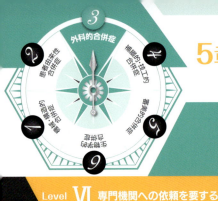

5章　サイナスリフトのトラブル

5-6　術後感染

感染治癒後 再サイナスリフト

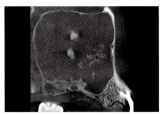

Level Ⅵ　専門機関への依頼を要する
Level Ⅴ　①～④の4つを要する
Level Ⅳ　①～④の3つを要する
Level Ⅲ　①～④の2つを要する
Level Ⅱ　①～④の1つを要する
Level Ⅰ　①～④を特に要さない

Factor（①外科的な侵襲、②高度な知識・技術、③長期的な治療期間、④高額な治療費）

1　トラブルおよび問題提起（マテリアル）

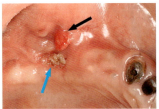

図1-a　初診時口腔内写真。瘻孔（黒矢印）と腐骨（青矢印）を認めた。

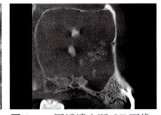

図1-b　同パノラマX線写真。上顎洞が下方に発達し、歯槽骨高径は少なかった。

図1-c　同近遠心断CT画像。上顎洞に含気腔はなく、骨髄細片と思われるX線不透過物を認めた。

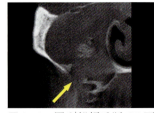

図1-d　同6部頬舌断CT画像。ウインドウ相当部に骨欠損を認めた（黄矢印）。

トラブル

　患者は39歳、女性。既往歴に特記事項なし。

　約3ヵ月前、某病院で腸骨骨髄細片を用いた右側のサイナスリフトを受けた。しかし、術後感染が生じたため、マクロライド系抗菌薬を服用していたが症状は改善せず、当院を紹介され来院した。

　初診時口腔外所見として頭痛、鼻閉感および後鼻漏があり、右側頬部に圧痛が認められた。口腔内所見として7～4は欠損し、76部頬側に瘻孔がみられ（図1-a、黒矢印）、同部から排膿が認められた。さらに、腐骨化した腸骨骨髄細片が、歯槽頂部に認められた（図1-a、青矢印）。

　パノラマX線写真では右側上顎洞が下方に発達し、歯槽骨高径は少ないと考えられた（図1-b）。CT画像では上顎洞部に含気腔はなく、腸骨骨髄細片と考えられるX線不透過物が上顎洞内に認められた（図1-c）。さらに6部頬舌断CT画像では、ウインドウ相当部に骨欠損が認められた（図1-d、黄矢印）。サイナスリフトの術後感染と診断し、上顎洞炎に対する治療が必要と考えられた。

問題提起

　本症例では歯槽頂部に腸骨骨髄細片が腐骨として排泄されていたため、上顎洞内の骨片も腐骨化し、上顎洞炎の原因になっていると考えられた。したがって治療方針としては、二次的に感染源となった上顎洞内に存在する骨片を摘出し、上顎洞粘膜の治癒を期待することにした。

5-6 感染治癒後再サイナスリフト

2 対処および解決方法（メソッド・シューティング）

図2-a 粘膜骨膜弁を作製し、ウインドウ部の骨欠損から上顎洞内にアプローチした。

図2-b 骨片を鉗子で把持し、癒着した浮腫状の上顎洞粘膜とともに摘出した。

図2-c 上顎洞内を生理食塩液で洗浄し、止血を確認した。

図2-d ペンローズドレーンを設置して、創を閉鎖した。

図2-e 摘出した浮腫状の上顎洞粘膜（左）と腸骨骨髄細片（右）。

図2-f 術直後の近遠心断CT画像。残存させた浮腫状の上顎洞粘膜が陰影として認められる。

図2-g 術直後の頬舌断CT画像。貯留した生理食塩液が水平線状の陰影として認められる。

図2-h 浮腫状上顎洞粘膜の病理組織写真（H.E.染色）。

図2-i 腸骨骨髄細片の病理組織写真（H.E.染色）。

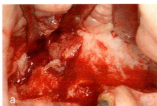 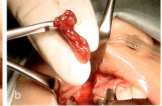 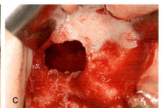
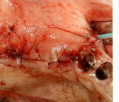 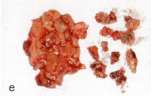 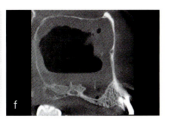
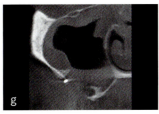 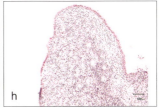 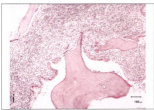

トラブルの対処および解決方法

ドルミカム®鎮静下で粘膜骨膜弁を作製し、ウインドウ部の骨欠損から上顎洞内にアプローチした（図2-a）。鋭匙鉗子で骨片を把持し、骨片に癒着した浮腫状の上顎洞粘膜とともに腸骨骨髄細片を摘出した（図2-b、e）。生理食塩液で上顎洞内を洗浄後に止血を確認し（図2-c）、減張切開および瘻孔切除術を行い、ペンローズドレーンを設置して創を閉鎖した（図2-d）。

術直後のCT画像では、残存させた浮腫状の上顎洞粘膜がみられ、上顎洞底部には貯留した生理食塩液が水平線状の陰影として認められた（図2-f、g）。摘出した軟組織の病理組織写真では拡張した毛細血管の増生がみられ、著明な炎症性細胞の浸潤が認められた（図2-h）。一方、腸骨骨髄細片の骨細胞の核は染色されなかったため、骨片は腐骨と診断され、周囲に著明な炎症性細胞の浸潤が認められた（図2-i）。

3 対処結果（リザルト）

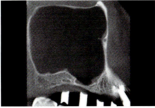 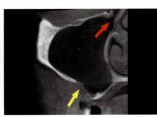 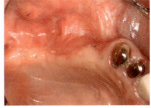 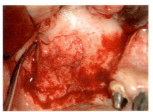

図3-a 術後1年の近遠心断CT画像。上顎洞粘膜の腫脹はほぼ消失していた。

図3-b 同頬舌断CT画像。自然口は開存していたが（赤矢印）、ウインドウ部の骨欠損は残存していた（黄矢印）。

図3-c 同口腔内写真。歯肉に炎症はなく、瘻孔も認めなかった。

図3-d 粘膜骨膜弁の作製。

5章　サイナスリフトのトラブル

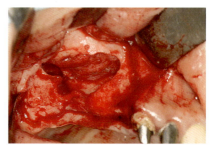
図3-e　上顎洞粘膜の挙上。

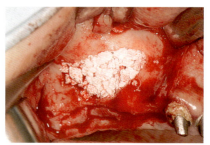
図3-f　オスフェリオンの填入。

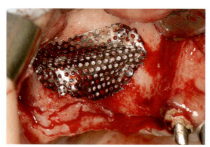
図3-g　チタンメッシュとマイクロスクリューでウインドウ部を閉鎖。

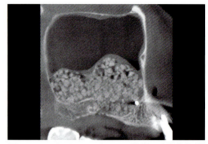
図3-h　サイナスリフト直後の近遠心断CT画像。十分な量のオスフェリオンが填入されている。

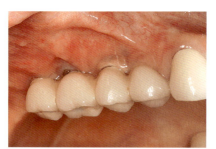
図4-a　インプラント埋入後7年の口腔内写真。

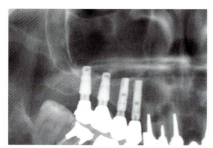
図4-b　同パノラマX線写真。

対処結果

　術後の経過は良好で、上顎洞炎の症状は約2週間で消退し、口腔内の瘻孔も認められなかった。患者は強くインプラント治療を希望したため、再サイナスリフトを患者に提案した。術後1年のCT画像では、上顎洞粘膜の腫脹はほぼ消失し（図3-a、b）、自然口も開存していたが（図3-b、赤矢印）、ウインドウ部の骨欠損は残存していた（図3-b、黄矢印）。上顎洞粘膜と粘膜骨膜弁に穿孔が生じないように、骨欠損部の瘢痕組織を鋭的に切開し、粘膜骨膜弁を作製した（図3-c、d）。骨欠損部の周囲から上顎洞粘膜を剥離・挙上し（図3-e）、オスフェリオンを単独で填入した（図3-f）。トラップドア部をチタンメッシュとマイクロスクリューで閉鎖した後（図3-g）、創を閉鎖した。術直後のCT画像では、十分な量のオスフェリオンがサイナスリフト部に填入されていた（図3-h）。

　サイナスリフト後10ヵ月に、GBRを併用してインプラントを埋入した。現在、インプラントの埋入から7年が経過しているが臨床的に問題はなく（図4-a、b）、メインテナンスを継続中である。

4　文献考察（ディスカッション・レビュー）

テーマ	著者、雑誌、発行年およびエビデンスレベル	論文タイトル	アブストラクト	SAFEのコメント
合併症に対するリカバリー/再サイナスリフト	Katranji A, Fotek P, Wang HL. Implant Dent 2008;17(3):339-349. 3. 非ランダム化比較試験（nRCT）	Sinus augmentation complications: etiology and treatment. サイナスリフトの合併症：発生率と再治療について	サイナスリフトの術後合併症は約20%であり、上顎洞炎、上顎洞瘻、インプラント脱落、移植材料の感染があり、感染した上顎洞内の移植材やインプラントを除去したのちに再手術（再移植）を行うまで、最低で6ヵ月の治癒期間が必要である。	インプラント外科手術のリカバリーは骨の欠損が拡大していることが多いことから、最初の手術の際には十分な審査診断が必要であるといえる。最初の手術の際には十分な診査診断が必須であるといえる。

5-6　感染治癒後再サイナスリフト

5　SAFEの見解および予防策（コンクルージョン）

SAFEの見解

　サイナスリフト後に感染を生じた場合、上顎洞炎を発症するため、上顎洞炎に対する治療が必要となる。しかし、サイナスリフトはインプラント治療のための骨造成術であり、患者は上顎洞炎の治療のみでは満足しない。したがって、インプラント治療が可能な上顎洞炎の治療法が重要と考えられる。

　一方、上顎洞粘膜の再生能は非常に高いと考えられ、上顎洞根治術を第一選択肢にすることは危険で、感染源の除去を最初に行うことがポイントと考えられる。本症例では、腐骨化した骨片を除去することによって、上顎洞炎の症状と上顎洞粘膜の腫脹は消退し、再サイナスリフトによりインプラント治療を達成することができた。本症例の**トラブルシューティングレベルはⅥ**である。

予防策

　サイナスリフトの術後に感染を生じる原因としては、術前に存在する上顎洞や残存歯の病変、上顎洞粘膜の裂開あるいは縫合不全などが考えられる。術前診断にはCT画像が必須で、感染源となる病巣は術前に治療すべきと思われる。一方、信頼できる口腔外科医との連携も重要と考えられ、サイナスリフト後の上顎洞炎に対して、上顎洞根治術が行われないように配慮し、感染源の除去を第一選択肢にすべきである。

6　補足（サプリメント）

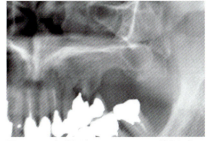 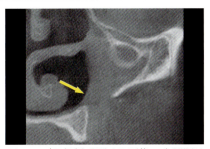 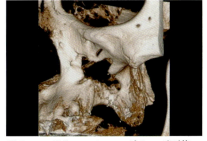

図5-a　初診時パノラマX線写真。⌊6 7部歯槽頂に著明な骨吸収が認められる。

図5-b　⌊7部頬舌断CT画像。上顎洞は瘢痕治癒を生じ、対孔造設により下鼻道側壁の骨は欠損している（黄矢印）。

図5-c　ボリュームレンダリング画像。上顎洞根治術により、前壁の骨は広範囲に除去されている。

上顎洞根治術の弊害

　患者は38歳、女性。近歯科医院で左側サイナスリフトを受けたが、術後感染によって上顎洞炎が生じた。患者は自己判断で耳鼻科を受診し、上顎洞根治術を受けたとのことであった。

　初診時のパノラマX線写真では⌊6 7が欠損し、同部の歯槽頂は上方に陥凹していた（図5-a）。⌊7部の頬舌断CT画像では、歯槽骨は吸収し、下鼻道側壁の骨は対孔の造設によって欠損していた（図5-b、黄矢印）。さらに、ボリュームレンダリング画像では上顎洞前壁は欠損し（図5-c）、上顎洞根治術の術後に瘢痕治癒が生じていると考えられた。通常、上顎洞根治術の術後経過としては、瘢痕治癒、骨性治癒および術後性上顎嚢胞の発症が考えられる。万一、骨性治癒が起こればインプラント治療は可能と考えられるが、確実性に問題があると思われる。したがって、サイナスリフトの術後感染に対して上顎洞根治術はなるべく避けたい治療法と考えられる。

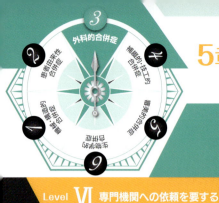

5章 サイナスリフトのトラブル

5-7 補綴後のインプラント周囲炎

HA含有骨補填材料によるサイナスリフト10年後の感染

Level VI 専門機関への依頼を要する
Level V ①〜④の4つを要する
Level IV ①〜④の3つを要する
Level III ①〜④の2つを要する
Level II ①〜④の1つを要する
Level I ①〜④を特に要さない

Factor（①外科的な侵襲、②高度な知識・技術、③長期的な治療期間、④高額な治療費）

1 トラブルおよび問題提起（マテリアル）

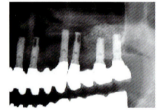
図1-a サイナスリフト6ヵ月後にインプラントを埋入し、上部構造を装着した。

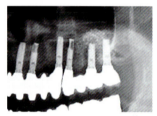
図1-b サイナスリフト後10年のパノラマX線写真。|6部周囲にX線透過像を認めた。

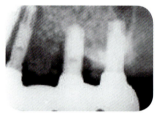
図1-c 同デンタルX線写真。インプラント周囲に顆粒状のX線不透過像が認められた。

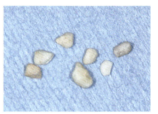
図1-d 自然排泄された骨補填材料。

トラブル

　患者は50歳、男性。既往歴に特記事項なし。

　上顎無歯顎の左側臼歯部の残存歯槽骨高径が約1mmであったため、HA：β-TCP=7：3の骨補填材料にてサイナスリフトを行い、6ヵ月後にインプラントを埋入し、上部構造を装着した（図1-a）。

　術後の経過は良好であったが、サイナスリフト10年後に|6部インプラント周囲炎（図1-b、c）および骨補填材料の自然排出を認めた（図1-d）。

問題提起

　筆者は2000年まで自家骨を用いていたが、それ以降からはHA：β-TCP=7：3の骨補填材料（セラタイト®あるいはセラフォーム®）にてサイナスリフトを行なっていた。しかし、残存歯槽骨高径が1mm程度の症例では、10年以上経過すると既存骨の吸収が生じることがあり、二次的なHAの感染にてインプラント周囲炎が起こることがあった。したがって、サイナスリフトに用いる骨補填材料の再考とトラブルシューティングを確立させる必要性を痛感している。

5-7　HA含有骨補填材料によるサイナスリフト10年後の感染

2　対処および解決方法（メソッド・シューティング）

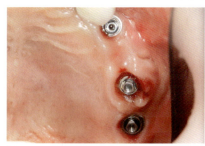
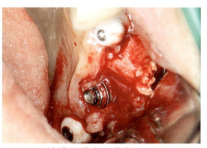
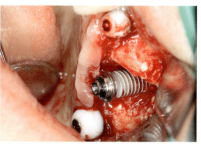

図2-a　上部構造を除去すると⎣6部粘膜に腫脹が認められた。

図2-b　粘膜骨膜弁を作製すると、インプラント周囲に肉芽組織が存在していた。

図2-c　インプラント周囲の炎症巣を掻爬すると、インプラントが広範囲に露出した。

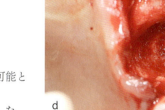
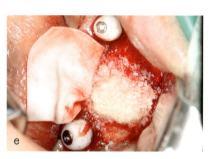

図2-d　インプラントの温存は不可能と判断し、インプラントを撤去した。
図2-e　骨欠損部に同種骨を填入した。

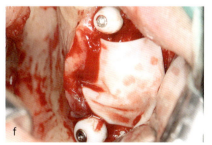

図2-f　吸収性メンブレンを設置し、減張切開後に創を閉鎖した。
図2-g　GBR直後のデンタルX線写真。⎣6部にはX線不透過像がみられた。

トラブルの対処

　まず、⎣6部インプラント周囲の炎症巣を徹底的に掻爬したうえで、温存可能であれば、撤去せずに骨再生療法を行う。一方、温存不可能であれば、インプラント撤去・骨再生療法を行い、二期的にインプラントの再埋入を行うという治療計画を立てた。

トラブルの解決方法

　⎣4から⎣7にわたり粘膜骨膜弁を剥離し、⎣4および⎣7のインプラント周囲には骨吸収がないことを確認した（図2-a、b）。
　⎣6部のインプラント周囲の炎症巣を掻爬するも、温存不可能のためインプラント撤去および掻爬を行った（図2-c、d）。骨欠損部の再生療法のため、同種骨と吸収性メンブレンにてGBRを施行した（図2-e〜g）。

5章　サイナスリフトのトラブル

3　対処結果（リザルト）

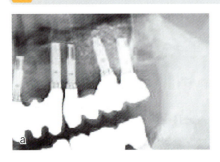
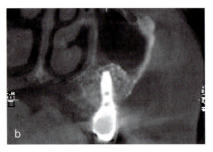

図3-a　上部構造装着時のパノラマX線写真。|6部インプラントにオッセオインテグレーションが獲得された。

図3-b　|6部頰舌断CT画像。インプラント周囲には十分な量のX線不透過像が存在し、上顎洞粘膜の腫脹は認められない。

対処結果

　GBR施行後6ヵ月経過時、|6部にインプラントを埋入したが、良好な初期固定が得られた。埋入後3ヵ月後に、二次手術を行ったが、オッセオインテグレーションが獲得されていたため、最終補綴装置を装着した（図3-a、b）。

　現在、GBR後2年が経過するも、骨吸収等の異常所見は認めていない。

4　文献考察（ディスカッション・レビュー）

テーマ	著者、雑誌、発行年およびエビデンスレベル	論文タイトル	アブストラクト	SAFEのコメント
インプラント周囲炎を契機にした上顎洞炎：ケースシリーズ	Scarano A, Cholakis AK, Piattelli A. Int J Oral Maxillofac Implants 2017;32(2):e69-e75. 5. 記述研究	Histologic Evaluation of Sinus Grafting Materials After Peri-implantitis-Induced Failure: A Case Series. インプラント周囲炎による喪失後のサイナスグラフト材料の組織評価ケースシリーズ	サイナスリフト後にインプラントを埋入した症例で、インプラント周囲炎を契機にインプラントが喪失した5症例。いずれの症例も上部構造装着後3年以上経過後にインプラント周囲の排膿、腫脹をともない、移植材料も含めた除去を行った。どの症例も移植材料は変質しており、移植材料はHAおよび異種骨であった。	非吸収性の移植材料でサイナスリフトやGBRを行った場合、術後経過のみならずメインテナンス期においても充分に留意しなければならない。
片側性の上顎洞炎の原因と特徴について	Troeltzsch M, Pache C, Troeltzsch M, Kaeppler G, Ehrenfeld M, Otto S, Probst F. J Craniomaxillofac Surg 2015;43(8):1522 1529. 4. 分析疫学的研究	Etiology and clinical characteristics of symptomatic unilateral maxillary sinusitis: A review of 174 cases. 片側性上顎洞炎の病因と特徴に関する174症例のレビュー	174症例の片側性上顎洞炎のうち、75%（130症例）が歯牙由来のものであった。原因として、18%が根尖性歯周炎、10%が歯周炎、インプラント由来のものが10%で、インプラントが高頻度に出現している。	歯性の上顎洞炎はよく聞くことかと思うが、近年の耳鼻科領域において、インプラントが原因の上顎洞炎も増えていることにも留意しなければならない。

5　SAFEの見解および予防策（コンクルージョン）

SAFEの見解

　サイナスリフトの骨補填材料としては、自家骨、HA、β-TCP、Bio-Oss®などを単独あるいは混合で用いられてきた。また1996年のSinus Consensus Conferenceでは、どの骨補填材料を用いてもインプラントの残存率には統計的有意差はなかったと報告された[1]。しかし、今回のように10年以上の長期経過症例においては、HAを含む骨補填材料では感染によるトラブルが生じることがわかった。

　また化学合成されたHAは、焼成温度、顆粒の大きさ、気孔率によって生体内での挙動はさまざまであり、一様な評価はできない。今回の症例に使用されているHAは900度程度の高温で焼成され、顆粒も大きく、気孔率が低いことがトラブルに繋がった

5-7　HA含有骨補填材料によるサイナスリフト10年後の感染

と考えられた。
　したがって、サイナスリフトの骨補填材料を検証するためには、少なくとも10年以上経過した症例を対象とすべきと考えられた。本症例の**トラブルシューティングレベルはⅥ**である。

予防策

サイナスリフトの骨補填材料を選択する場合、性状や生体での動向を熟知しておく必要がある。特に非吸収性の骨補填材料を使用した場合、インプラント周囲に異物が存在することになる。
　つまりインプラント周囲炎が生じると、骨補填材料を通じて炎症が拡大する可能性があると考えられる。したがって、インプラント周囲炎を生じにくい環境とメインテナンスが重要と思われる。

6　補足（サプリメント）

表1　骨補填材料の平均残存率（%）[2]

移植材料	3ヵ月後	6ヵ月後	12ヵ月後	24ヵ月後
β-TCP	27.10%	13.80%	8.20%	0.00%
Bovine Bone（ウシHA）	38.70%	29.40%	27.20%	30.20%

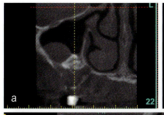
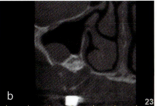
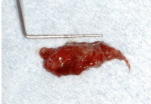
図4-d　摘出した囊胞。
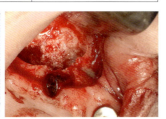
図4-e　HAの残留が認められた。

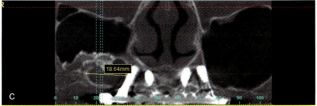
図4-a～c　右側インプラント遠心に巨大な囊胞様X線透過像が認められた。

骨補填材料の吸収速度

　骨補填材料の選択基準は、①外形を造るのか、②骨に置換させるのかによって異なる。顎堤の水平的あるいは垂直的骨造成（いわゆる外側性の骨欠損）であれば外形を造る意味でブロック骨移植やHA、Xenograftを選択すべきである。一方、ソケットリフトやサイナスリフト、ソケットプリザベーションのように内側性の骨造成であれば、骨に置換する材料を選択するべきである。参考文献にあるように、吸収までの期間が長い材料をサイナスリフトに使用にした場合、上部構造装着後に感染や炎症、骨吸収を惹起することも少なくない。
　図4-a～cは上部構造装着後5年後に囊胞が形成された症例で、摘出した囊胞の周囲にHAが観察された。

参考文献

1. Jensen OT, Shulman LB, Block MS, Iacono VJ. Report of the Sinus Consensus Conference of 1996. Int J Oral Maxillofac Implants 1998;13 Suppl:11-45.
2. Artzi Z, Weinreb M, Givol N, Rohrer MD, Nemcovsky CE, Prasad HS, Tal H. Biomaterial resorption rate and healing site morphology of inorganic bovine bone and beta-tricalcium phosphate in the canine: a 24-month longitudinal histologic study and morphometric analysis. Int J Oral Maxillofac Implants 2004;19(3):357-368.

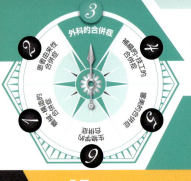

5章 サイナスリフトのトラブル

5-8 非歯原性の術後感染

Level Ⅵ 専門機関への依頼を要する
Level Ⅴ ①〜④の4つを要する
Level Ⅳ ①〜④の3つを要する
Level Ⅲ ①〜④の2つを要する
Level Ⅱ ①〜④の1つを要する
Level Ⅰ ①〜④を特に要さない

鼻中隔湾曲症と気管支喘息を有する患者に生じた術後感染

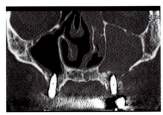

Factor（①外科的な侵襲、②高度な知識・技術、③長期的な治療期間、④高額な治療費）

1 トラブルおよび問題提起（マテリアル）

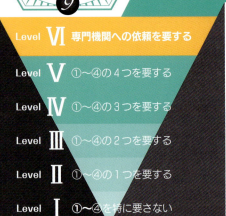

図1〜8：東京医科歯科大学歯学部附属病院インプラント外来より提供

図1　初診時のパノラマX線写真。全歯に水平的な骨吸収を認めた。

図2　右側サイナスリフト術前のCT画像。左側部は抜歯前だが洞粘膜に中等度の腫脹がすでに認められた。

図3 -a〜d　初診時口腔内写真。う蝕および多量のプラーク付着が認められた。

トラブル

患者は70歳、男性。歯の動揺および大臼歯欠損による咀嚼障害を訴え来院した（図1〜3）。

喫煙歴はないものの、既往歴として高血圧症と気管支喘息があった。歯周基本治療を施行し、4|45の抜歯を行った。6|5部にサイナスリフト同時のインプラント埋入手術を施行し、術後の経過は良好であった。6ヵ月後に|45部にサイナスリフト同時イ ンプラント埋入手術を施行したが、術中の上顎洞粘膜穿孔は観察されなかった（図4〜6）。しかし術後10日目の抜糸時、強い鼻閉感、鼻汁および後鼻漏を訴えた。

問題提起

両側に、サイナスリフト同時のインプラント埋入術を施行した症例である。右側は問題なく経過したが、左側では急性副鼻腔炎の症状が生じた。両側と

5-8 鼻中隔湾曲症と気管支喘息を有する患者に生じた術後感染

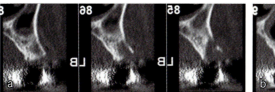
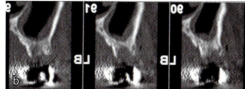

図4-a、b　左上サイナスリフト術前のCT画像。洞粘膜に軽度の腫脹が観察された。(a) 4部、(b) 5部。

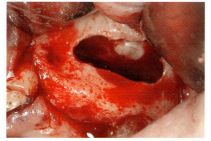
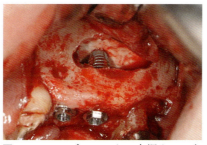
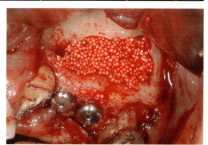

図5-a　左側術中写真。上顎洞粘膜の剥離と挙上を行ったが、洞粘膜の穿孔は認めなかった。

図5-b　インプラントを2本埋入し、十分な初期固定が得られた。

図5-c　骨補填材料を填入した。

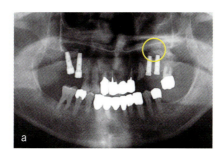
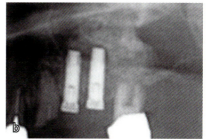

図6-a、b　左側サイナスリフト同時埋入直後のパノラマX線画像。サイナスリフト部にX線不透過像が認められた。

も術式および骨補填材料は同じであり、術中に上顎洞粘膜の穿孔も観察されなかったにもかかわらず、どうして左側のみに急性副鼻腔炎の症状が出現したのだろうか？

2 対処および解決方法（メソッド・シューティング）

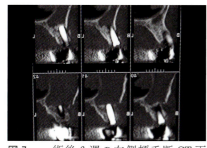
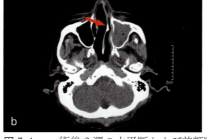

図7-a　術後6週の左側頬舌断CT画像。上顎洞内に含気孔を認めなかった。

図7-b、c　術後6週の水平断および前額断CT画像。強度の鼻中隔湾曲がみられ(赤矢印)、篩骨洞の洞粘膜にも腫脹が認められた。

トラブルの対処および解決方法

　術後感染と診断し、セフェム系抗菌薬（フロモックス®）、フルオロキノロン系抗菌薬（クラビット®）およびマクロライド系抗菌薬（クラリス®）の順に3種類の抗菌薬を1週間ずつ投与した。

　しかし症状は改善しなかったため、術後6週目にCT撮影を行った。左側上顎洞内に含気腔はみられず、自然口も閉塞していた（図7）。さらに、篩骨洞の洞粘膜にも腫脹が認められ、強度の鼻中隔湾曲が観察された（図7-b、c赤矢印）。そこで、急性副鼻腔炎の原因を明らかにする目的で耳鼻科に精査を依頼した。

　手術後12週目、耳鼻科にて鼻中隔湾曲矯正術および内視鏡下副鼻腔手術が施行された。

5章　サイナスリフトのトラブル

3　対処結果（リザルト）

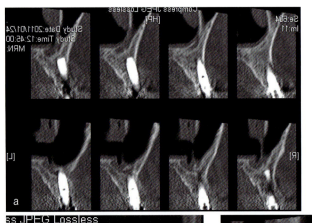
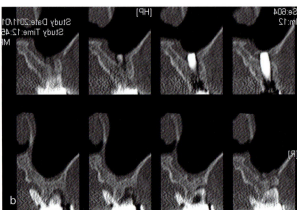
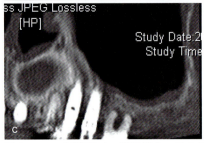
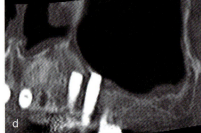
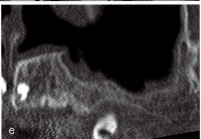

図8-a〜e　耳鼻科での処置後6ヵ月のCT画像。上顎洞粘膜の腫脹は消失し、インプラント周囲にもX線不透過像が観察された。

対処結果

　耳鼻科での処置後6ヵ月のCT画像では、上顎洞粘膜の腫脹は改善し、鼻閉感等の症状も消失した（図8）。また、下鼻道側壁には対孔が造設され、上顎洞の換気は良好と思われた。さらに鼻中隔の湾曲も良好に改善されていた。

　またインプラント周囲にもX線不透過像が観察され、インプラント除去の必要性もなくなった。二次手術を施行し、オッセオインテグレーションが獲得された。

　現在、上部構造を装着し、経過良好である。本症例は歯科医師では解決できず、耳鼻科医による専門的な治療が必要となり、術前診断の重要性についての教訓となった。また、鼻中隔湾曲や気管支喘息の上顎洞炎に対するリスクも含め、耳鼻科的知識の不足と重要性を認識した症例ともいえる。

4　文献考察（ディスカッション）

テーマ	著者、雑誌、発行年およびエビデンスレベル	論文タイトル	アブストラクト	SAFEのコメント
鼻中隔湾曲症とサイナスリフト	Lee JW, Yoo JY, Paek SJ, Park WJ, Choi EJ, Choi MG, Kwon KH. J Korean Assoc Oral Maxillofac Surg 2016;42(5):278-283. 5. 記述研究	Correlations between anatomic variations of maxillary sinus ostium and postoperative complication after sinus lifting. サイナスリフト後の合併症と鼻形態との関係	サイナスリフトを行った366患者のうち、鼻形態に異常のある患者99症例について術後の上顎洞炎の発症との関係を検討。眼窩下蜂巣の存在する患者と鼻中隔湾曲を有する患者では20%と、高頻度で上顎洞炎が生じた。	サイナスリフトを行う場合、CT画像で既存骨量や洞粘膜の肥厚、後上歯槽動脈の位置に注意する歯科医師は多いだろうが、鼻中隔の湾曲や中鼻甲介の肥厚や変形など、鼻に関する解剖学的問題にも注意を払うべきである。

5-8 鼻中隔湾曲症と気管支喘息を有する患者に生じた術後感染

慢性副鼻腔炎の病態

5 SAFEの見解および予防策（コンクルージョン）

SAFEの見解

本症例は、両側にサイナスリフトを施行した後に、左側のみ急性副鼻腔炎を惹起した症例である。

左側に鼻中隔が湾曲していたため、下鼻道と中鼻道は狭小化し、自然口が閉塞しやすい環境であった。さらに文献からもわかるように、気管支喘息（呼吸器疾患）を有していたことから、副鼻腔炎を生じやすい環境であったことがわかる。本症例の**トラブルシューティングレベルはⅥ**である。

予防策

われわれ歯科医師がサイナスリフトを行う際、既存骨の高さや後上歯槽動脈の位置関係、隔壁の有無、洞粘膜の肥厚のみに注目する傾向がある。

しかし、上顎洞は呼吸器官の一部であるという認識をもち、術前診査において呼吸器疾患や鼻中隔湾曲の有無、花粉症等のアレルギーに関しても十分に精査することが必要である。

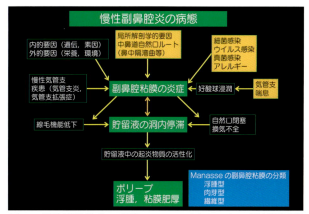

図9　慢性副鼻腔炎の病態。ここに示すとおり、局所解剖学的要因（中鼻道 - 自然口ルート）や気管支炎、気管支喘息等の呼吸器疾患、アレルギーおよびウイルスや真菌感染によっても副鼻腔炎が生じやすい。したがって、サイナスリフト施行予定の患者では、慢性副鼻腔炎に十分留意しなければならない。

6 補足（サプリメント）

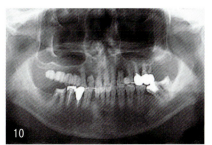
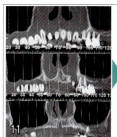
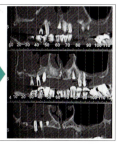

図10　ステント装着後のパノラマX線写真。上顎洞は左右ともクリアであった。

図11　サイナスリフト後に上顎洞アスペルギルス（真菌）症を生じた1症例。術前（左）とサイナスリフト術後（右）。右側は上顎洞炎を惹起していた。

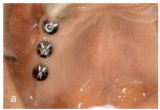
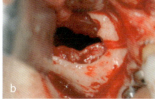
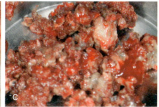

図12-a〜c　摘出時の口腔内写真と菌塊。インプラントはオッセオインテグレーションを獲得していた。

この症例は、右側にサイナスリフトを施行し、1年後に上顎洞アスペルギウス症が生じた症例である。たまたま左側のサイナスリフトを予定して撮影したCTで発見されたが、患者は無症状で、術前の上顎洞内もクリアであった。したがってサイナスリフトを施行した患者に関しては、患者の症状や術中の問題にかかわらず、上顎洞内をコーンビームCTなどで定期的に確認する必要があると考えられる。

スペシャルサプリメント3-吸収性骨補填材料

吸収性骨補填材料の優位性

オスフェリオン DENTAL

　オスフェリオン DENTAL(オリンパステルモ社)は、日本製の高純度β-リン酸三カルシウム(β-TCP)顆粒で、高い骨伝導能を有する吸収性の歯科用骨補填材である。顆粒の気孔率は77.5±4.5％で、マクロ気孔(図1-a)とミクロ気孔(図1-b)を有し、大きな表面積と細胞侵入を促す液性成分が染み込みやすい構造を呈している。また、オスフェリオンは、破骨細胞によって吸収されて新生骨に置換するため[1](図1-c)、異物として残存しないという大きな利点がある。現時点で、オスフェリオンは、インプラントの植立を前提とした適用については承認を取得できていない。しかし、オスフェリオンは、異物であるインプラントの表面で自家骨に置換されて機能する点で、優れた骨補填材料と思われる(図2-a〜3-f)。さらに、オスフェリオンを用いたサイナスリフトの術後感染症例では、2回の小手術によってサイナスリフト部に骨が形成された(図4-a〜f)。

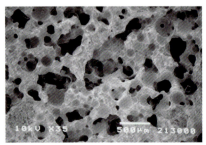 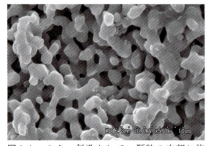 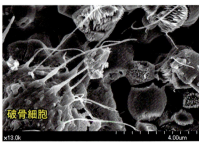

図1-a　マクロ気孔として、Sサイズの顆粒では平均167μm、Lサイズで平均327μmの気孔が存在する。

図1-b　ミクロ気孔として、顆粒の内部に約50％の連通気孔(気孔径10μm以下)が存在する。

図1-c　破骨細胞が分泌した酸により、オスフェリオンの表面が溶解され、スパイク状になっている[1]。

症例1

　オスフェリオンを用いたGBR(40歳・女性)

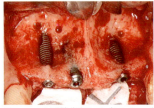 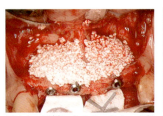 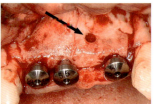 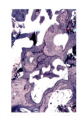

図2-a　上顎前歯部に3本のインプラントを埋入したが、インプラントの表面が骨から露出した。

図2-b　唇側にオスフェリオンを設置し、遮断膜で被覆した。

図2-c　1年後の二次手術では、オスフェリオンは骨様組織に置換していた。トレフィンバーで硬組織を採取した(黒矢印)。

図2-d　採取した硬組織の組織写真(トルイジンブルー染色)。オスフェリオンは少量残存しているが、ほぼ新生骨に置換していた。

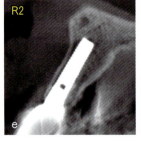 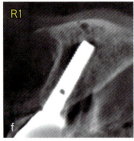 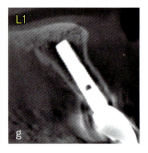

図2-e〜g　術後13年の頬舌断CT画像。すべてのインプラントの周囲には皮質骨様と海綿骨様のX線不透過像が認められ、オスフェリオンは完全に自家骨に置換していると考えられた。

吸収性骨補填材料

症例2
オスフェリオンを用いたサイナスリフト（52歳・女性）

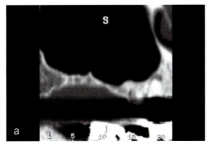
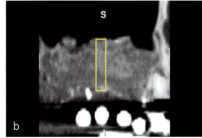

図3-a　術前の近遠心断CT画像。上顎洞が発達し、サイナスリフトが必要と診断した。

図3-b　サイナスリフト後1年のCT画像。サイナスリフト部にはX線不透過像が認められ、インプラントの埋入時にトレフィンバーを用いて硬組織を採取した（黄四角）。

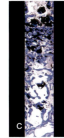
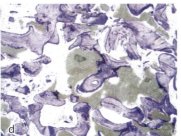
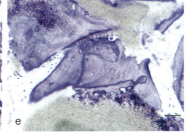

図3-c〜e　採取した硬組織の組織写真（トルイジンブルー染色）。サイナスリフト部に骨組織が認められ、残存したオスフェリオンの表面が新生骨に置換している。

図3-f　術後6年のR3部の頬舌断CT画像。インプラントの周囲には皮質骨様と海綿骨様のX線不透過像が認められ、オスフェリオンは完全に自家骨に置換していた。

症例3
オスフェリオンを用いたサイナスリフトの術後感染（52歳・女性）

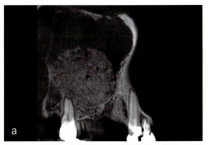
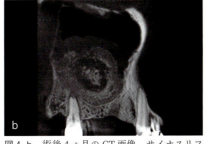
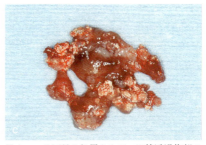

図4-a　頭痛、鼻閉感および後鼻漏を訴え、CT画像では上顎洞粘膜が著明に腫脹し、含気腔を認めなかった。1回目の処置として、ウィンドウ部の掻爬と洗浄を行った。

図4-b　術後4ヵ月のCT画像。サイナスリフト部周辺のオスフェリオンは小さくなり、内部にドーナツ状のX線透過像がみられ、中心部に顆粒状のX線不透過物が認められた。

図4-c　2回目の処置として、X線透過像部の軟組織と中心部のX線不透過物を摘出した。X線不透過物は、骨に置換していないオスフェリオンと考えられた。

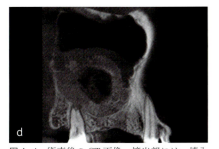
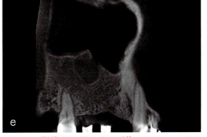
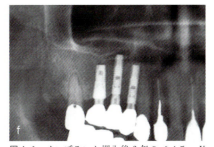

図4-d　術直後のCT画像。摘出部には、填入したテルダーミス®の陰影が認められる。なお、7|は生活歯であった。

図4-e　術後10ヵ月のCT画像。サイナスリフト部は皮質骨様と海綿骨様のX線不透過像を呈し、オスフェリオンは骨に置換していると考えられた。

図4-f　インプラント埋入後6年のパノラマX線写真。インプラントの周囲にはX線透不過像が認められ、経過良好である。

参考文献
1. Matsunaga A, Takami M, Irié T, Mishima K, Inagaki K, Kamijo R. Microscopic study on resorption of β-tricalcium phosphate materials by osteoclasts. Cytotechnology 2015;67(4):727-732.

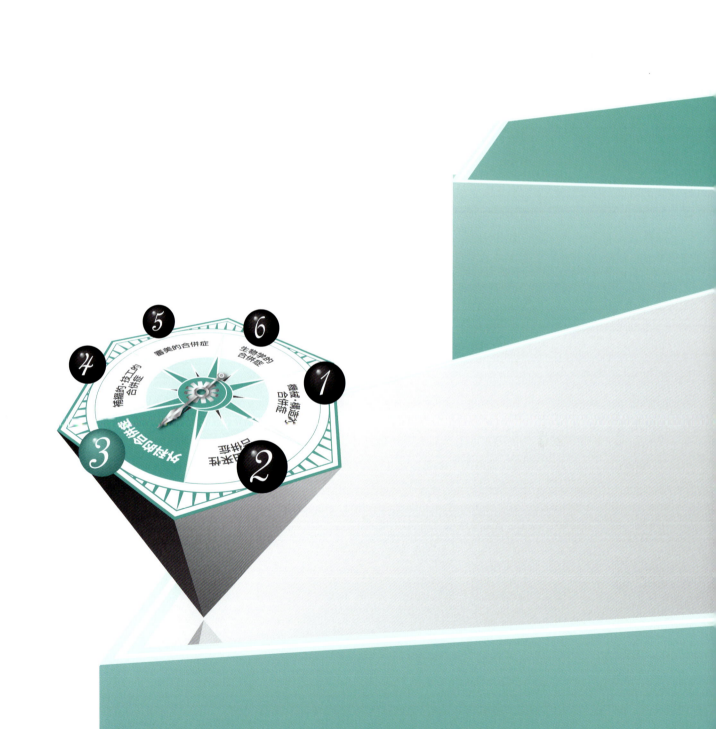

ソケットリフトのトラブル

6章

6-1	Level 1 2 3 **4** 5 6	上顎洞粘膜の穿孔 **突発的に生じた上顎洞粘膜の穿孔**	154
6-2	Level 1 **2** 3 4 5 6	上顎洞粘膜の穿孔 **術中に生じた上顎洞粘膜の穿孔**	158
6-3	Level 1 2 **3** 4 5 6	術後感染 **隣在歯の病変が原因と考えられる術後感染**	162
6-4	Level 1 2 3 **4** 5 6	口腔上顎洞瘻 **インプラントの脱落による口腔上顎洞瘻**	166

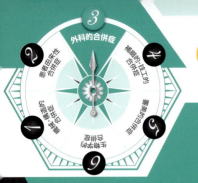

6章　ソケットリフトのトラブル

6-1　上顎洞粘膜の穿孔

突発的に生じた上顎洞粘膜の穿孔

Level Ⅵ	専門機関への依頼を要する
Level Ⅴ	①〜④の4つを要する
Level Ⅳ	①〜④の3つを要する
Level Ⅲ	①〜④の2つを要する
Level Ⅱ	①〜④の1つを要する
Level Ⅰ	①〜④を特に要さない

Factor（①外科的な侵襲、②高度な知識・技術、③長期的な治療期間、④高額な治療費）

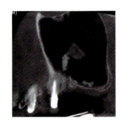

1　トラブルおよび問題提起（マテリアル）

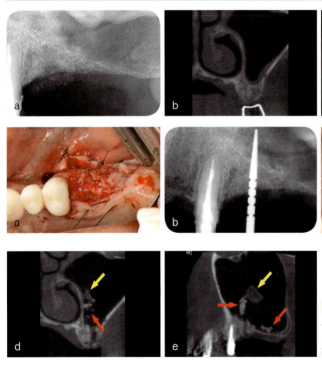

図1-a　抜歯後3ヵ月のデンタルX線写真。抜歯窩にはX線不透過像が認められた。

図1-b、c　|6部において、歯槽頂から上顎洞底までの高さは7mmであった。

図2-a　抜歯窩には硬組織が認められた。

図2-b　術中のデンタルX線写真。ディレクションインジケーターが上顎洞に突出しているように見えた。

図2-c　Bio-Oss®除去後の口腔内写真。肉眼的に上顎洞粘膜の穿孔が認められた。

図2-d、e　術直後のCT画像。上顎洞内にColla Plug®（黄矢印）とBio-Oss®（赤矢印）の陰影が認められた。

トラブル

　患者は38歳の男性で、既往歴に特記事項なし。|6に歯根破折が認められ、患者はインプラント治療を希望したため、抜歯と同時にリッジプリザベーションを施行した。抜歯後3ヵ月のデンタルX線写真では、抜歯窩にX線不透過像が認められた（図1-a）。

また、ステントを装着した|6部のCT画像では、歯槽頂から上顎洞底までの高さは7mmであったため、ソケットリフトを併用したインプラントの埋入術を予定した（図1-b、c）。

　抜歯後4ヵ月の粘膜治癒は良好で、抜歯窩には硬組織が認められた（図2-a）。初期のドリリング後、

6-1　突発的に生じた上顎洞粘膜の穿孔

埋入方向と深度の確認を行うため、ディレクションインジケーターを挿入し、X線写真を撮影した。しかし、患者は撮影時に中心咬合位まで一気に噛み込んだため、ディレクションインジケーターが上顎洞内に突出しているような画像が得られた（図2-b）。約5mmの深さで追加のドリリングを行い、尖端部で上顎洞底の骨を触知できたため、オステオトームを用いて上顎洞底部の骨を挙上した。念のため上顎洞底部にColla Plug®を設置し、慎重にBio-Oss®を填入したが、途中で上顎洞粘膜の抵抗感が消失した。可能な限りBio-Oss®を除去し、先端部を観察すると上顎洞粘膜の穿孔を認めたため（図2-c）、歯槽部に追加のColla Plug®を設置し、創を閉鎖した。術直後のCT画像では、先に設置したColla Plug®（黄矢印）と填入したBio-Oss®（赤矢印）が上顎洞内に認められた（図2-d、e）。

問題提起

異物が上顎洞内に迷入した場合、上顎洞炎を惹起する可能性がある。さらに 6 部のインプラント治療をいかに達成させるかが問題で、再度ソケットリフトを行うか、サイナスリフトを施行するかの選択肢がある。しかし、再ソケットリフトでは手術時期の判断と確実性に疑問がある。一方、サイナスリフトでは外科的侵襲が大きくなるため、治療計画において患者とトラブルになる場合がある。つまり、低侵襲のソケットリフトであればインプラント治療を受けるが、サイナスリフトが必要であれば治療を拒否する可能性がある。

2　対処および解決方法（メソッド・シューティング）

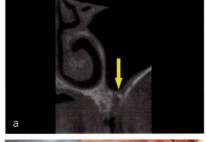
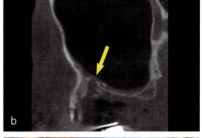

図3-a、b　術後2ヵ月のCT画像。迷入したBio-Oss®とColla Plug®は、上顎洞内から消失していた。一方、穿孔部で上顎洞側の軟組織は治癒していると考えられた（黄矢印）。

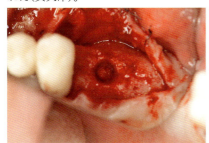
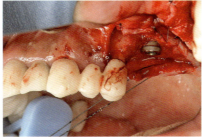
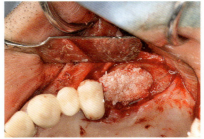

図4-a　鋭匙を用いて軟組織を約3mmの深さまで除去し、残存させた軟組織を上顎洞粘膜とともに挙上した。

図4-b　ドリリングを行わずにφ5.0×10mmのインプラントを埋入した。

図4-c　Bio-Oss®とOssix Plus®を用いてGBRを施行した。

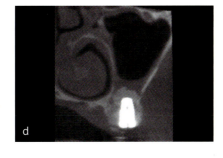
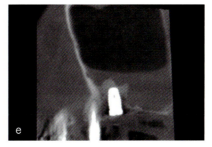

図4-d、e　術直後のCT画像では、インプラント周囲に十分な量のX線不透過像がみられたが、水平線状の陰影が認められた。

6章　ソケットリフトのトラブル

トラブルの対処
　患者は、サイナスリフトに対して抵抗感を示し、再ソケットリフトでインプラントの埋入術を希望した。術後2ヵ月のCT画像では、上顎洞内に迷入したColla Plug®とBio-Oss®は消失し、両者は上顎洞粘膜の線毛運動により自然口を介して鼻腔に排泄されたと思われた。一方、穿孔部に相当する上顎洞側の軟組織は、治癒していると考えられた(図3-a、b)。一般的に、ソケットリフトで上顎洞粘膜に穿孔が生じるのは、ドリリング時が多いと考えられる。したがって、前回のドリリング部の骨性治癒が完了せず、穿孔部の軟組織が治癒している時期が最適と判断し、再ソケットリフトを施行した。

トラブルの解決方法
　鋭匙を用いて埋入窩に存在した軟組織を約3mmの深さまで除去し、残存させた軟組織を上顎洞粘膜とともに挙上した(図4-a)。上顎洞粘膜の抵抗感を確認しながらBio-Oss®を填入し、ドリリングを行わずにφ5.0×10mmのインプラントを埋入した(図4-b)。Osstell ISQ値は67と良好な初期固定が得られたため、Bio-Oss®とOssix Plus®を用いてGBRを施行し、減張切開後に創を閉鎖した(図4-c)。術直後のCT画像では、インプラント周囲に十分な量のX線不透過像がみられたが、水平線状の陰影が認められた(図4-d、e)。陰影は血液の貯留と考えられ、上顎洞粘膜にわずかな穿孔が生じたと思われたが、翌日の痰に血液が混入していた以外に問題は認めなかった。

3　対処結果(リザルト)

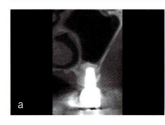 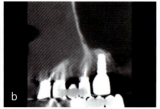 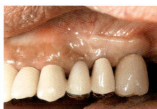

図5-a、b　埋入後11ヵ月のCT画像では、インプラント周囲に十分な量のX線不透過像が認められた。
図5-c　現在、最終補綴装置を装着しているが、経過は良好である。

対処結果
　埋入後6ヵ月に二次手術を施行し、ISQ値は81と上昇し、オッセオインテグレーションが獲得されていた。埋入後11ヵ月のCT画像では、上顎洞粘膜の腫脹はみられず、インプラントの周囲にはX線不透過像が認められた(図5-a、b)。現在、最終補綴装置を装着し、経過は良好である(図5-c)。

4　文献考察(ディスカッション・レビュー)

テーマ	著者、雑誌、発行年およびエビデンスレベル	論文タイトル	アブストラクト	SAFEのコメント
歯槽頂アプローチによる洞粘膜穿孔のリスクとは	Wen SC, Lin YH, Yang YC, Wang HL. Clin Oral Implants Res 2015;26(10):1158-1164. 4. 分析疫学的研究	The influence of sinus membrane thickness upon membrane perforation during transcrestal sinus lift procedure. 歯槽頂アプローチ中の洞粘膜穿孔に対する洞粘膜厚の影響について	歯槽頂アプローチにおけるシュナイダー膜の穿孔に関して(185症例) ①洞粘膜厚とperforation率 ②洞粘膜の形態とperforation率 ③洞粘膜厚と既存骨量との関係 ④既存骨量とperforation率 ⑤挙上量とperforation率　について検討。洞粘膜厚が0.5mm以下と3mm以上がHigh riskであり、挙上量とperforation率に有意な相関があった。	術前の洞粘膜肥厚に関して、薄すぎても厚すぎても洞粘膜の穿孔率が高くなることから、3mm以上の病的な肥厚に関しては充分に精査する必要がある。

6-1 突発的に生じた上顎洞粘膜の穿孔

5 SAFEの見解および予防策（コンクルージョン）

SAFEの見解

　ソケットリフトで上顎洞粘膜の穿孔が生じた場合、盲目的に穿孔部を修復することは困難と考えられる。本症例では突発的に穿孔が起こったが、人工骨を填入することで、穿孔がさらに拡大したと考えられる。上顎洞内に迷入した異物によって急性の上顎洞炎を生じなかったことは幸いと考えられるが、術前の上顎洞粘膜が正常であったことが要因と考えられる。ソケットリフトのトラブルを再ソケットリフトでリカバリーすることはかなり難しいと思われるが、本症例では形成窩の軟組織を利用して上顎洞粘膜を挙上している。画期的な方法と考えられるが、優れた知識と技術が必要と思われる。本症例の**トラブル**シューティングレベルはⅢである。

予防策

　術前診断としてCT画像は必須で、上顎洞粘膜に病変がないことを確認し、埋入方向に一致した断面で上顎洞底までの距離を測定する。

　また、ソケットリフトは盲目的な手術であるため、上顎洞粘膜に穿孔が生じた場合は手術が中止になる可能性があることを術前に患者へ説明しておく。さらに、再ソケットリフトが困難な場合は、サイナスリフトが必要になることも患者に説明しておくべきで、低侵襲というメリットだけの説明ではトラブルに発展する可能性がある。

6 補足（サプリメント）

図6-a　術中デンタルX線写真。インプラントが上顎洞に突出しているように見えた。

図6-b　術直後デンタルX線写真。人工骨は移動し、上顎洞粘膜に穿孔が生じていると考えられた。

図6-c　初診時CT画像。歯槽骨の高さは2 mm程度であった。

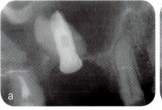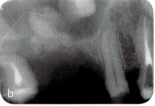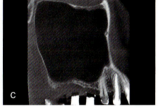

図6-d　サイナスリフト後9ヵ月のCT画像。十分な量のX線不透過像が認められる。

図6-e　紹介医でインプラント治療が行われ、暫間補綴装置が装着されていた。

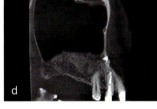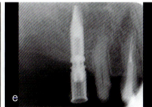

参考症例

　患者は44歳の女性で、既往歴に特記事項なし。6|部にβ-TCPを用いたソケットリフトを併用して、インプラントの埋入術を施行したとのことであった。しかし初期固定が得られず、術中のX線写真でインプラントが上顎洞に突出していると判断し（図6-a）、インプラントを抜去した。術直後のX線写真では人工骨が移動し、上顎洞粘膜に穿孔が生じていたと考えられた（図6-b）。経過中に7|も保存不能となり、サイナスリフトの依頼で来院した（図6-c）。紹介医はサイナスリフトが必要になる可能性を術前に説明していたため、患者との人間関係は良好であった。当院でサイナスリフトを施行し（図6-d）、紹介医でインプラント治療が行われた（図6-e）。

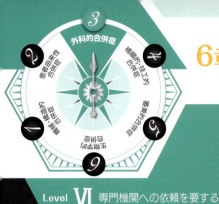

6章　ソケットリフトのトラブル

6-2　上顎洞粘膜の穿孔

術中に生じた上顎洞粘膜の穿孔

Level Ⅵ　専門機関への依頼を要する
Level Ⅴ　①〜④の4つを要する
Level Ⅳ　①〜④の3つを要する
Level Ⅲ　①〜④の2つを要する
Level Ⅱ　①〜④の1つを要する
Level Ⅰ　①〜④を特に要さない

Factor（①外科的な侵襲、②高度な知識・技術、③長期的な治療期間、④高額な治療費）

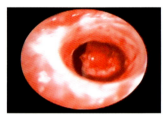

1　トラブルおよび問題提起（マテリアル）

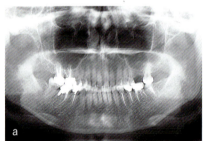
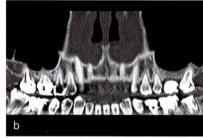

図1-a　初診時パノラマX線写真。|6 の両隣在歯は生活歯であり、残存歯槽骨高径は3〜4mm程度であった。
図1-b　同パノラミックCT画像。

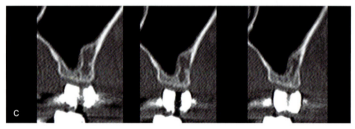

図1-c　同頬舌断CT画像。3〜4mmの骨高径と頬舌的な骨の不整を認めた。上顎洞はクリアであった。

トラブル

患者は36歳女性。う蝕にて抜歯した|6 部補綴治療の相談で来院した。

両隣在歯は生活歯であり、歯を削りたくないという要望からインプラント治療を行うこととした。CT撮影を行ったところ、洞底部までの骨量は3〜4mm程度であり、骨の形態は不整であった。骨量が不足していることからラテラルアプローチを考慮するも、1歯中間欠損であることや頬側の骨量が残存していることから、手術侵襲の小さい歯槽頂アプローチによる埋入手術を行うこととした。

しかし手術時、オステオトームテクニックにて上顎洞粘膜を挙上中、内視鏡下にて穿孔が観察された。

問題提起

ソケットリフト中に洞粘膜を穿孔した場合、どのように修復すればよいのだろうか？

他の手術方法でソケットリフトを行えば穿孔は防げたのだろうか？

6-2 術中に生じた上顎洞粘膜の穿孔

2 対処および解決方法（メソッド・シューティング）

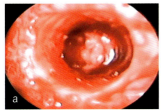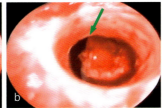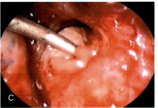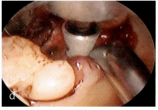

図2-a〜d　ソケットリフト中の内視鏡画像。オステオトームにて洞粘膜挙上中に穿孔が認められたため（緑矢印）、サージセルにて辺縁封鎖後、メンブレンを設置し、インプラント体を埋入した。

トラブルの対処および解決法

止血剤（サージセル）を填入後、図2-a〜dに示すような術式でメンブレンを設置。骨移植後にインプラントを埋入した。

3 対処結果（リザルト）

対処結果

二次手術（一次手術後6ヵ月）時のデンタルX線写真では、洞粘膜の挙上とX線不透過像がインプラント周囲に認められた。現在、術後5年以上経過しているが、経過良好である。

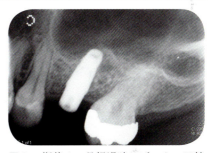

図3　術後6ヵ月経過時のデンタルX線写真。洞粘膜の挙上とX線不透過像がインプラント周囲に認められる。

4 文献考察（ディスカッション・レビュー）

テーマ	著者、雑誌、発行年およびエビデンスレベル	論文タイトル	アブストラクト	SAFEのコメント
さまざまな歯槽頂アプローチによる穿孔の相違	Garbacea A, Lozada JL, Church CA, Al-Ardah AJ, Seiberling KA, Naylor WP, Chen JW. J Oral Implantol. 2012;38(4):345-359. --- 3. 非ランダム化比較試験（nRCT）	The incidence of maxillary sinus membrane perforation during endoscopically assessed crestal sinus floor elevation: a pilot study. ソケットリフト時の洞粘膜の穿孔に関するパイロットスタディー	さまざまな歯槽頂アプローチによる穿孔の相違。歯槽頂アプローチの手技による穿孔率の差がないこと。5mmまでの挙上量で洞粘膜の穿孔が24％みられたこと。洞粘膜を穿孔した症例のうち60％はインプラント埋入時に発生していること。	洞粘膜の穿孔の60％が埋入時に生じているという結果を見ると、既存骨量も大事だが挙上量も考慮した術式選択が重要である。
ソケットリフトによる合併症	Călin C, Petre A, Drafta S. Int J Oral Maxillofac Implants 2014;29(3):558-576. --- 1. システマティックレビュー/メタアナリシス（SR/MA）	Osteotome-mediated sinus floor elevation: a systematic review and meta-analysis. オステオトームを用いた上顎洞底挙上術：システマティックレビューとメタ分析	術中合併症でもっとも多いもの‥洞粘膜穿孔（6.28％）。術後合併症でもっとも多いもの‥鼻出血（2.97％）、めまい（2.17％）。既存骨高径が4mm以上の場合：インプラントの成功と失敗に影響なし。既存骨高径が4mm未満の場合：インプラントの成功と失敗に影響あり。	洞粘膜の穿孔率がサイナスリフトよりも低い結果は明らかに矛盾しており、ソケットリフトは穿孔の確認ができない手技であることがいえる。

6章 ソケットリフトのトラブル

5 SAFEの見解および予防策（コンクルージョン）

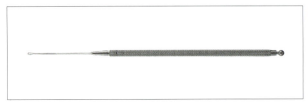

図4-a 歯科用ゾンデ（YDM社製）。

図4-b ボールエンドデプスゲージ（YDM社製）。

表1 日本におけるインプラント性上顎洞炎症例（参考文献1より引用・改変）

症例	年齢	性別	インプラント治療	副鼻腔炎治療	転機
1	54歳	女	インプラント埋入	消炎療法 内視鏡下鼻副鼻腔手術	治癒
2	56歳	男	歯槽頂アプローチ	消炎療法 内視鏡下鼻副鼻腔手術（ESS）	治癒
3	62歳	女	ラテラルアプローチ インプラント埋入	消炎療法	治癒
4	59歳	女	歯槽頂アプローチ インプラント埋入	消炎療法	治癒

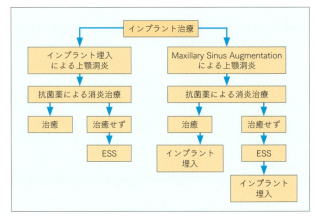

図5 インプラント治療によって生じた上顎洞炎に対する治療方針（参考文献1より引用・改変）。

表2 上顎洞底挙上術の適応基準（参考文献2より引用・改変）

既存骨高径	上顎洞底形態	移植材料	通法埋入	ソケットリフト	サイナスLateral同時	サイナスLateral待時
≧8mm	フラット	なし	○			
≧8mm	傾斜	なし	○	○		
5〜7mm	フラット	あり		○		
5〜7mm	傾斜	あり			○	
3〜4mm	フラット 傾斜	あり			○	
1〜2mm	フラット 傾斜	あり				○

SAFEの見解

ソケットリフトは、「サイナスリフトの入門的手技」、もしくは「低侵襲版的な手技」として認識されている歯科医も多いと思われる。しかし、ソケットリフトは、盲目的である点やリカバリーが確立していない点で、サイナスリフトとはまったく違う術式であると考えるべきである。本症例は内視鏡を用いたために洞粘膜の穿孔が確認できたが、通常穿孔の有無は尖端が鈍な歯科用ゾンデ（図4-a）もしくはデプスゲージ（図4-b）にて確認せざるをえないことから、本症例のような一部穿孔のケースでは気づかないまま骨補填材料を填入することも少なくないと考える。

本症例は挙上途中の穿孔であったことや内視鏡の存在のためにたまたまリカバリーが可能であったことから**トラブルシューティングレベルはⅢ**と考える。

予防策

「簡便」もしくは「低侵襲」という長所で安易にソケットリフトを選択しないことが、もっとも重要なことだと思われる。

さらに、洞粘膜を穿孔した場合には現状リカバリー法が確立していないため、撤退するもしくはサイナスリフトに術式を変更することも非常に重要なことであると思う。現に耳鼻科学会の報告によるとインプラント治療による歯性上顎洞炎4症例のうち、2症例がソケットリフト後の上顎洞炎であることも考えてほしい（表1、図5）。

6-2 術中に生じた上顎洞粘膜の穿孔

6 補足（サプリメント）

各種ソケットリフト機器の紹介

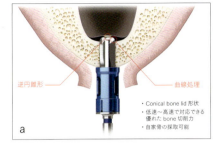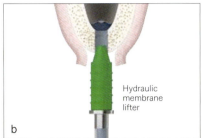

図6-a、b　CAS-kit（オステムジャパン社）。ドリル先端が逆円錐でエッジ曲線処理されているため、洞粘膜の穿孔を防ぐ。また付属のHydraulic Membrane Lifteを用いることで水圧で洞粘膜を挙上する。

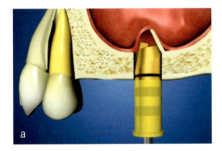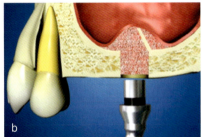

図7-a、b　ハッチリーマーkit（モリタ社）。ドリル先端の形態が、ドリルの長軸方向へ切削を制限し垂直方向への切削を有利に行えるように設計されているため、洞粘膜の穿孔を防ぐことができる。また上顎洞底の皮質骨をハッチ状に開口するための形態も付与されている。

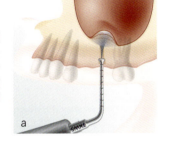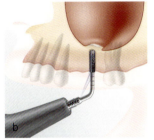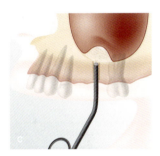

図8-a～c　イントラリフト（白水貿易社）。超音波を用いて洞粘膜を剥離・挙上し、填入した移植片を洞内で均等に分散させることができる。また、埋入窩形成時は超音波による選択的切削が可能なため洞粘膜穿孔リスクが低い。

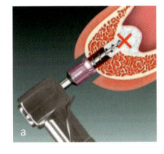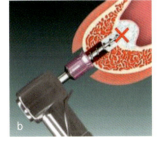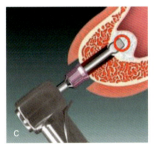

図9-a～c　SCA-Kit（フォレスト・ワン社）。特殊な尖端がボール型のドリルを用いて、洞粘膜の穿孔を防ぎながら埋入窩を形成できる。また、付属のバーによりゆっくりと安全に移植片を洞内に押し込み、洞内で拡散させることで挙上された粘膜下の圧力を減らす。

参考文献

1. 佐藤公則．インプラント治療による歯性上顎洞炎—インプラントの取り扱いと内視鏡下鼻副鼻腔手術の役割—．耳鼻咽喉科展望 2011;54(6)398-405.

2. Pjetursson BE, Rast C, Brägger U, Schmidlin K, Zwahlen M, Lang NP. Maxillary sinus floor elevation using the (transalveolar) osteotome technique with or without grafting material. Part I: Implant survival and patients' perception. Clin Oral Implants Res 2009;20(7):667-676.

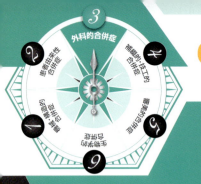

6章　ソケットリフトのトラブル

6-3　術後感染

隣在歯の病変が原因と考えられる術後感染

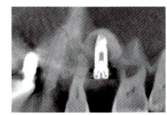

Level Ⅵ　専門機関への依頼を要する
Level Ⅴ　①〜④の4つを要する
Level Ⅳ　①〜④の3つを要する
Level Ⅲ　①〜④の2つを要する
Level Ⅱ　①〜④の1つを要する
Level Ⅰ　①〜④を特に要さない

Factor（①外科的な侵襲、②高度な知識・技術、③長期的な治療期間、④高額な治療費）

1　トラブルおよび問題提起（マテリアル）

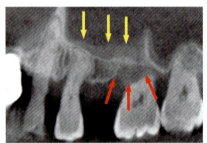

図1-a　術前の|5部近遠心断CT画像。|6根間中隔と近心部に骨吸収がみられ（赤矢印）、上顎洞粘膜に軽度の腫脹が認められた（黄矢印）。

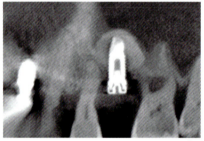

図1-b　術直後の近遠心断CT画像。|5部にインプラントが埋入され、人工骨と思われるX線不透過像が認められた。

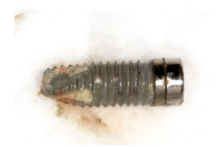

図1-c　摘出された|5部インプラント（φ3.75×10mm）。インプラントの表面には、膿汁と人工骨が付着していた。

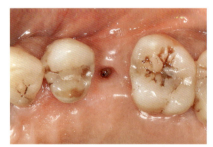

図2-a　初診時の口腔内写真。|5部に瘻孔が認められ、上顎洞と交通していた。

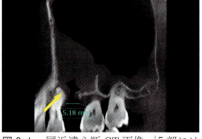

図2-b　同近遠心断CT画像。|5部には約5mmの骨欠損が認められ、上顎洞粘膜は腫脹していた。さらに、|4の根尖から遠心部にかけて骨吸収が認められた（黄矢印）。

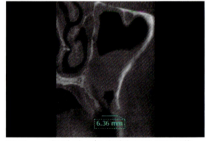

図2-c　初診時の|5部頰舌断CT画像。歯槽頂部に約6mmの骨欠損が認められ、上顎洞粘膜は腫脹していた。

トラブル

患者は54歳、男性。既往歴に特記事項なし。
約4ヵ月前、|5欠損に対して、他院にてソケットリフトを併用したインプラントの埋入術を施行した（図1-a、b）。
インプラントの初期固定は良好で、ソケットリフ

6-3　隣在歯の病変が原因と考えられる術後感染

ト部に人工骨を填入したとのことであった。しかし、術後3ヵ月から |5部に排膿が認められたため、インプラントを摘出したが（図1-c）、|5部で口腔と上顎洞に交通が認められるとのことで紹介され来院した。

　初診時に顔面の腫脹はなく、|5部の疼痛も認めなかった。口腔内所見としては|5部に瘻孔がみられ、同部で上顎洞との交通が認められた（図2-a）。

　初診時のCT画像では、上顎洞粘膜は著明に腫脹していた（図2-b、c）。また|5歯槽頂部には、近遠心的に約5mmの、頬舌的には約6mmの骨欠損がみ

られ、|4根尖から遠心部にも骨吸収像が認められた（図2-b、黄矢印）。

問題提起

　術直後のCT画像では、インプラントは適切な位置に埋入され、上顎洞底部に顆粒状の人工骨がドーム状に認められた。また、インプラントには十分な初期固定が得られていたことから、紹介医の手術能は高く、ソケットリフトを併用したインプラントの埋入術は成功していると思われた（図1-b）。では、なぜ本症例で術後感染が生じたのであろうか？

2　対処および解決方法（メソッド・シューティング）

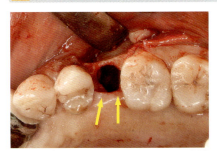
図3-a　|5の近遠心部に縦切開を、歯槽頂部では瘻孔の頬側に切開を行い、粘膜骨膜弁を作製した。さらに、瘻孔の口蓋側にも切開を加え、新鮮創面を形成した（黄矢印）。歯槽頂部には、直径5mm以上の骨欠損が認められた。

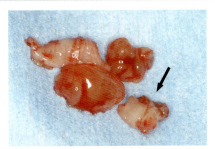
図3-b　切除した|5部の瘻孔周囲軟組織（黒矢印）と浮腫状の上顎洞粘膜。

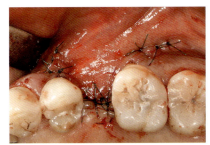
図3-c　十分な減張切開後、マットレス縫合と単純縫合により創を閉鎖した。

トラブルの対処

　ソケットリフト後に感染を生じた場合は、できるだけ早期にインプラントを摘出する必要がある。摘出時には、インプラントが上顎洞内に迷入しないよう、押し込む力をインプラントに加えてはならない。また、術後感染により歯槽骨の吸収と上顎洞粘膜の炎症が起こるため、口腔上顎洞瘻が残遺した場合は、上顎洞閉鎖術が必要になる可能性がある。

トラブルの解決方法

　本症例では、|5部の骨吸収が|4部にまで波及し、歯槽頂部における骨欠損は直径5mm以上となっていたため、上顎洞閉鎖術を施行した。|5の近遠心部に縦切開を、歯槽頂部では瘻孔の頬側に切開を行い、粘膜骨膜弁を作製した。さらに、瘻孔部口蓋側の歯肉に切開を加えて新鮮創面を形成し（図3-a、黄矢印）、瘻孔周囲の軟組織とともに、同部の浮腫状の上顎洞粘膜を摘出した（図3-b）。十分な減張切開を行い、マットレス縫合と単純縫合で創を閉鎖した（図3-c）。

6章　ソケットリフトのトラブル

3　対処結果（リザルト）

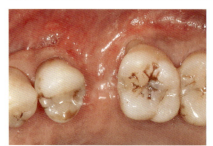
図4-a　術後3ヵ月の|5部口腔内写真。瘻孔は消失し、歯肉に炎症所見は認められなかった。

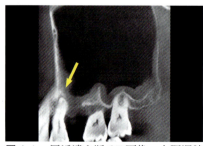
図4-b　同近遠心断CT画像。上顎洞粘膜の腫脹は軽減していたが、上顎洞底部に軽度の腫脹が認められた。|4根尖部にはX線不透過像が出現していたが（黄矢印）、歯槽頂部の骨欠損は残存していた。

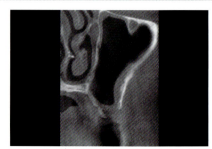
図4-c　同|5部頰舌断CT画像。上顎洞粘膜に若干の腫脹が認められ、歯槽頂部の骨欠損は残存していた。

対処結果

　術後の経過は良好で、8日目に抜糸した。術後3ヵ月の口腔内所見として、口腔上顎洞瘻は消失し、創傷治癒は良好と思われた（図4-a）。一方、術後3ヵ月のCT画像では、上顎洞粘膜の腫脹は軽減していたが、上顎洞底部に軽度の腫脹が認められた（図4-b）。また、|4根尖部にX線不透過像が出現していたが（図4-b、黄矢印）、歯槽頂部の骨欠損は残存していた（図4-b、c）。紹介医で後治療が行われたが、患者の希望により|5は義歯で補綴することになった。

4　文献考察（ディスカッション・レビュー）

テーマ	著者、雑誌、発行年およびエビデンスレベル	論文タイトル	アブストラクト	SAFEのコメント
歯周疾患の既往がサイナスリフト患者の骨レベルにどのような影響を与えるか	Uribarri A, Bilbao E, Marichalar-Mendia X, Martínez-Conde R Aguirre JM, Verdugo F. Clin Implant Dent Relat Res 2017;19(2):268-279. 4. 分析疫学的研究	Bone Remodeling around Implants Placed in Augmented Sinuses in Patients with and without History of Periodontitis. 歯周疾患の既往が上顎洞底挙上術の骨リモデリングに与える影響について	104名39部位のサイナスリフト後のインプラント周囲の骨レベル（辺縁、インプラント尖端）を評価したところ、歯周疾患の既往がある患者は歯周疾患のない患者と比較し8.43倍、辺縁骨吸収が2mm以上吸収する可能性がある。喫煙患者は非喫煙患者と比較し4.97倍、辺縁骨吸収が2mm吸収する可能性がある。また、シュナイダー膜の穿孔した場合、穿孔しなかった場合より11.4倍インプラント先端の骨吸収する可能性がある。異種骨のみ移植し開洞部をコラーゲン膜で被覆したものではインプラント尖端の骨吸収量が0.9mm減少し、自家骨と異種骨を混合したものよりインプラント尖端の骨吸収が4.04倍高かった。辺縁骨吸収とインプラント尖端部の骨吸収は相関がなく、これは異なる独立した機序で吸収が起こることを示唆している。	歯周疾患の既往のある患者は、顎堤吸収が進行し口腔前提が浅いことから外科手技も難易度が上がる。さらにサイナスリフト後に辺縁骨吸収が進行することを考慮すると、同時埋入が可能なケースであっても待時埋入とすることも選択肢である。また、安易なソケットリフトは避けるべきである。

5　SAFEの見解および予防策（コンクルージョン）

SAFEの見解

　なぜ感染が生じたか？　通常、手術手技に起因して術後感染が起こる場合は、術後1〜3週間で何らかの症状が出現する。しかし本症例では、術後3ヵ月目に排膿が生じたことから、別部位からの二次的な感染と考えられる。一方、紹介医から提供して

6-3　隣在歯の病変が原因と考えられる術後感染

いただいた術前の矢状断CT画像では、|6根間中隔と近心部に骨吸収がみられ（図1-a、赤矢印）、上顎洞粘膜に若干の腫脹が認められた（図1-a、黄矢印）。したがって、|6部には細菌感染をともなう慢性炎症が存在し、同部からインプラントや人工骨に感染が生じたと思われる。さらに、術後感染によって、|4根尖から遠心部にも炎症が波及し、骨吸収が生じたと考えられた（図2-b、黄矢印）。

一方、上顎洞炎に対して適切な治療を行った場合、術後3ヵ月で上顎洞粘膜の腫脹はほぼ消退する。本症例における術後3ヵ月のCT画像では、上顎洞粘膜の腫脹が上顎洞底部で残存していた（図4-b）。したがって、|6部の慢性炎症が上顎洞粘膜の腫脹に関与していると思われた。

本症例の**トラブルシューティングレベルはⅣ**である。

予防策

上顎洞粘膜は、周囲に感染源が存在する場合、二次的に腫脹する。一方、上顎洞粘膜腫脹の有無を確認するためには、デンタルX線写真やパノラマX線写真では不十分で、必ずCT画像で診断すべきと考えられる。さらに、上顎洞粘膜に腫脹が認められる場合は、原因が鼻性か歯原性かを診断し、術前の治療で腫脹が改善してから手術を行うべきである。特に歯が原因で上顎洞粘膜に腫脹がある場合は、術後感染のリスクを患者に十分説明し、術前に根管治療や抜歯を行うべきと思われる。

6 補足（サプリメント）

図5-a　パノラマX線写真では、|6 7根尖部にX線透過像が認められたが、上顎洞粘膜の診断は不確実であった。

図5-b　CT画像では、|6 7周囲にX線透過像が認められ、同部上顎洞粘膜に腫脹が認められた。上顎洞底部には上方に膨隆した薄い骨が認められたが、上顎洞への炎症波及のバリアにはならないと考えられた。

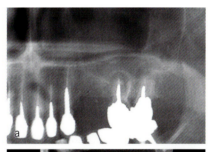
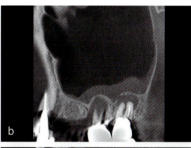
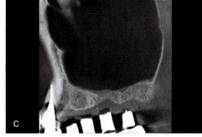
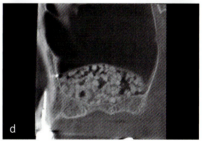

図5-c　|6 7抜歯後5ヵ月のCT画像。上顎洞粘膜の腫脹は消退している。

図5-d　上顎洞周囲に感染源はないと診断し、サイナスリフトを施行した。

参考症例

患者は47歳の女性で、|4 5部のインプラント治療を希望し、紹介され来院した。初診時のパノラマX線写真では、|6 7根尖部にX線透過像が認められた（図5-a）。一方、CT画像では|6 7周囲に比較的大きなX線透過像が認められ、同部で上顎洞粘膜は腫脹していた（図5-b）。また|6 7部の上顎洞底は上方に膨隆し、薄い骨は存在していたが、上顎洞への炎症波及のバリアにはなっていないと考えられた。術後感染のリスクを説明したところ、患者は確実性を優先して|6 7の抜歯を希望した。抜歯後5ヵ月のCT画像では上顎洞粘膜の腫脹は消退していたため（図5-c）、サイナスリフトを施行した（図5-d）。

6章　ソケットリフトのトラブル

6-4　口腔上顎洞瘻

インプラントの脱落による口腔上顎洞瘻

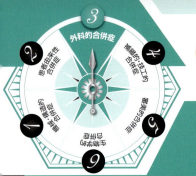

Level VI　専門機関への依頼を要する
Level V　①〜④の4つを要する
Level IV　①〜④の3つを要する
Level III　①〜④の2つを要する
Level II　①〜④の1つを要する
Level I　①〜④を特に要さない

Factor（①外科的な侵襲、②高度な知識・技術、③長期的な治療期間、④高額な治療費）

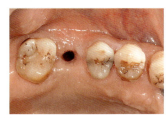

1　トラブルおよび問題提起（マテリアル）

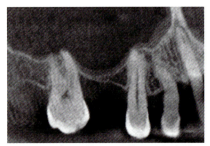

図1-a　6⏌部術前CT画像。残存歯槽骨高径は1〜2mmであった。

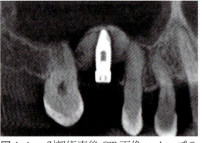

図1-b　6⏌部術直後CT画像。インプラントの周囲に顆粒状のX線不透過像が認められた。

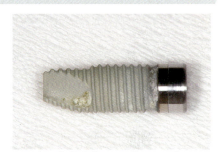

図1-c　自然脱落した6⏌部インプラント（φ3.75×10mm）。

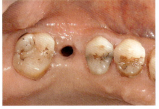

図2-a　初診時口腔内写真。6⏌部に瘻孔がみられ、上顎洞と交通していた。

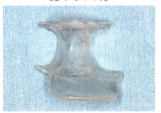

図2-b　6⏌部の保護床。

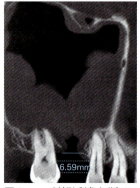

図3-a　6⏌部近遠心断CT画像。上顎洞粘膜は著明に腫脹し、歯槽頂部に約6.6mmの骨欠損が認められた。

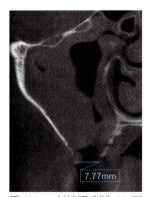

図3-b　6⏌部頬舌断CT画像。自然口は浮腫によって狭くなり、歯槽頂に約7.8mmの骨欠損が認められた。

トラブル

患者は54歳、男性。既往歴に特記事項なし。約6ヵ月前、ソケットリフトを併用した6⏌部へのインプラント埋入術を他院で施行した（図1-a、b）。

6-4　インプラントの脱落による口腔上顎洞瘻

ソケットリフト部には人工骨が填入され、インプラントの初期固定は良好であったとのこと。しかし、約4ヵ月前に6部インプラントが自然に脱落し(図1-c)、2ヵ月前に上顎洞閉鎖術が施行された。しかし、6部に瘻孔が残遺し、口腔と上顎洞に交通が認められるとのことで紹介され来院した。

初診時口腔外所見として顔面の腫脹はなく、頰部の疼痛も認めなかった。口腔内所見として6部に瘻孔が認められ(図2-a)、同部は上顎洞と交通し、紹介医で保護床が装着されていた(図2-b)。

近遠心断および頰舌断CT画像では、上顎洞粘膜は著明に腫脹していた(図3-a、b)。また、6歯槽頂部に、6.6×7.8mmの骨欠損が認められた。

問題提起

術直後のCT画像では、インプラントは適切な位置に埋入され、上顎洞底部に顆粒状の人工骨がドーム状に認められた(図1-b)。また、インプラントに初期固定が得られていたことから、ソケットリフトを併用したインプラントの埋入術は成功していると思われた。しかし、何らかの原因で術後感染が生じ、6部インプラントは異物として自然に排泄されたと考えられた。さらに、術後感染によって歯槽頂部の骨破壊が起こり、口腔上顎洞瘻が残遺したと考えられた。

2　対処および解決方法(メソッド・シューティング)

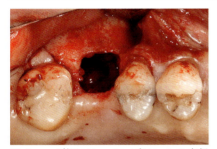 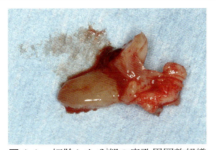 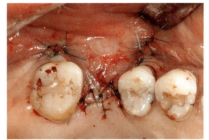

図4-a　6部には、インプラントの直径よりも大きな骨欠損が認められた。

図4-b　切除した6部の瘻孔周囲軟組織と浮腫状の上顎洞粘膜。

図4-c　十分な減張切開後に創を閉鎖した。

トラブルの対処

口腔上顎洞瘻に対しては、まず保護床を装着し、上顎洞洗浄や抗菌薬の投与などの消炎処置を行う。歯槽頂部における骨欠損の直径が5mm以上の場合は、自然に瘻孔が閉鎖する可能性は低くなるため、上顎洞閉鎖術が必要になる。

トラブルの解決方法

本症例における瘻孔部の骨欠損は、直径5mmよりも大きかったため、上顎洞閉鎖術を施行した。6の近遠心に縦切開を、歯槽頂部では瘻孔の頰側に切開を入れて、粘膜骨膜弁を作製した(図4-a)。その後、瘻孔部口蓋側の歯肉に切開を入れて新鮮創面を作製し、瘻孔周囲の軟組織とともに同部の浮腫状の上顎洞粘膜を摘出した(図4-b)。止血を確認後、十分な減張切開を行い、創を閉鎖した(図4-c)。

6章　ソケットリフトのトラブル

3 対処結果（リザルト）

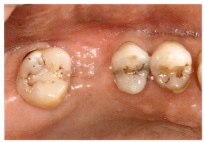
図5-a　術後3ヵ月の口腔内写真。6部の瘻孔は消失していた。

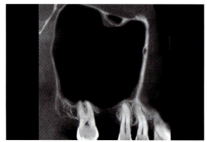
図5-b　同近遠心断CT画像。上顎洞粘膜の腫脹は消退していた。

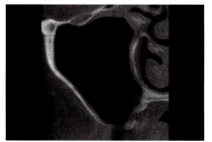
図5-c　同6部頬舌断CT画像。上顎洞粘膜の腫脹は消退しているが、骨欠損は残存していた。

対処結果

　術後の経過は良好で、8日目に抜糸した際に口腔と上顎洞の交通は認められなかった。術後3ヵ月の口腔内所見では、口腔上顎洞瘻は消失し、創傷治癒も良好と思われた。また、術後3ヵ月のCT画像では、上顎洞粘膜の腫脹は消失していたが、歯槽頂の骨欠損は残存していた（図5-b、c）。紹介医で後治療が行われたが、患者の希望により6部は義歯で補綴することになった。

4 文献考察（ディスカッション・レビュー）

テーマ	著者、雑誌、発行年およびエビデンスレベル	論文タイトル	アブストラクト	SAFEのコメント
サイナスリフトと上顎洞瘻の関連について	Nedir R, Nurdin N, Paris M, El Hage M, Abi Najm S, Bischof M. Case Rep Dent 2017;2017:Article ID 25950362595036. 5. 記述研究	Unusual Etiology and Diagnosis of Oroantral Communication due to Late Implant Failure. 長期機能したインプラントの失敗により上顎洞瘻が出現した症例	症例は62歳女性、慢性副鼻腔炎の既往はない。3〜6欠損部に対しインプラント治療を希望し、3〜5にサイナスリフト同時埋入（移植材：Bio-Oss®）し、5がロストし、5 6に再度サイナスリフト同時埋入をおこない、その後スクリュー固定式上部構造を装着し10年間機能していた。メインテナンス時に痛みのない違和感があり、5のみインプラント周囲のポケットがインプラント尖端に達する深さを認めた。CBCTにて左側上顎洞全体に不透過像を認め、上部構造を外した際に5インプラントは脱落し、上顎洞と口腔内は交通し、その後上顎洞瘻が形成されたため、閉鎖術をおこなった。閉鎖術は成功し、3 6 7で上部構造は安定的に維持している。	上顎洞瘻は上顎臼歯部の抜歯後に多く認め、上顎洞の損傷や外傷により出現する。インプラントに関連した上顎洞瘻ではインプラント埋入早期に出現することが多く、機能後のインプラントで出現することはまれである。上部構造は連結冠で製作することが多いため、個々のインプラントの動揺の有無については上部構造を外さないとわからないことが多い。メインテナンス時においては、上部構造を外して個々のインプラントの状態を精査すること、CBCTで上顎洞を精査することが時に必要かもしれない。

5 SAFEの見解および予防策（コンクルージョン）

SAFEの見解

　6ソケットリフト部は何故感染を生じたか？
　紹介医から提供していただいた術前のCT画像では、6部における骨の高さは1〜2mmと非常に薄かった（図1-a）。同部にソケットリフトを併用してインプラントを埋入できたことから、紹介医の手術能は非常に高いと思われた（図1-b）。しかし、数mmの骨に初期固定を獲得させるためには、局所の骨にかなりの圧力がかかったと考えられ、骨の圧迫吸収によってインプラントの固定が消失し、術後感染を生じたと考えられる。一方、6部に埋入されたインプラントの直径は3.75mmであったが、初診時の歯槽頂における骨欠損は6.6×7.8mmと拡大していた（図3-a、b）。したがって、術後感染によって、

6-4　インプラントの脱落による口腔上顎洞瘻

薄い骨の吸収がさらに進行し、上顎洞閉鎖術が必要になったと思われる。

通常、上顎洞炎に対して適切な治療を行った場合、術後3ヵ月で上顎洞粘膜の腫脹は消退する。本症例における術後3ヵ月のCT画像では、上顎洞粘膜の腫脹はほぼ消退していた（図5-b、c）。

通常、インプラントの直径は4mm前後であるため、ソケットリフト後に口腔上顎洞瘻が生じた場合、二次的な骨吸収を考慮すると骨欠損は5mm以上になり、上顎洞閉鎖術が必要になる可能性が大きくなる。ただ、急性炎症が存在しているときに上顎洞閉鎖術を行うと、炎症がある歯肉は脆弱であるため、縫合が困難になる。また、自然口が狭窄している場合には、急性の上顎洞炎を生じる場合がある。したがって、消炎処置と保護床の装着を行い、局所症状が落ち着いてから上顎洞閉鎖術を行う方が無難と考えられる。本症例の**トラブルシューティングレベルはⅣ**である。

予防策

歯槽骨の高径が2〜3mmで皮質骨のみの場合は、骨の血流は悪いと考えられる。したがって同部に強いトルクでインプラントを埋入した場合、骨の圧迫吸収が生じる可能性がある。ソケットリフトを行う場合、歯槽頂の皮質骨、海綿骨および上顎洞底の皮質骨の3層になっている方が安全で、少なくとも4mm以上の高さが必要と思われる。

6 補足（サプリメント）

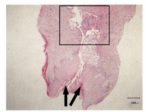 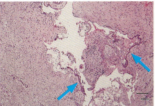 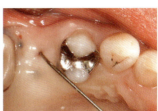 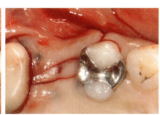

図6-a　口腔上顎洞瘻部の病理組織写真（H.E.染色）。口腔側に重層扁平上皮が存在（黒矢印）。

図6-b　図6-a黒枠部の拡大写真。多列線毛円柱上皮が存在していた（青矢印）。

図6-c　⑥部にピンホール大の口腔上顎洞瘻を認めた。

図6-d　瘻孔部を切除するための切開線。

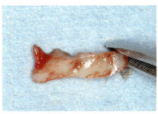 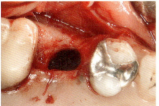 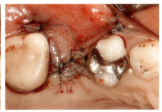

図6-e　切除した瘻孔と周囲粘膜。

図6-f　上顎洞底部には直径5mm以上の骨欠損が認められた。

図6-g　十分な減張切開の後に、マットレス縫合を併用して創を閉鎖した。

図6-h　術後6ヵ月の口腔内写真。瘻孔は消失していた。

上顎洞閉鎖術のポイント

口腔上顎洞瘻が直径1mm以下（ピンホール）でも、骨欠損の大きさが5mm以上であれば、瘻孔切除術と上顎洞閉鎖術を施行する必要がある。

瘻孔の構造として、口腔側では重層扁平上皮が（図6-a、黒矢印）、上顎洞側では多列線毛円柱上皮が陥入して存在している（図6-b、青矢印）。したがって、瘻孔部に存在する上皮細胞を完全に切除して新鮮創面を形成しなければ、瘻孔は閉鎖しない。

⑥抜歯後にピンホール大の口腔上顎洞瘻が残遺していたが（図6-c）、上顎洞閉鎖術の切開線は瘻孔部を切除するデザインとした（図6-d、e）。瘻孔部を切除後に、骨欠損部を十分に掻爬したが、上顎洞底部に5mm以上の骨欠損が認められた（図6-f）。十分な減張切開を行った後に、粘膜骨膜弁をマットレス縫合し、単純縫合を追加して創を閉鎖した（図6-g）。術後6ヵ月の口腔内写真で瘻孔は消失し、経過良好と思われた（図6-h）。

巻末特別企画　歯科関連メーカー　業界地図

歯科用CT・シミュレーション/ガイド・インプラント　業界地図

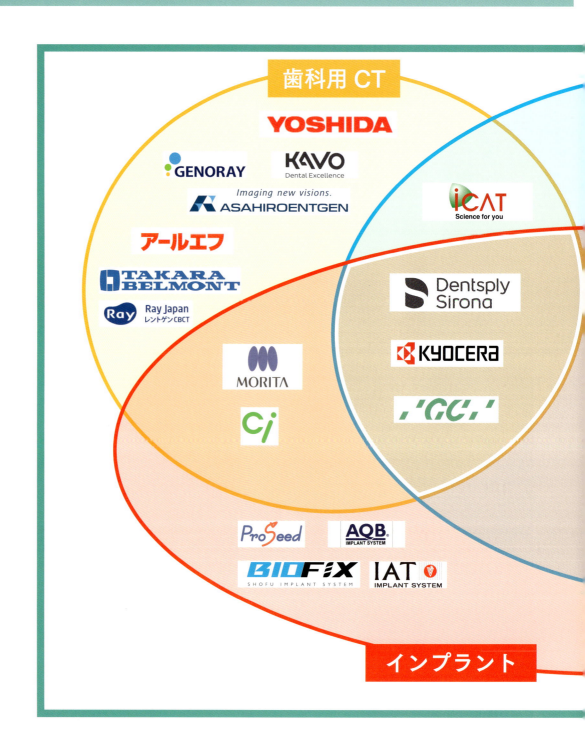

SAFE Vol.3では「下顎骨舌側への穿孔」や「下歯槽神経の麻痺」といったインプラント治療でもかなり重篤なトラブルを紹介した。これらのトラブルの原因はまさに当時「パノラマによる診断」と「テクニックセンシティブなフリーハンドによる手術」だったからではないだろうか。しかし、今や三次元でかつ実寸で診断ができる「CT撮影」が最初に行われ、続いてそのCTデータをパソコンに取り込み治療計画する、いわゆる「インプラント・シミュレーション」が行われ、さらにそのシミュレーション結果に基づいて誰でも一定の手術を可能とさせるCAD/CAMによる「ガイディッドサージェリー」の時代となった。下記に「CT」「シミュレーションガイド」「インプラント」メーカーの業界地図を示す。

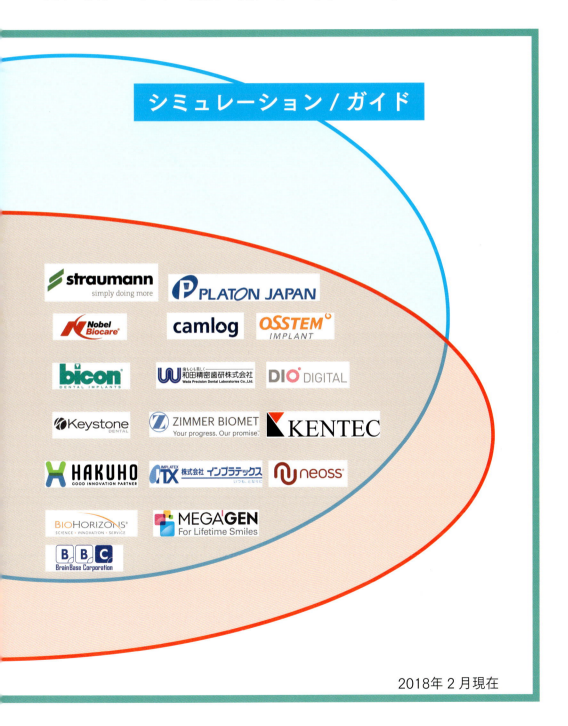

2018年2月現在

巻末特別企画　歯科関連メーカー　業界地図

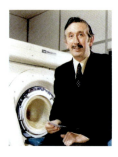
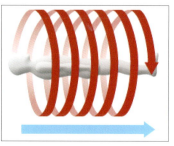

図1-a　CTの父ハウンズフィールド博士(1919~2004)と世界初のCT「EMIスキャナ」。1968年EMI社(イギリス)でCT開発(73年発表)。当時は脳を輪切りで見ていた。

図1-b　1985年ごろから徐々に各社CTは連続回転が可能となり(ヘリカルCT、スパイラルCT)、1990年頃から三次元で見るボリュームCTの時代に突入する。

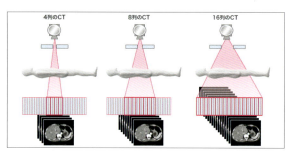

図1-c　1995年ごろから1列の検出器が4列、8列と多列となり、2000年頃からマルチスライスCTの時代になる(現在320列が世界最大で1周の回転で心臓全体が見られる)。

パノラマからCTへ

前頁のように、かつてインプラントの術前X線診査はパノラマであった。しかし、パノラマは顎骨の形状や下顎管を含む解剖学的な内部構造を三次元的に把握することができず、また寸法も実寸では表現されないため診断に限界を感じながらも行っていた。

1970年イギリスのEMI社が世界初の医科用CT装置を開発した後、今では当たり前であるX線管球が連続回転するヘリカルCTや、管球が1回転する間に撮影する範囲を広く検出できるように検出器の多列化いわゆるマルチスライスCTが開発されていった。1990年代に入ると4列のヘリカル撮影でマルチスライスの医科用CT装置が日本の各地で普及しはじめ、市中病院だけでなく歯科の大学病院でも設置が増えはじめた。しかし、当時のCT断面は歯科特有である歯列に垂直な「頬舌側断面」で診ることはできなかった。そのため口腔外科領域での診断には活用できるものの、インプラントの診断では「わかりやすい診断」とはいえなかった。しかしその後GE社のDentaScanといったソフトが開発され、その後はわかりやすいCT診断ができるようになっていく。

フィルムからコンピュータ診断、そしてガイドサージェリー

DentaScanのようなソフトで頬舌側方向にCT断面をカットできるようになったものの、当時、CT撮影を依頼した歯科医師がデータを見ようとすると、多くの場合は大判フィルムに焼かれたCT画像を見ていた。しかしその後CTのDICOMデータを外部に出力して、自分の手元のパソコンでインプラントの埋入シミュレーションができるソフトとしてアメリカはコロンビアサイエンティフィック社のSIM/Plant(現 SIMPLANT、デンツプライシロナ社)が1997年ごろ日本に上陸し、インプラント治療におけるCTの術前診断が飛躍的に容易にかつ確実となった。その後、10DR社、バイオニック社、iCAT社などインプラントシミュレーションソフトを販売する会社が相次いで参入する中、時代としてインプラントのシミュレーションだけに留まらずCAD/CAM技術によって埋入方向に反映したサージカルガイドが2000年を超えて現れた。またインプラントメーカーにおいてもシミュレーションやガイド製作といった一連のシステムの口火を切ったのがノーベル・バイオケア社であった。外科から補綴までを手術当日に行うTooth in an Hourという概念からノーベルガイドが市場に参入した。

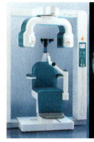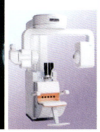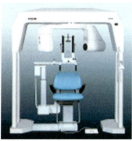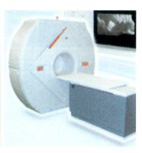

図2-a 日本の黎明期における歯科用コーンビームCT。3DX(モリタ社)、マーキュレー(日立メディコ社)、PSR9000N(朝日レントゲン社)、NEWTOM(QR社イタリア、ヨシダ社販売)。(クインテッセンス出版編集部．インプラントYEAR BOOK 2008 現在のCTを考える．東京：クインテッセンス出版，2008；11．より引用)

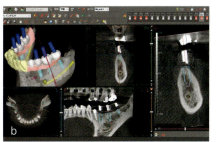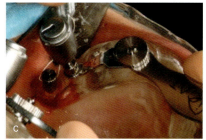

図2-b CTデータまた模型データをソフトに取り込みインプラント・シミュレーションを行っている一例。

図2-c インプラント・シミュレーションに反映したCAD/CAMによるサージカルガイド使用時の上顎手術風景。

歯科に特化したCBCT

またインプラントシミュレーションソフトが日本で普及しはじめた90年代後半ごろ、装置においても医用ではない歯科用断層撮影装置のスキャノラ(SOREDEX社、フィンランド)が出現するが、断層画像がボケていることやすべての部位をみられるわけではなかった。そんな折2000年を超えて、歯科用コーンビームCT(以下、歯科用CBCT)が登場する。モリタ社の3DX、日立社のマーキュレイ、朝日レントゲン社がPSR9000N、またヨシダ社はイタリアQR社のNEWTOMといった歯科領域に特化した歯科用CTが現れた。また医科用CTもどんどん多列化が進み、X線束で考えると4列から16列、32列と多列になりコーンビームとなっていくものの、呼称としては歯科用のCTをCBCT(cone beam CT)、医科用CTをMDCT(multi-detector CT)と呼ぶようになる。またCBCTの検出器もⅡ管からFPDに代わり撮影範囲(FOV)も大きくなってさまざまなラインナップが出現し、その後は周知の如く多くの歯科用CTメーカーが歯科用CBCTを販売するようになった。

シミュレーション/ガイドは当然の時代に

ここ数年、海外では歯科用CTメーカーやインプラントメーカーが統合／吸収合併していき、また国内外でも自社でガイドサージェリーを開発したり企業間提携が増えることで、安全で確実なインプラント治療のために現在ではガイドサージェリーが当たり前の時代になりつつある。日本の歯科医師国家試験においても「インプラントシミュレーション(2015年春)」や「ガイドサージェリー(2017年春)」の問題が出題され、医療の平等化、クリニカルパスの1つになっていきつつある。

そして今後は、口腔内スキャナーで直接口腔内のデータ採得を行い、そのデータ上でCADによる診断用ワックスアップをし、それらをCTデータとマッチングさせた上でインプラントの診断シミュレーションを行い、さらに手術で用いるガイドも安価で小型な装置によって自院で作るようになるであろう。また治療が補綴に移っていくと、最初のCADにする診断用ワックスアップに顎運動データが加わり、クラウン装着時には調整のほぼないCAD/CAMクラウンを製作できる「いわゆるデジタルデンティストリーによる一気通貫の時代」がもうそこまでやって来ている。

レボルクス®

株式会社アイキャット

製造販売元：株式会社アイキャット

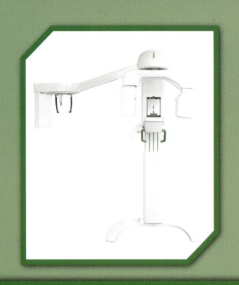
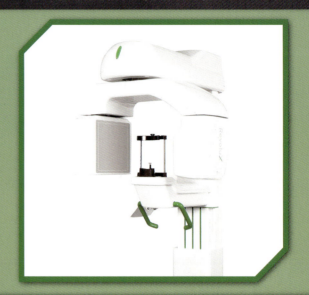

スペック

CT専用機/併用		併用機(パノラマ、ワンショットセファロ)
画像ソフト		LANDmarker(ランドマーカー)
	インプラントシミュレーション	可(ガイドサージェリーにも対応)
DICOM出力		可(フリービューワー付き)
サイズ	設置面積	W1,243（セファロ1,970)×D1,250×H1,700～2,300mm
	重量	150(174)kg
管球	焦点径	0.5mm
	管電流/管電圧	5～6mA/90kV(推奨値)
撮影センサ		FPD
撮影範囲(FOV)		φ80×H85mm～φ120×85mm(ラインナップで異なる)
照射時間		11～19秒(CT)、17.8秒(パノラマ)
実効線量		126μSv(φ80×H85mm)
細さ	ボクセルサイズ	160μm
	空間分解能	15lp/cm
撮影	一般的	連続X線による360度撮影(フルスキャン)
	特徴的撮影	ハーフスキャン、微小角再構成

問い合わせ先

株式会社アイキャット

iCAT Osaka：〒532-0011　大阪市淀川区西中島3-19-15　第3三ツ矢ビル3F
TEL：06-6886-7299(代表)／0120-167-190(カスタマーサポート)
FAX：06-6886-7399
iCAT Tokyo：〒105-0021　東京都港区東新橋2-10-10　東新橋ビル2F

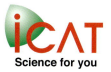

特徴

CT
- アイキャット独自の再構成ソフト「GIDORA®」により「金属アーティファクト」の大幅な低減と医科用 CT と同等の「CT 値」を実現。医科用 CT と同等の CT 値で臨床的骨質診断が可能に。
- 金属アーティファクトの低減によりこれまでの再構成ではまったく見えなかったインプラント間が診えるように。

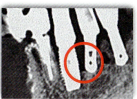 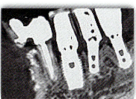

これまで見えなかったインプラント間の骨も再現。

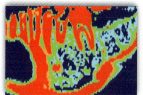 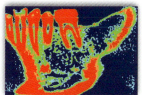

医科用 CT とほぼ同じ臨床的骨質診断が可能に。(左:医科用 CT シーメンス社、右:レボルクス®)

パノラマ
- パノラマ本来のアーム回転軸の駆動や X 線照射角度などを再現しクリアなパノラマ画像を実現。
- カセッテ交換不要

セファロ
- ワイド FPD センサーでワンショット撮影。スピーディーな撮影と高画質を両立。

その他
- アイキャットのインプラント手術支援システム Landmark Sytem™ との融合により、CT 撮影から診断(LANDmarker®)、ガイドサージェリー(Landmark Guide™)、さらには補綴(Landmark Crown™)まで一気通貫のトータルサポート。

CT 画像

エンド
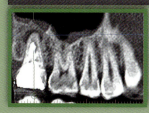 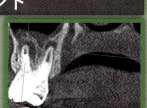

ペリオ
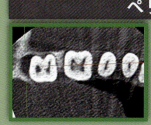 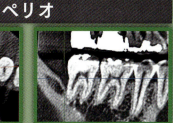

インプラント
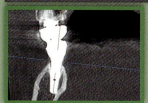 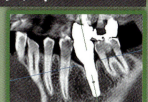

その他
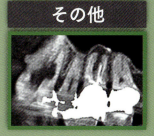

LANDmarker® ランドマーカー
株式会社アイキャット

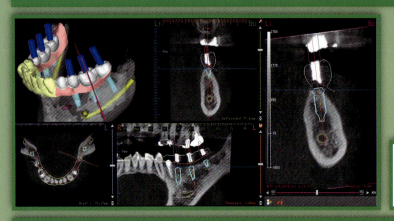

3rdパーティーのシミュレーションソフトのため、ＣＴ装置の機種やインプラントメーカーを選びません。多数のリアルなインプラント形状を搭載しています。

特徴

- **世界初のインプラント断面**
  精度の高いインプラントシミュレーションを可能にするインプラント断面を世界で初めて搭載。インプラントを中心に断面を回転することで、頬舌、近遠心方向など、インプラント周囲のあらゆる状況が一目瞭然。咬合平面を常に水平に保つため傾斜埋入時でも容易に空間把握が可能です。

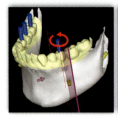 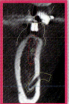 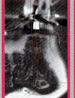 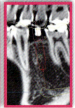

- **トップダウントリートメントを実現する歯冠合成**
  顎骨のCTデータに歯冠データを合成し、トップダウントリートメントが可能。歯冠データはCT撮影した模型のDICOMデータだけでなく、卓上スキャナーや口腔内スキャナーによるSTLデータ、CADソフトでデザインしたワックスアップデータなど、さまざまな合成が可能。また「簡易ワックスアップ」機能により大まかな歯冠位置の把握もできます。

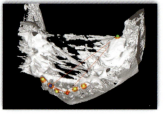 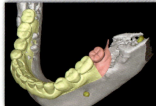

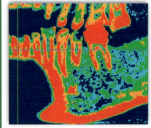
CT値にもとづく臨床的骨質表示（骨密度診断）。

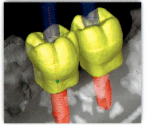
簡易ワックスアップ。

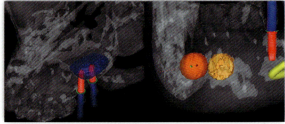
骨移植シミュレーション（移植量と採取量の差分を計算）。

問い合わせ先

株式会社アイキャット

iCAT Osaka：〒532-0011　大阪市淀川区西中島3-19-15　第3三ツ矢ビル3F
TEL：06-6886-7299（代表）／0120-167-190（カスタマーサポート）
FAX：06-6886-7399
iCAT Tokyo：〒105-0021　東京都港区東新橋2-10-10　東新橋ビル2F

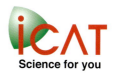

Landmark Guide™ ランドマークガイド
株式会社アイキャット

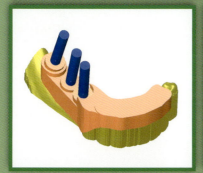
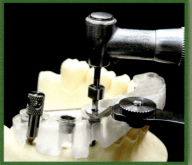

支援様式の異なる3タイプのガイドから用途に応じて選択可能
インプラントの埋入まで行うカスタムガイドでは複数のインプラントメーカーと提携したガイドをお届けします。

支持様式：骨支持、粘膜支持、歯牙支持、複合支持（骨・歯牙、粘膜・歯牙支持）
支援様式：ドリル支援、インプラント埋入まで支援（フルサポート）

フルサポート可能なインプラントシステム（現在10社、随時追加中）

HAKUHO Spline Twist／京セラ／GC／BIOMET 3 i／KENTEC／BioHorizons／Neoss／bicon／camlog／Nobel Biocare

特徴

- 3タイプのガイドラインナップ

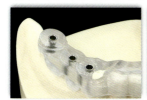
シングルガイド。1つのガイドで1本のドリル支援。

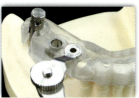
マルチガイド。専用サージカルキットを用い、1つのガイドで複数径のドリル支援。

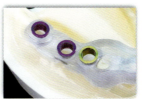
カスタムガイド。各メーカーのガイドサージェリーキットを用い、インプラント埋入まで支援。

製造装置：3Dプリンター
製造場所：アイキャット 大阪本社
納期：営業実日数10日

- 開口量制限への工夫

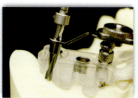
サイドエントリー。

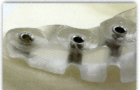
ガイド高さの調整。

- ドリルの工夫

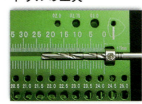
ストッパー付きドリル。

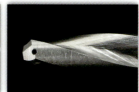
発熱を抑える内部注水。

- その他サービス

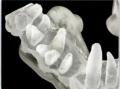
矯正アンカー用ガイド。

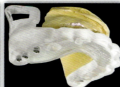
上顎洞ラテラルウィンドウガイド。

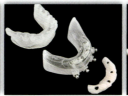
埋入前・技工用模型。

顎模型（石膏）。

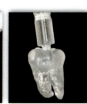
歯牙造形モデル。

CT 撮影装置

デンツプライシロナ株式会社

製造販売元：デンツプライシロナ株式会社

ORTHOPHOS SL

デンツプライ シロナの
優れたX線撮影装置ファミリーの
最新製品です。
卓越した機能性、クオリティ、
およびデザインを備えています。

　ORTHOPHOS SL があれば、幅広いさまざまな症例に対応します。
　パノラマモードにおいては、画期的な DCS センサーと SL テクノロジーにより、パノラマX線撮影に対して厳しい目を持つ歯科医の皆様にもご満足いただけるでしょう。
　また、CT モードでは、例外的な状況も含め、歯構造全体の画像が得られる 11cm×10cm の撮影範囲と、一般歯科医およびインプラント歯科医向けの 8cm×8cm の撮影範囲からお選びいただけます。

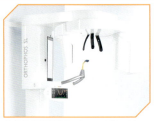
多様な撮影範囲、シャープレイヤーテクノロジー、EVI（イージーボリュームインジケーター）ビームライトなどのオプションがございます。

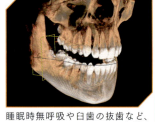
睡眠時無呼吸や臼歯の抜歯など、ORTHOPHOS SL 3Dは、多様な撮影範囲に対応できるため、幅広い用途にご活用いただけます。

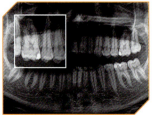
SL テクノロジーにより、高解像度のパノラマ画像を鮮明に撮影できるだけでなく、特殊な症例にも画像内でインタラクティブに対応できます（舌側／頬側）。再撮影は不要です。

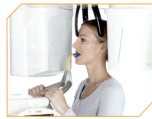
EVI ビームライトが、撮影範囲に含まれる患者様の位置を自動的に示すため、選択した撮影範囲サイズを最大限に活かすことができます。

ORTHOPHOS XG

日々の診療業務に最適化：
世界でもっとも人気のある
パノラマ・CT 複合機
ORTHOPHOS XG 3D なら
パノラマおよび CT 撮影が可能です。

　撮影範囲が 8cm×8cm の ORTHOPHOS XG 3D は、クリニックの多様なニーズに対応すべく、1回のスキャンで顎全体のデータを十分に取り込むことができます。また、MARS（Metal Artifact Reduction Software: 金属アーチファクト低減ソフトウェア）が、金属充填材により生じるアーチファクトを低減し、誤診を防ぎます。

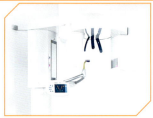
難しい症例や歯内治療を行う場合は、HD モードを使用すれば、非常に詳細な画像が得られます。

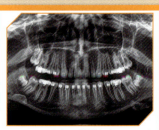
ASTRA により、鮮明な高いコントラストの画像が得られるため、ニーズに合わせた状態で確実な診断を行うことができます。

表1　標準モードと HD モードの比較

モード	ボリューム1 (直径8cm×高さ8cm)	ボリューム2 (直径5cm×高さ5.5cm)
標準モード	・200画像 ・パルス照射 ・ボクセルサイズ　160μm	・200画像 ・パルス照射 ・ボクセルサイズ　160μm
HD モード	・500画像 ・連続照射 ・ボクセルサイズ　160μm	・500画像 ・連続照射 ・ボクセルサイズ　100μm

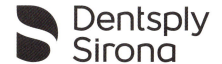

GALILEOS Comfort Plus

信頼性の高い結果を特徴とし、
自在のフレキシビリティ、
極めて簡単な操作、
高解像度の優れた画質を備えた
CT撮影専用装置です。

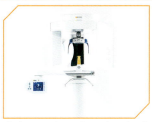

オプションでフェイススキャナーを統合することにより、あらゆる診療で患者様にアドバイスができます。

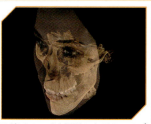

X線イメージを撮影しながら、オプションのフェイススキャナーで患者様の顔面をプロットできます。

　信頼性の高い結果を特徴とし、自在のフレキシビリティ、極めて簡単な操作、および高解像度の優れた画質を備えたCT撮影専用装置です。これらのメリットを兼ね備えたGALILEOS Comfort PLUSは、極めて低い被ばく線量と圧倒的な信頼性により、もっとも厳しい要求にも応えることのできるトータルパッケージです。同時に、オプションでフェイススキャナーを統合することにより、あらゆる診療で患者様にアドバイスができます。

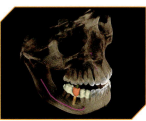

総合的なインプラントソリューションにより、より少ないセッションでインプラントを完了できます。

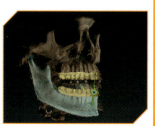

顎関節症の診断および治療のためのソフトウェアにより初めて、個々の患者様の下顎の動きを解剖学的に適正に3Dボリュームで表示できるようになりました。

スペック

仕様	ORTHOPHOS SL 3D（パノラマ・CT）	GALILEOS Comfort Plus（CT専用）	ORTHOPHOS XG 3D（パノラマ・CT）
X線撮影範囲	直径11cm×高さ10cm 直径11cm×高さ8cm 直径11cm×高さ7.5cm 直径8cm×高さ8cm 直径8cm×高さ5.5cm 直径5cm×高さ5.5cm	球状X線撮影範囲15.4cm 平行撮影15×8.5cm （UJ/LJ）	直径8cm×高さ8cm 直径8cm×高さ5.5cm 直径5cm×高さ5.5cm
3D解像度：等方ボクセルサイズ	0.16mm、0.08mm（HDモード）	0.25/0.125mm	0.16mm、0.1mm（HDモード）
スキャン時間／照射時間	2～5秒、14秒（HDモード）	14秒／2～5秒	2～5秒、14秒（HDモード）
X線ジェネレーター			
kV	60～90	98	60～90
mA	3～16	3～6	3～16
必要最小スペース（奥行×幅×高さ）	1,411×1,280×2,250mm	1,600×1,600×2,250mm	1,411×1,280×2,250mm

問い合わせ先

デンツプライシロナ株式会社

〒106-0041　東京都港区麻布台1-8-10 麻布偕成ビル
TEL：03-5148-7895／FAX：03-5148-7820（東京支店・銀座ショールーム）
Email：Japan-Info@dentsplysirona.com

サージカルガイド ラインアップ

デンツプライシロナ株式会社

製造販売元：デンツプライシロナ株式会社

CEREC ガイド 2

インプラントプランニングから
ガイドの製作まで一連の作業を
院内で完結!!

　GALAXIS ソフトウェアでのインプラントプランニングデータと CEREC による修復物データの融合。
　さらに CEREC ＋ミリングマシンにより、サージカルガイドをフルデジタルワークフローでスピーディに院内で製作することが可能になりました。

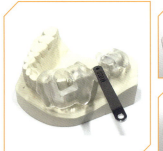
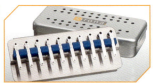

■ CEREC ガイド 2 に必要な機器

ORTHOPHOS XG 3D
ORTHOPHOS SL 3D
GALILEOS

GALAXIS
(GALILEOS Implant 1.9.2以上)

CEREC AC オムニカム
CEREC SW 4.4.2以上
Open SI ライセンス

MC X　MC XL
inLab MC XL
※1歯のガイドホールのみ対応

inEos X 5

inLab MCX 5
inLab 15 以上
※複数のガイドホールに対応

OPTI ガイド

補綴物の設計から
サージカルガイドの発注までを
すべてデジタルデータのみで完結!!

　GALAXIS ソフトウェアでのインプラントプランニングデータと CEREC による
　修復物データを融合させたプランニングデータをインターネット経由で SICAT※へ送信。
　フルデジタルワークフローを実現したガイドシステムです。

※デンツプライ シロナの Subsidiary 会社

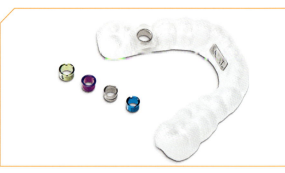

■ OPTI ガイドに必要な機器

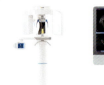

ORTHOPHOS XG 3D
ORTHOPHOS SL 3D
GALILEOS

GALAXIS
(GALILEOS Implant 1.9以上)

CEREC AC
CEREC SW 3.8以上
Open SI ライセンス

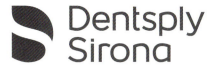

CLASSIC ガイド

あらゆる症例に幅広く対応!!

　一歯欠損から無歯顎まで、そして遊離端症例など、幅広い症例に使用することができます。
　SICAT サージカルガイドシステムは、サージカルガイド使用下でのインプラント埋入精度検証レポートがあり安心。もちろん GALAXIS ソフトウェアで CEREC 修復物データを融合した精度の高い治療計画も可能。
　より確実なインプラント治療をガイドするソリューションです。

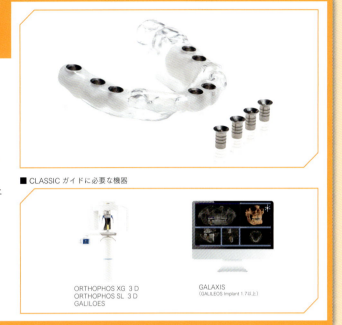

■ CLASSIC ガイドに必要な機器

ORTHOPHOS XG 3D
ORTHOPHOS SL 3D
GALILEOS

GALAXIS
(GALILEOS Implant 1.7以上)

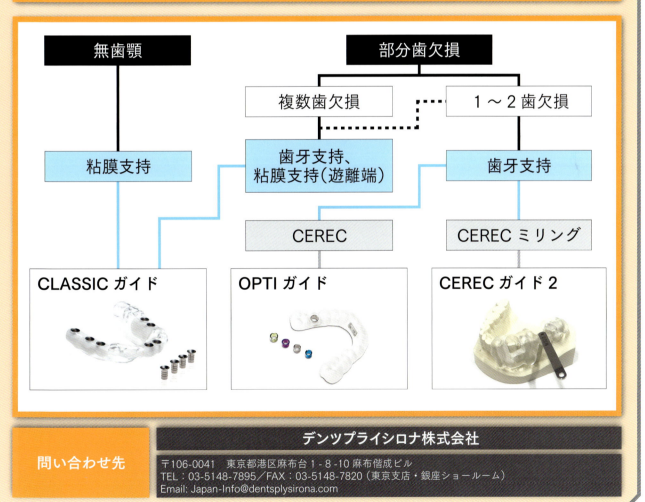

デンツプライシロナ株式会社

問い合わせ先

〒106-0041　東京都港区麻布台1-8-10 麻布偕成ビル
TEL：03-5148-7895／FAX：03-5148-7820（東京支店・銀座ショールーム）
Email: Japan-Info@dentsplysirona.com

Veraview X800

株式会社モリタ

製造販売・製造：株式会社モリタ製作所 / 発売：株式会社モリタ

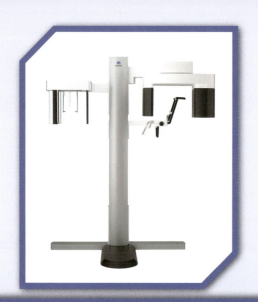
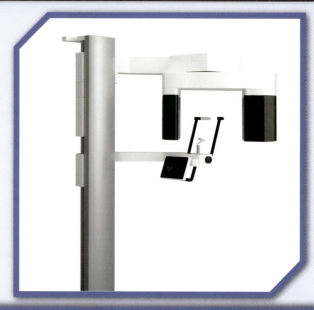

スペック

CT専用機/併用		CT・パノラマ併用器
画像ソフト		i-Dixel
	インプラントシミュレーション	可（フィクスチャーの挿入まで）
DICOM出力		可（オプション）
サイズ	設置面積	W：1400（セファロ付：2000）　D：1200（回転領域含む）　H：2185
	重量	185Kg（セファロ付：220Kg）
管球	焦点径	0.5mm
	管電流/管電圧	2～10mA / 60～100kV
撮影センサ		FPD
撮影範囲（FOV）		ø40 H40～ø150 H140
撮影時間		パノラマ：7.4秒 / CT：9.4秒（180度撮影時）
実効線量		16μSV（ø40 H40・180度撮影時）
細さ	ボクセルサイズ	80μm～320μm
	空間分解能	
撮影	一般的	連続X線による180度撮影・360度撮影
	特長的撮影	ハーフスキャン・高解像度スキャン・X線水平入射・パノラマスカウト機能

株式会社モリタ

問い合わせ先

株式会社モリタ　お客様相談センター
フリーコール：0800-222-8020　　携帯・PHS：06-7664-8080
FAX：0800-222-6480

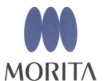

特長

CT

- 多彩なFOV（撮像領域）
  X800で撮影可能なFOVは全部で11種類。根尖部など緻密な局所の診断から顎顔面領域の診断まで幅広く対応可能です。

- X線水平入射機能
  FPDセンサが、CT撮影時はX線を水平に受信するポジションへ、パノラマ撮影時はX線が約5度の打ち上げ角度となるポジションへ自動移動し、CT画像のアーチファクトと像の歪みの影響を低減させ、より明瞭な画像を実現しました。

- 360度/180度 Scanモード搭載
  診断目的に合わせて、アーチファクトの少ない高精細な360度撮影モードか、短時間かつ低被ばくの180度撮影モードの切替えが可能です。

パノラマ

- AFP（アダプティブ・フォーカス・パノラマ）機能
  パノラマ画像全域にわたってフォーカスの合った画像を取得できる機能です。前歯部のピントのズレを限りなく低減し、前歯部だけでなく、臼歯部や下顎骨の形態に至るまで、撮影した全ての領域を鮮明に写し出します。

セファロ

- 管電圧を100kVにあげることで、透過性の高い画像を実現しました。また患者様のサイズに合わせて5mm単位で設定可能な軟組織フィルターを搭載しています。

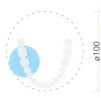

デンタルアーチFOVでより低被ばく。

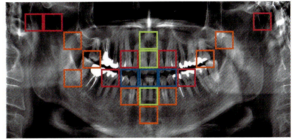

AFP機能でパノラマ画像全体をオートフォーカス。

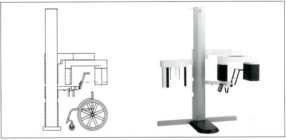

車椅子の位置付けにも対応。

CT画像

エンド

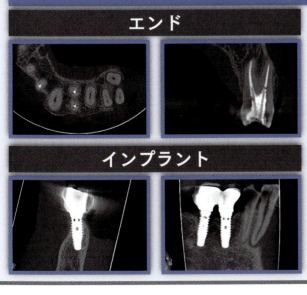

ペリオ

インプラント

その他

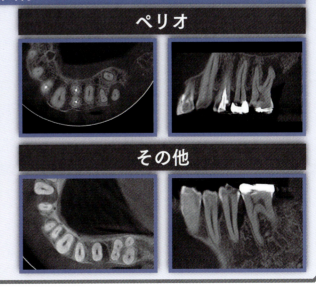

Ti ハニカムメンブレン　株式会社モリタ

製造販売：株式会社モリタ

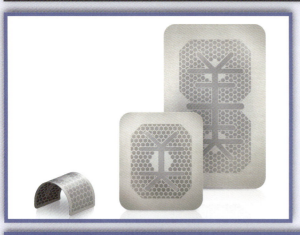

ハニカム型フィルター構造で生体親和性と骨再生に優れたGBR用メンブレン

福島県復興事業
「革新的医療機器開発実証事業費補助金」
制度開発品

特長

- **超精密で微細な穿通孔**
  孔径20μmの超微細な穿通孔を50μm間隔に配置することで栄養透過性を確保しつつ、周囲からの軟組織侵入を防ぎ、さらに骨由来の細胞が再生の足場として利用することができます。

- **穿通孔をハニカム区画内に配置**
  穿通孔はハニカム区画内に配置しているので膜の強度が高く変型や破断しにくい構造です。

- **膜厚はわずか20μm**
  組織再生のためのスペースを阻害しない膜厚で、非常に薄膜でありながら賦形性が良く、欠損部位を被覆します。

- **中央部のフレーム構造**
  フレームあり、なしの2種類があり、フレームありは中央にフレームを配置することでより強度と賦形性を高めています。
  欠損部のサイズや形に合わせて、トリミングできます。

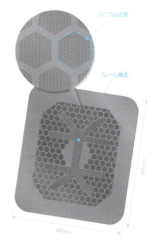

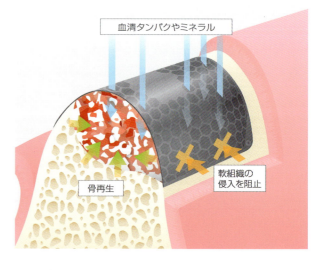

- 販売名 Ti ハニカムメンブレン
- 一般的名称 非吸収性骨再生用材料
- 医療機器の分類 高度管理医療機器（クラスⅢ）
- 医療機器承認番号 22800BZX00319000
- サイズ、標準価格
  S1：20,500円 ／ M0：26,500円 ／ M1：28,000円 ／ L0：36,500円 ／ L1：38,000円 (S1,M1,L1はフレームあり)

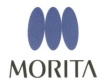

SPI®システム

株式会社モリタ

製造販売：株式会社モリタ

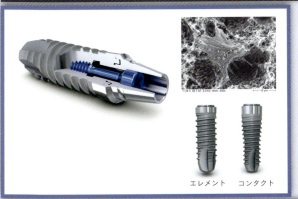

エレメント　コンタクト

「インプラントの長期的な維持と安定性」
その重要性をSPIシステムは考えています。

幅広い症例に使用できるエレメントと抜歯後即時埋入や中間歯欠損・吸収した骨への埋入に適したコンタクトの2種類をご用意しています。

特長

- **優れた表面性状**
  表面性状は酸化アルミナによるサンドブラストと高温酸エッティング処理を施したラフサーフェイスとなっておりこの微細粗面により骨芽細胞の形成を促進します。

- **高い安定性と強度**
  インターナルHEXとエクスターナルリングによる独自の連結構造は高い安定性と強度を有しています。

- **高い封鎖性**
  コニカルスクリューシーティング形状のアバットメントスクリューは緩みが少なく強固にロックされます。
  アバットメントにはインプラントとの密着性を高めるための1°テーパーが付与されており、辺縁部に最も強い圧力が加わることによりミクロン単位の凹凸を避け高い封鎖性を可能にしました。

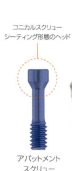

コニカルスクリューシーティング形態のヘッド

アバットメントスクリュー

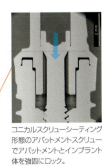

コニカルスクリューシーティング形態のアバットメントスクリューでアバットメントとインプラント体を強固にロック。

SPI®システムの内部構造

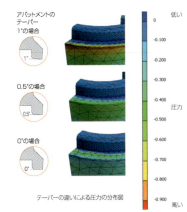

テーパーの違いによる圧力の分布図

有限要素法（FEM）分析を用いたデザインによる5μm以下のマイクロギャップ

- 販売名　SPIシステムインプラント
- 一般的名称　歯科用骨内インプラント材
- 医療機器承認番号　22000BZX01433000
- 医療機器の分類　高度管理医療機器（クラスⅢ）

株式会社モリタ

問い合わせ先

株式会社モリタ
お客様相談センター　電話：0800-222-8020（フリーコール）
＜医療従事者様専用＞

Straumann® CARES® 3Dガイド

ストローマン・ジャパン株式会社

先端技術のPolyJet方式3Dプリンターによる、適合精度の高いデジタルドリルガイド

製品特長

- 成田ミリングセンター(登録技工所)にて作製
- 先端技術のPolyJet方式3Dプリンター (ストラタシス社製) 使用
- 石膏模型データ(STL)の上にデザインする為、適合精度が非常に高い
- 複数の適合窓設定
- 10μレベルでの適合数値の調整が可能 (歯牙・テンプレート間のクリアランス値)
- 骨・粘膜・歯牙支持タイプ対応

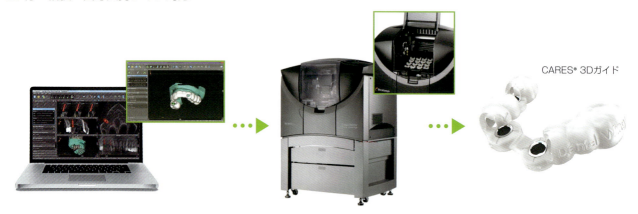

CARES® 3Dガイド

caseXchange™
円滑なコミュニケーションツール

caseXchange™機能を用いてユーザー間でプランの共有が可能です。また、iPad®ビューワーアプリケーションを利用することにより任意のiPad®でプランニングしたデータを見る事ができ、コミュニケーションに有効なツールです。

Synergy Link
CARES®スキャナーシステム(CAD)とストローマンガイド・ソフトウェアの連携強化のツール

上記ソフト間で双方のソフトに加えられた変更が反映される機能です。
CARES®スキャナーシステムで歯冠形態を変更すると、ストローマンガイド・ソフトウェア側に即時にCADデザインが反映されます。また、ストローマンガイド・ソフトウェア上でインプラントポジションを変更すると、同様にCARES®スキャナーシステム側に反映されるという即時性の高い連携機能です。歯科医と技工士の意思の疎通を実現するより便利なコミュニケーションツールです。

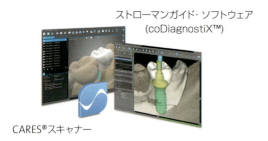

ストローマンガイド・ソフトウェア (coDiagnostiX™)

CARES®スキャナー

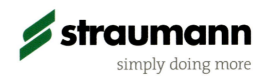

ガイデッドアダプターは、
Loxim™のついたインプラント体の埋入時に、ガイドスリーブを通して深度のコントロールを可能にします。

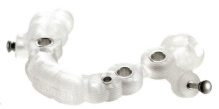

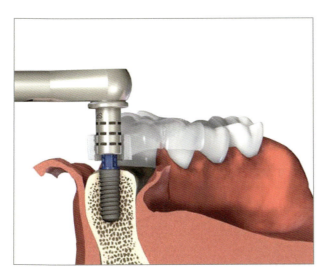

アンカーピンおよびドリル
アンカーピンを使用することにより残存歯数の少ない症例や無歯顎症例におけるガイドの固定性を高めることが可能です。

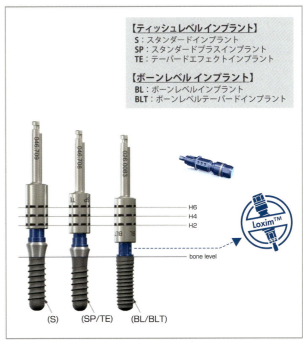

【ティッシュレベルインプラント】
S：スタンダードインプラント
SP：スタンダードプラスインプラント
TE：テーパードエフェクトインプラント

【ボーンレベルインプラント】
BL：ボーンレベルインプラント
BLT：ボーンレベルテーパードインプラント

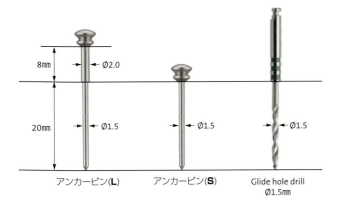

Straumann® Guided アダプター
ガイデッドアダプターは、Loxim™のついたインプラント体の埋入時に、ガイドスリーブを通して深度のコントロールを可能にします。

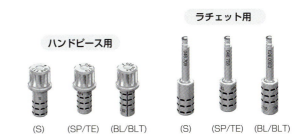

ストローマン・ジャパン株式会社
〒108-0014 東京都港区芝5-36-7三田ベルジュビル6F
お問い合わせ ☎ 0120-418-995 （受付時間 平日9:00〜17:30）
www.straumann.jp

あとがき Conclusion

　インプラント治療のトラブルは、近年社会問題に発展し、トラブルの原因とリカバリーを検証することは急務と考えられます。しかし、インプラント治療は生体の反応を利用しているためトラブルの原因には不明な点も多く、補綴学、歯周病学あるいは口腔外科学などさまざまな方面から原因を解明する必要があります。

　自分一人のトラブル体験を多くで共有することによって、より安全で安心できるインプラント治療を実践しようという思いから、トラブルのみをディスカッションする勉強会 SAFE (Sharing All Failed Experiences) の構想が 2007 年ごろより始まりました。

　例会と並行して大規模な SAFE 学術大会を第 5 回までおかげさまで盛況のうちに終わらせることができました。一方、インプラントのトラブルを 6 つの視点に分け書籍も刊行するというチャレンジも行ってきました。今回、SAFE Troubleshooting Guide Volume1 および 2 の成功により、満を持して Volume3 の刊行ということになりました。今回のテーマは外科的合併症で、編集委員に多様なメンバーが選出されました。口腔外科専門医を代表して堀内克啓先生と野阪泰弘先生、CT やサージカルガイドを専門とする会社を経営する十河基文先生、大学病院のインプラントセンター長として数多くのトラブルを掌握する宗像源博先生、そして、外科が専門ではないが外科手術を日常的に行う GP を代表して米澤大地が選ばれました。

　編集を通して見えたことは、エキスパートである SAFE 会員の先生方でも陥るトラブルの多さと重さです。しかし、特筆すべきはそれをリカバリーする能力です。それは経験であり、検証し学ぶ姿勢でもあるのでしょう。外科的トラブルはもっとも避けたいトラブルの一つです。一生遭わずに済みたいものばかりですが、読者の皆様にはご自身のご経験に加え、本書によって外科的トラブルの疑似体験をしていただくことで、明日からの臨床がより安全なものになり、歯科インプラントが社会的悪評とならないことを、そして患者さん、諸先生方、スタッフ、家族が枕を高くして眠れることを願ってやみません。

　SAFE Troubleshooting Guide Volume 3 外科的合併症編、この素晴らしい書籍の編集員の一員として発刊に携われたことは私にとって本当に光栄であり、また多大なる協力とご理解をいただいた編集委員の皆さまと症例を提供いただいた SAFE 会員の皆さま、過酷なスケジュールにもお付き合いいただいたクインテッセンス出版株式会社に多大なる感謝を申し上げるとともに、僭越ながら、インプラント治療を通してさらに歯科が社会に貢献できるように願い、あとがきとさせていただきます。

2018 年 2 月吉日
SAFE 書籍編集委員
米澤大地

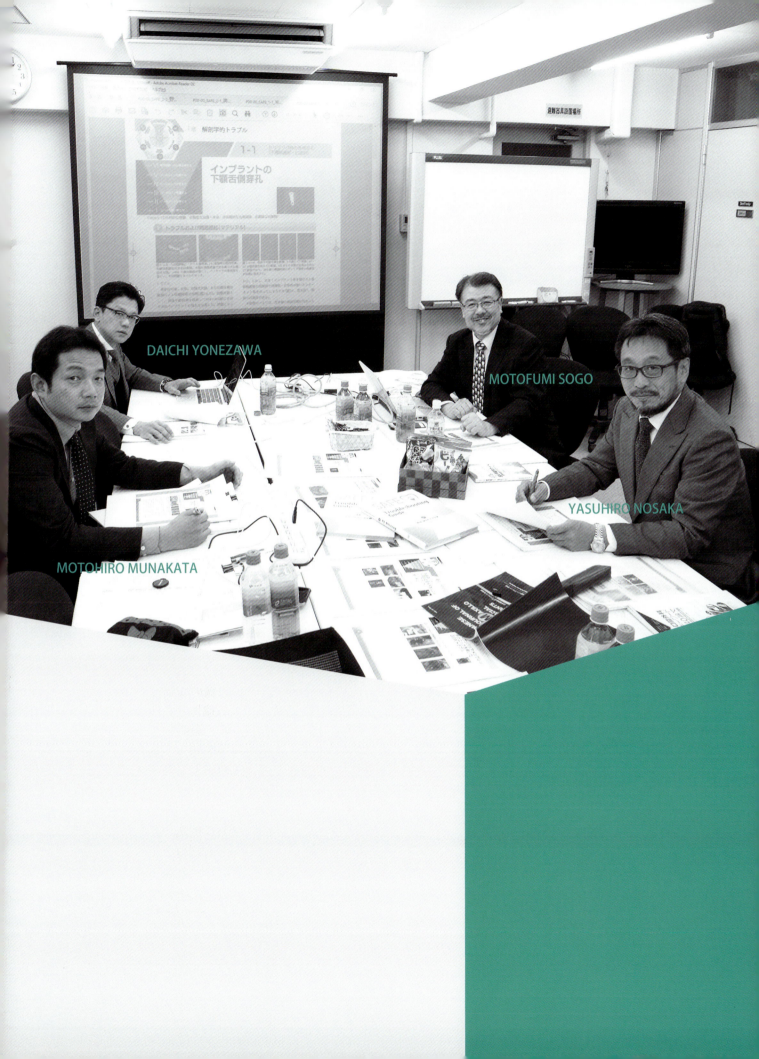

監修・著者略歴

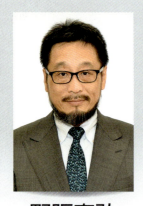

野阪泰弘
Yasuhiro Nosaka

略歴
- 1985年　大阪歯科大学　卒業
- 1989年　大阪歯科大学大学院
　　　　　口腔外科学専攻　修了
- 1994年　日本生命済生会付属日生病院
　　　　　歯科口腔外科医長
- 1995年　名古屋大学医学部口腔外科学講座
　　　　　文部教官助手
- 2000年　神戸市立西市民病院
　　　　　歯科口腔外科医長
- 2005年　野阪口腔外科クリニック　院長

所属
- SAFE(Sharing All Failed Experiences) 代表
- AO (Academy of Osseointegration) active member
- EAO(European Association for Ossseointegration) 会員
- 兵庫医科大学歯科口腔外科学講座　非常勤講師
- 大阪歯科大学口腔インプラント学講座　非常勤講師

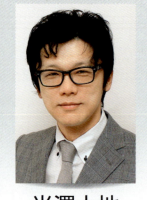

米澤大地
Daichi Yonezawa

略歴
- 1996年　長崎大学卒業
- 2003年　米澤歯科醫院　院長
- 2014年　長崎大学歯学部歯科矯正学分野
　　　　　非常勤講師
- 2017年　長崎大学歯学部口腔インプラント分野
　　　　　臨床准教授

所属
- SAFE(Sharing All Failed Experiences) 副代表
- 日本臨床歯科医学会　支部長(大阪SJCD会長)
- GPO(General Practitioner's Orthodontics) 代表
- ITI(The International Team for Implantology) Member
- AO (Academy of Osseointegration) active member
- EAO(European Association for Ossseointegration) 会員
- 日本臨床歯周病学会 認定医／関西支部　理事
- 日本矯正歯科学会　会員

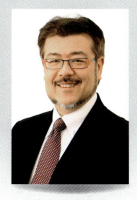

十河基文 Motofumi Sogo

略歴
- 1988年　大阪大学歯学部　卒業
- 1988年　大阪大学歯学部 義歯・高齢学教室（旧称二補）入局
- 1997年　同附属病院　口腔総合診療部　移籍 （1999年講師昇任）
- 2003年　株式会社アイキャット 取締役CTO（兼業）
- 2008年　大阪大学退職 株式会社アイキャット代表取締役CTO
- 2018年　大阪大学大学院歯学研究科 イノベーティブデンティストリー戦略室 教授

所属
- 大阪大学歯学部義歯・高齢学教室　招聘教員
- 長崎大学歯学部口腔インプラント分野 非常勤講師
- 徳島大学歯学部口腔インプラントセンター 非常勤講師
- 神奈川歯科大学口腔インプラントセンター 特任講師
- 朝日大学歯学部歯科放射線学教室　非常勤講師
- 昭和大学歯学部歯科放射線学教室　非常勤講師
- 鹿児島大学歯学部口腔顎顔面補綴学分野 講義担当
- 奥羽大学歯学部口腔インプラント学教室 講義・実習担当

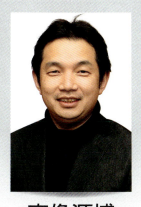

宗像源博 Motohiro Munakata

略歴
- 1999年　東京医科歯科大学歯学部　卒業
- 2001年　東京医科歯科大学歯学部附属病院 インプラント外来　医員
- 2006年　山梨大学医学部歯科口腔外科　助教
- 2009年　東京医科歯科大学歯学部附属病院 インプラント外来　助教
- 2013年　神奈川歯科大学 顎咬合機能回復補綴医学講座 かみ合わせリエゾン診療科　講師
- 2014年　神奈川歯科大学附属病院 口腔インプラントセンター センター長

所属
- 神奈川歯科大学附属病院 口腔インプラントセンター　センター長
- 日本口腔インプラント学会 専門医・指導医
- 日本顎顔面インプラント学会　指導医
- 愛知学院大学歯学部高齢者歯科学講座 非常勤講師

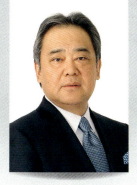

堀内克啓 Katsuhiro Horiuchi

略歴
- 1981年　大阪大学歯学部　卒業
- 1981年　奈良県立医科大学口腔外科入局
- 1984年　奈良県立医科大学口腔外科学講座 助教授
- 1999年　中谷歯科医院院長
- 2005年　大阪大学歯学部　臨床教授
- 2007年　長崎大学大学院顎口腔再生外科学講座 非常勤講師
- 2012年　岩手医科大学歯学部 補綴・インプラント学講座 非常勤講師
- 2014年　南カリフォルニア大学歯学部 客員教授

所属
- JACID(The Japan Association of Clinical Implant Dentistry) 施設長
- AII(Advanced Implant Institute of Japan) 主宰
- 日本口腔外科学会　専門医・指導医
- 日本口腔インプラント学会　専門医・指導医
- 日本顎顔面インプラント学会　専門医・指導医
- 日本歯科麻酔学会　認定医
- 日本顎変形症学会
- AO (Academy of Osseointegration) active member
- EAO(European Association for Ossseointegration) 会員

クインテッセンス出版の書籍・雑誌は、歯学書専用通販サイト『歯学書.COM』にてご購入いただけます。

PCからのアクセスは…

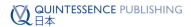

携帯電話からのアクセスは…
QRコードからモバイルサイトへ

QUINTESSENCE PUBLISHING 日本

SAFE(Sharing All Failed Experiences)Troubleshooting Guide
Volume3 外科的合併症編
CTで検証するインプラント手術のトラブル

2018年4月10日　第1版第1刷発行

監　　著　野阪泰弘 / 米澤大地 / 十河基文 / 宗像源博 / 堀内克啓

発 行 人　北峯康充

発 行 所　クインテッセンス出版株式会社
　　　　　東京都文京区本郷3丁目2番6号　〒113-0033
　　　　　クイントハウスビル　電話(03)5842-2270(代表)
　　　　　　　　　　　　　　　　(03)5842-2272(営業部)
　　　　　　　　　　　　　　　　(03)5842-2276(編集部)
　　　　　web page address　http://www.quint-j.co.jp/

印刷・製本　サン美術印刷株式会社

©2018　クインテッセンス出版株式会社　　　　禁無断転載・複写
Printed in Japan　　　　　　　　　　　　　　落丁本・乱丁本はお取り替えします
ISBN978-4-7812-0611-0　C3047　　　　　　　定価は表紙に表示してあります